薬剤師
レジデントの
鉄則

編集

橋田　亨　神戸市立医療センター中央市民病院院長補佐・薬剤部長
西岡弘晶　神戸市立医療センター中央市民病院総合診療科部長・
　　　　　臨床研修センター長

医学書院

薬剤師レジデントの鉄則

発　行	2016年3月31日　第1版第1刷Ⓒ
	2018年3月15日　第1版第3刷

編　集　橋田　亨・西岡弘晶
　　　　はしだ　とおる　にしおかひろあき

発行者　株式会社　医学書院
　　　　代表取締役　金原　俊
　　　　〒113-8719　東京都文京区本郷1-28-23
　　　　電話　03-3817-5600(社内案内)

印刷・製本　アイワード

本書の複製権・翻訳権・上映権・譲渡権・貸与権・公衆送信権(送信可能化権を含む)は株式会社医学書院が保有します．

ISBN978-4-260-02410-5

本書を無断で複製する行為(複写，スキャン，デジタルデータ化など)は，「私的使用のための複製」など著作権法上の限られた例外を除き禁じられています．大学，病院，診療所，企業などにおいて，業務上使用する目的(診療，研究活動を含む)で上記の行為を行うことは，その使用範囲が内部的であっても，私的使用には該当せず，違法です．また私的使用に該当する場合であっても，代行業者等の第三者に依頼して上記の行為を行うことは違法となります．

JCOPY 〈出版者著作権管理機構　委託出版物〉
本書の無断複製は著作権法上での例外を除き禁じられています．複製される場合は，そのつど事前に，出版者著作権管理機構(電話 03-3513-6969，FAX 03-3513-6979，info@jcopy.or.jp)の許諾を得てください．

執筆者一覧

神戸市立医療センター中央市民病院 薬剤部（50音順）

稲角利彦	中浴伸二
奥貞　智	中西真也
柏木裕子	西岡和子
北田徳昭	登佳寿子
小曳恵里子	平畠正樹
薩摩由香里	藤原秀敏
柴谷直樹	松岡勇作
庄司知世	宮坂萌菜
高瀬友貴	森本茂文
鶴谷　茂	山本香織
土肥麻貴子	山本晴菜
永井美帆	

前 神戸市立医療センター中央市民病院 薬剤部

松本千代

神戸学院大学 薬学部（50音順）

安藤基純（講師）

池村　舞（講師）

序

　今，わが国の医療は，団塊の世代が後期高齢者となる2025年に向けて，医療機関の機能分化，地域包括化へと大きく舵を切った。高度急性期医療から急性期，回復期，療養・在宅へと薬物治療をシームレスにつないでいくために病院および薬局薬剤師には大きな期待が寄せられている。それぞれの局面では，薬学的専門性を活かした薬物治療の質と安全を高めるためのさまざまな取り組みがなされているが，薬剤師が真に社会から信頼される存在となるためには，実臨床の場において一層の研鑽を積んでいく必要がある。

　本書は，その拠り所となるべく発刊し，好評を博している『薬剤師レジデントマニュアル』（2013年刊・医学書院）で取り上げた内容の中から，臨床上特に重要な問題に焦点を絞り，さらに掘り下げて記述することで，それら目前のニーズに応えることを目指した。

　特長は，以下に列記したように若手薬剤師が実践を通して学んでいくプロセスをあたかもOJT（on the job training）を経験しているように読み進めるようにしたことである。

1) 薬物治療の理解や考え方を深める裏付けとなるガイドラインや論文報告を取り上げながら，エビデンスに基づいた薬物療法を実践することを目的に編集した。
2) 実際の臨床で教科書やガイドラインの通りにはいかないケースについても，「教科書的なまとめ直し」ではなく患者背景に応じた実践的な内容とした。
3) 若手薬剤師が，先輩薬剤師が選んだ教育的なテーマ（症例，シチュエーション）について考えながら読むことで，応用問題を解く際の考え方やコツを身につけられるよう工夫した。
4) 日ごろ，後輩を指導する際に現場の薬剤師が実感している「新人薬剤師が陥りがちなpitfall（落とし穴）」と「新人薬剤師が知っておきたいtips（秘訣）」を盛り込んだ。
5) 各項目の構成は，「鉄則のまとめ」に始まり「プラクティス」として疾患群に特徴的な症例を提示し→「Q＆A」→「鉄則」を数回繰り返し，適宜「もっと知りたい…」を差し挟むことにより，臨場感をもたせた。

　かねてより，日々の研鑽を積む医師にとって心強い味方として評価を得てきた医学書院の「レジデントの鉄則」シリーズの一冊として，本書『薬剤師レジデントの鉄則』が発刊された。本書が広く活用され，安全で質の高い薬物治療を提供する一助となることを願っている。

2016年3月

神戸市立医療センター中央市民病院　院長補佐・薬剤部長
橋田　亨

目次
contents

第1章 調剤
1. 服用方法に注意が必要な医薬品 — 1
2. 簡易懸濁法 — 6

第2章 注射
1. 注意すべき配合変化 — 12

第3章 薬物療法を理解するための基礎知識
1. 薬物動態・薬力学に影響する因子 — 19
2. スペシャルポピュレーションへの注意点 — 27

第4章 感染症
1. 抗菌薬の使い方 — 41
2. インフルエンザ — 50

第5章 呼吸器疾患
1. 喘息・慢性閉塞性肺疾患(COPD) — 58
2. 肺結核 — 71

第6章 循環器疾患
1. 急性冠症候群(ACS)・冠動脈疾患 — 80
2. 不整脈 — 89
3. 高血圧 — 100

第7章 消化器疾患
1. 消化性潰瘍 — 108
2. クローン病(CD)・潰瘍性大腸炎(UC) — 116
3. C型慢性肝炎 — 125

第8章　腎泌尿器疾患
1. 慢性腎臓病（CKD） — 137
2. 透析 — 145

第9章　内分泌代謝疾患
1. 糖尿病 — 154

第10章　神経疾患
1. てんかん — 164
2. 脳血管障害 — 173

第11章　精神疾患
1. うつ病 — 180

第12章　皮膚疾患
1. アトピー性皮膚炎 — 190

第13章　眼科疾患
1. 緑内障 — 201

第14章　耳鼻科疾患
1. 突発性難聴 — 209

第15章　がん
1. 乳がん — 217
2. 消化器がん（胃がん・大腸がん） — 226
3. 肺がん — 236
4. 悪性リンパ腫（非ホジキンリンパ腫）・慢性骨髄性白血病 — 247

第16章　緩和
1. オピオイド — 259

索引 — 269

鉄則 一覧

第1章 調剤

① 服用方法に注意が必要な医薬品 ▶P1

1. ビスホスホネート製剤は起床時に服用する。服用後30分間は飲食禁止とし，立位・坐位を保持する。
2. α-グルコシダーゼ阻害薬と速効型インスリン分泌促進薬は，必ず食直前に服用する。
3. エルロチニブ，ニロチニブ，アジスロマイシンなど，食事の影響を受ける医薬品を理解する。
4. TS-1単剤とシスプラチンとの併用療法など，単剤療法と注射薬との併用療法で服薬期間と休薬期間が異なる場合がある。

② 簡易懸濁法 ▶P6

1. 徐放性製剤・腸溶性製剤を簡易懸濁法で経管投与する場合は，崩壊して生じる顆粒（細粒）が通過するチューブ径であることを確認。腸溶性製剤の場合はチューブ先端の位置を確認のうえ適否を判断。
2. 配合変化が予想される場合は，同時懸濁を避ける，あるいは時間を空けて投与するなど工夫する。
3. チューブ閉塞が予想される場合は，薬剤変更か嚥下補助ゼリーや粘度調整剤などの使用により，分散性を改善する方法を検討する。
4. 細胞毒性のある薬剤の場合，専用トレイ内で手袋・マスク・ガウン・めがねを着用して投与する。

第2章 注射

① 注意すべき配合変化 ▶P12

1. 配合変化の主な原因やメカニズムを把握し，その回避に努める。
2. pHが低い注射剤，高い注射剤は配合変化を起こしやすいため，希釈時や多剤併用時には注意する。
3. 配合変化回避のため，ベッドサイドでは点滴ルートを確認する。配合変化が予測される場合は，シリンジ製剤の使用や点滴ルートを考慮する。
4. 抗菌薬は配合変化に加えて，薬物動態学的・薬力学的特性を踏まえて投与計画を立てる。

第3章 薬物療法を理解するための基礎知識

① 薬物動態・薬力学に影響する因子 ▶P19

1. アルブミンは酸性薬物との結合親和性が高い。アルブミンの血中濃度上昇要因は主に脱水症，低下要因は肝障害・腎障害・高齢化など。
2. $α_1$-酸性糖タンパク質は塩基性薬物との結合親和性が高い。$α_1$-酸性糖タンパク質の血中濃度上昇要因は炎症・がん・感染症など，低下要因は肝障害・妊娠など。
3. 薬物の「物理・化学的性質」と患者の「病態（変化）」から，薬物の組織移行性や臓器クリアランスを予測する。

❹ 筋肉量の低下した高齢者（特に女性）の腎機能は，
Ccr および eGFR から評価するだけではなく，
実際の患者の様子もよく見て評価し，腎機能の過大評価に気をつける。

② スペシャルポピュレーションへの注意点　▶P27

❶ 透析で除去されやすい薬物の特徴を把握する。透析日は投与する
タイミングが正しいか，適切な投与量であるか確認する。

❷ Child-Pugh 分類などを活用し，肝機能障害を評価する。

❸ 高齢者では複数の診療科を受診していることが多いため，
お薬手帳で併用薬による薬物相互作用，用法用量を確認する。

❹ 小児では年齢や体重などをもとに投与量が適切か確認する。
また服用可能な剤形を選択して処方提案することも大切。

❺ 妊娠中の患者には，妊娠週数を考慮し，疫学調査の報告など
客観的なデータを参考にしながら薬剤を選択する。

❻ MP 比などを考慮したうえで，授乳中でも投与可能な薬剤を選択する。

❼ 肥満患者には薬物動態へ影響を与える生体内変化がある。
必要なら TDM を行って薬物の投与量・投与間隔を提案する。

第4章 感染症

① 抗菌薬の使い方　▶P41

❶ 患者背景，感染臓器，原因微生物や重症度を考慮して抗菌薬を選択する。

❷ 抗菌薬投与の際は事前にアレルギー歴を確認し，アレルギーの
初期症状を説明する。バンコマイシン投与の際はアレルギー症状とともに
red-neck 症候群に注意する。

❸ 腎機能低下患者に対し，バンコマイシンの初期投与量は減量しない。
定常状態に達するまでに時間がかかることを理解したうえで採血結果を
適切に評価する。

❹ 抗菌薬は培養結果に応じて de-escalation を行う。
また個々の症例の背景を総合して適切な投与期間を設定する。

② インフルエンザ　▶P50

❶ インフルエンザワクチン接種を考慮するのは，重症化リスクの高い患者，
その家族，医療従事者など。インフルエンザウイルス感染症の予防の
基本はワクチン。

❷ 抗インフルエンザ薬は発症後 48 時間以内の使用が原則。
年齢，基礎疾患，重症度，アドヒアランス，副作用を考慮し，
最適な抗インフルエンザ薬が選択されていることを確認する。

❸ 小児に解熱薬が必要ならアセトアミノフェンを使用する。
処方箋に記載されていない解熱薬にも気を配る。

❹ ワクチン療法が不可能な場合には，適切な抗インフルエンザ薬による予防投与でハイリスク患者をインフルエンザ発症から守る。

第5章 呼吸器疾患

① 喘息・慢性閉塞性肺疾患（COPD） ▶P58

❶ 喘息急性発作の際は緊急治療を行うが，その後は発作予防・喘息死ゼロを目標とした薬物療法に移行する。喘息のコントロール状況に基づいた治療ステップを理解する。

❷ 基本的な薬物療法を熟知したうえで製剤の特徴を把握し，患者が無理なく長期管理を継続できるような吸入指導やデバイス選択などを支援する。

❸ 妊婦・授乳婦へのリスクとベネフィットを理解して，患者が安心して治療に臨めるように説明する。

❹ COPD 急性増悪における治療の基本は ABC アプローチ。患者の既往や生活に適した COPD 治療薬が選択されているかを検討し，良好なアドヒアランス確立に努める。

② 肺結核 ▶P71

❶ 結核菌の耐性化を防ぐために多剤併用療法を行う。感受性のある薬剤を初期には3剤以上併用し，最短でも6か月間継続して投与する。

❷ 治療の中断や不規則な服薬は薬剤耐性，再発の原因となる。治療途中での脱落を防ぎ，初回治療を完了するため，患者や家族の理解を得る。

❸ リファンピシン，イソニアジド，ピラジナミドは肝障害の発現頻度が高いので自覚症状，検査値をモニタリングする。肝障害の自覚症状について事前に説明。飲酒は肝障害の誘因となるため禁酒を勧める。

❹ リファンピシン，イソニアジド，ピラジナミドの主な副作用として発疹，発熱がある。その他の副作用として，胃腸障害，高尿酸血症，末梢神経障害などがある。

❺ リファンピシン，イソニアジドは相互作用に注意を要する薬剤が多い。必要に応じて併用薬の投与量を調節して作用減弱・増強の危険を回避する。飲食物に関しても説明と指導が必要。

第6章 循環器疾患

① 急性冠症候群（ACS）・冠動脈疾患 ▶P80

❶ PCI 施行時は抗血小板薬を2剤併用し，継続期間は病態に応じて調整する。

❷ STEMI では可能な限り早期の再灌流を目指す。2次予防には適切な薬物療法の継続が必須である。

❸ 冠危険因子を理解し生活習慣の修正も併せて行う。

② 不整脈 ▶P89

❶ 抗不整脈薬の選択には Vaughan-Williams 分類や Sicilian Gambit 分類だけでなく，各ガイドラインにおける臨床上のエビデンスを考慮する。

❷ 心房細動治療の目標は脳梗塞の発症抑制，QOL 向上。NOAC は患者の年齢，体重，腎機能，併用薬などに合わせて選択する。

❸ アミオダロン使用時は薬剤性肺障害，甲状腺機能異常の発症に注意。肺障害のリスク因子として，年齢・投与期間がある。

③ 高血圧 ▶P100

❶ 生活習慣の修正だけでは降圧目標レベルに到達できない場合，薬物治療との 2 本柱で取り組む。

❷ Ca 拮抗薬はグレープフルーツの摂取で AUC・Cmax 上昇，ARB や ACE 阻害薬は腎機能障害時は少量より開始する。

❸ PIH ではメチルドパ，ヒドララジン，ラベタロールなどを用い，ARB や ACE 阻害薬は原則禁忌。

第 7 章 消化器疾患

① 消化性潰瘍 ▶P108

❶ 一般用医薬品も含め，NSAIDs および LDA の常用の有無を確認。服用患者の消化性潰瘍予防には PPI の投与が有効。

❷ H. pylori の 1 次除菌は，PPI または P-CAB，アモキシシリン，クラリスロマイシンの 3 剤併用療法。アドヒアランスが不安な患者にはパック製剤を提案する。

❸ PPI の種類により，CYP2C19 が関与する相互作用の影響が異なる。併用薬によっては，影響の少ない薬剤への変更を提案する。

② クローン病（CD）・潰瘍性大腸炎（UC） ▶P116

❶ サラゾスルファピリジンの用量依存性の副作用として，アレルギー，無顆粒球症，再生不良性貧血など。非用量依存性の副作用として，食欲不振・嘔気・嘔吐などの消化器症状，頭痛など。

❷ 5-ASA 製剤の効果がない場合，ステロイド薬（プレドニゾロン），免疫調整薬（アザチオプリン，6-MP），免疫抑制薬（タクロリムス）の順に検討する。

❸ インフリキシマブとアダリムマブはいずれも UC と CD に適応あり。使用前には結核や B 型肝炎ウイルスの既往感染について確認する。

③ C 型慢性肝炎 ▶P125

❶ C 型肝炎の治療法には，抗ウイルス療法と肝がん進展抑制療法がある。

Genotype，肝発がんリスクに応じた治療法を検討する。

❷ IFN フリー治療において注意すべき相互作用に，DAAs の血中濃度を低下させる CYP3A 誘導作用および P 糖タンパク誘導作用。
発現しやすい副作用に，鼻咽頭炎，頭痛，肝機能障害などがある。

❸ IFN 療法では，特に中止基準のある血球減少に注意しながら，時期に応じた副作用を確認する。初期のインフルエンザ様症状は高率に出現するので，事前に NSAIDs やアセトアミノフェンの処方を提案する。

第8章 腎泌尿器疾患

① 慢性腎臓病（CKD） ▶P137

❶ CKD 進行抑制のためタンパク尿，高血圧に対しては早期介入する。
降圧薬は尿タンパク抑制効果を併せ持つ薬剤を第1選択。

❷ 腎機能障害の重症度を把握し，腎排泄型薬剤使用時は，適切な投与量の確認を行う。合併症には適切な薬物療法に加えて食事療法が不可欠。

❸ CIN の発症危険因子を把握し，腎毒性物質の中止・休薬，適切な輸液療法を行う。

② 透析 ▶P145

❶ 血漿タンパク結合率の高い薬物，脂溶性薬物・分布容積の大きな薬物は透析で除去されにくい。

❷ 心負荷軽減のため適切な血圧コントロールを行い，HD 間のドライウェイト（DW）の増加は最小限にする。

❸ 腹膜透析患者で腹痛・排液混濁などの腹膜炎症状がみられる場合は早急な受診を勧める。PD 継続は8年程度。
除水不足が続けば早めに HD へ切り替える。

第9章 内分泌代謝疾患

① 糖尿病 ▶P154

❶ 重症低血糖のリスクファクターは，SU 薬，インスリンの使用，高齢者，HbA1c 低値，腎機能低下など。

❷ インスリン注射の早期導入は，膵臓の β 細胞の機能を温存し，インスリン分泌能の低下を遅らせる。

❸ インスリンを適切なタイミングで補う「インスリン療法」によって健常な血糖コントロールの実現ができる。無自覚性低血糖の患者は，緩めの血糖コントロールを心がける。

❹ 急性高血糖患者の血糖値が安定したらスライディングスケールを併用しながらインスリンの点滴静注から皮下注射に切り替えていく。

第10章 神経疾患

① てんかん ▶P164

1. 初回発作時でも，再発率が高いと考えられる症例に対しては，単剤から治療を開始する。

2. AED服用時は，併用薬剤による相互作用の有無を確認する。また，必要に応じてTDMを実施し治療効果や副作用をモニタリングする。

3. AEDの副作用のうち，アレルギー機序が関与した汎血球減少，骨髄抑制，肝障害などは，投与開始1週間から3か月以内に生じる。投与初期のモニタリングは重要。

② 脳血管障害 ▶P173

1. 心原性脳塞栓症にはワルファリンまたはNOAC。アテローム血栓性脳梗塞，ラクナ梗塞には抗血小板薬。

2. NOAC導入時は腎機能・年齢・患者背景に注目して監査する。

3. 抗凝固薬・抗血小板薬の効果は併用薬だけではなく，遺伝子多型や患者背景によっても大きく影響を受けるので注意する。

第11章 精神疾患

① うつ病 ▶P180

1. 抗うつ薬は作用発現まで週単位の時間がかかるが，副作用はすぐに現れる。

2. 抗うつ薬は副作用の問題がなければ症状改善後も急性期と同用量で維持する。性急な中止・減量は再燃・再発の危険性を高める。

3. 抗うつ薬は代謝酵素であるCYPの誘導・阻害による相互作用に注意が必要。

4. 抗うつ薬の増強療法（オーグメンテーション）に気分安定薬，非定型抗精神病薬，T3/T4製剤が使用される。

第12章 皮膚疾患

① アトピー性皮膚炎 ▶P190

1. ステロイド外用薬の強さと副作用は一般的に比例するため，必要以上に強いランクの外用薬を使用しない。皮疹の重症度だけでなく，皮疹の部位や年齢なども考慮し，ステロイド外用薬を使い分ける。

2. タクロリムス軟膏は局所の副作用がほとんどなく，ステロイド外用薬の既存療法では効果が不十分であったり副作用が懸念される場合に高い適応を有する。ステロイド外用薬とは異なった特徴的な薬剤であるため，注意点などをしっかり指導し怠薬の原因とならないよう努める。

3. 基剤の長所・短所を理解し，患者個々の皮膚病変に見合った剤形を選択する。使用感，季節性なども考慮し，患者が苦痛なく長期に使用できる薬剤を選択する。

4. ステロイド外用薬の適正使用により副作用は最小限に抑えることができる。ステロイド外用薬の副作用について正しく説明し，ステロイドへの誤解・恐怖心をなくす。

第13章 眼科疾患

① 緑内障 ▶P201

❶ 良好な眼圧には個人差が大きく、必ずしも「正常範囲内だから緑内障のリスクがない」とはいえない。日本人には眼圧の高くない緑内障が多い。また症状の進行が緩徐であるため自覚症状が現れにくい。

❷ 薬物療法により症状の改善は見込めないが、進行予防の重要性や正しい点眼方法の指導をすることが、アドヒアランスの向上には大切。

❸ 水溶性点眼薬の後に懸濁性点眼・ゲル化製剤を使用する。懸濁性点眼薬は点眼の前に振盪し再分散させる。

第14章 耳鼻科疾患

① 突発性難聴 ▶P209

❶ 治療開始が遅くなると聴力の低下が不可逆的な変化となることがある。少なくとも発症後1〜2週間以内に治療を開始する。

❷ 短期間の副腎皮質ステロイド全身投与では高血糖、高血圧、精神症状などの副作用が生じる。適切な予防策を講じて基礎疾患の悪化を防ぐ。

❸ 患者から難聴の訴えがあった場合、薬剤性難聴の可能性を念頭におく。発症と投薬開始のタイミングを組み合わせて被疑薬を推定し、医師と連携して対応する。

第15章 がん

① 乳がん ▶P217

❶ 術後補助化学療法と進行再発がんに対する治療を理解する。術後補助化学療法ではむやみな減量が患者に不利益を生じることがある。

❷ ホルモン療法は長期間に及ぶ。閉経前後で使用する薬剤が異なるのでホルモン療法では閉経の有無を確認する。

❸ レジメンの催吐性リスク（高度、中等度、軽度、最小度）を考慮して制吐療法を選択する。FEC療法はアプレピタント、5-HT$_3$受容体拮抗薬、ステロイドの3剤併用が推奨。

❹ 骨髄抑制に対する対応をマスターする。無熱のときはG-CSF製剤は推奨されない。好中球減少症の重症化はMASCCスコアを用いて評価する。

② 消化器がん（胃がん・大腸がん） ▶P226

❶ 術後補助化学療法にTS-1を使用し、その投与開始量は体表面積とCcrに応じて決める。

❷ 切除不能進行・再発胃がんの1次化学療法ではシスプラチンにTS-1またはカペシタビンを併用する。腎障害時はCcr値をもとにシスプラチンの減量・中止を検討。

❸ カペシタビン服用患者の手足症候群、オキサリプラチンによる末梢神経障害をモニタリングし、減量・休薬の時期を見逃さない。

❹ 切除不能進行・再発大腸がんの治療選択では*RAS*遺伝子検査が重要。

抗 EGFR 抗体薬特有の皮膚障害の発現時期，具体的な症状を理解する．

③ 肺がん ▶P236

❶ シスプラチン投与時のショートハイドレーション法を理解し，
腎機能障害の予防，患者 QOL の向上を目指す．

❷ 目標 AUC，血清 Cr，体重，年齢，性別から Cockcroft-Gault 式，
Calvert の式を用い，カルボプラチン投与量を算出する．

❸ EGFR-TKI では，皮膚障害の予防対策，外用剤の使用方法を指導し，
悪化を防ぐ．ALK 融合遺伝子阻害薬では，副作用の視覚障害を説明し，
不安を軽減，事故などを防ぐ．

❹ 組織型・遺伝子型や患者の状態からレジメン選択，投与量などを確認する．
維持療法が行われる場合もある．

④ 悪性リンパ腫（非ホジキンリンパ腫）・慢性骨髄性白血病 ▶P247

❶ 化学療法開始前に HBV 感染のスクリーニングを実施し，HBs 抗体または
HBc 抗体陽性例であれば 1〜3 か月ごとに HBV-DNA 量，AST，
ALT を測定（リツキシマブ＋ステロイド，フルダラビン，
造血幹細胞移植例は 1 か月ごと）．

❷ 腫瘍タイプ，腫瘍量，増殖速度をもとに腫瘍崩壊症候群の
ハイリスク症例を見きわめ，十分な補液，予防，検査値の確認，治療を行う．

❸ 血管外漏出のリスクを回避するとともに，抗がん薬漏出時には迅速に
適切な対策を行う．

❹ BCR-ABL チロシンキナーゼ阻害薬の特徴を理解し，服薬アドヒアランスの
維持に努めよう！

第 16 章 緩和

① オピオイド ▶P259

❶ 不安や誤解を解消し，安心してオピオイドを使用してもらうことが最初の目標．

❷ オピオイドの副作用のうち，頻度の高い便秘，悪心・嘔吐，
眠気を中心に説明する．

❸ がん疼痛に対するオピオイドは定期投与が基本．患者には
レスキュードーズの積極的な使用を促す．

❹ オピオイドを増量しても鎮痛効果がない場合，鎮痛耐性を疑う．

❺ オピオイドスイッチングを行う場合，計算上，等力価となる換算量は
あくまで目安．各製剤の持続時間を考慮して，新しいオピオイドの
投与開始時間を設定する．

❻ がん患者は病状の進行に伴い腎機能低下が著明となる場合があり，
各種オピオイドを特徴に基づいて選択する．

1 調剤

1-1 服用方法に注意が必要な医薬品

鉄則
1. ビスホスホネート製剤は起床時に服用する。服用後30分間は飲食禁止とし，立位・坐位を保持する。
2. α-グルコシダーゼ阻害薬と速効型インスリン分泌促進薬は，必ず食直前に服用する。
3. エルロチニブ，ニロチニブ，アジスロマイシンなど，食事の影響を受ける医薬品を理解する。
4. TS-1単剤とシスプラチンとの併用療法など，単剤療法と注射薬との併用療法で服薬期間と休薬期間が異なる場合がある。

プラクティス 1

誤用による薬効低下と有害事象発生の回避

急性腰痛の65歳，女性。52歳で閉経。合併症は脂質異常症，心不全，糖尿病。脊椎圧迫骨折のため入院となる。ロスバスタチン，バイアスピリン，カルベジロール，アレンドロン酸，グリメピリド，ワーファリン処方となる。

Q1 処方された薬剤の中で起床時の服用が原則の薬剤は？

A1 アレンドロン酸

- アレンドロン酸（ビスホスホネート製剤）は陽イオン（Ca^{2+}，Mg^{2+}など）とキレートを形成し，吸収が低下することがあるため服用後30分は飲食を避ける。また，食道や胃の粘膜に薬剤が停留して，粘膜の荒れや潰瘍形成が生じる可能性があるので，服用後30分は立位あるいは坐位とする。
- ビスホスホネート製剤の用法および注意事項を**表1-1**に示す。

表 1-1　ビスホスホネート製剤の用法と注意事項

一般名	商品名	用法	注意事項
アレンドロン酸（35 mg）	フォサマック®，ボナロン®	起床時 35 mg/週	水 180mL とともに内服。服用後少なくとも 30 分は横にならず，水以外の飲食ならびに他の薬剤の経口摂取は回避
リセドロン酸（17.5 mg）	アクトネル®，ベネット®	起床時 17.5 mg/週	
ミノドロン酸（50 mg）	ボノテオ®，リカルボン®	起床時 50 mg/4 週	

（参考文献[2]，p4 より引用）

鉄則 ❶ ビスホスホネート製剤は起床時に服用する。服用後 30 分間は飲食禁止とし，立位・坐位を保持する。

プラクティス 2

食事の影響による用法制限

82 歳，男性。2 型糖尿病，胆石，腸閉塞，前立腺がん，白内障。糖尿病治療中だが，たびたび自己中断し，血糖コントロール不良となり入院。シタグリプチン，ピオグリタゾン，グリメピリド，ボグリボースが処方となる。

Q2 食事が作用機序に影響するため，用法に制限のある薬剤は？

A2 ボグリボース
- 毎食直前に服用すべき糖尿病治療薬を表 1-2 に示す。

表 1-2　毎食直前に服用すべき糖尿病治療薬の分類

分類	一般名（商品名）	備考
α-グルコシダーゼ阻害薬	アカルボース（グルコバイ®）	腸管で二糖類から単糖への分解を担う二糖類分解酵素（α-グルコシダーゼ）を阻害し，糖質の消化・吸収を遅延させることで食後の過血糖を改善する。そのため食物が消化管に流入する前の，食直前の服用が必要。
	ボグリボース（ベイスン®）	
	ミグリトール（セイブル®）	
速効型インスリン分泌促進薬	ナテグリニド（スターシス®）	ナテグリニドは食事の 10 分前以内の服用，ミチグリニドは同 5 分以内，レパグリニドは同 10 分以内。食後投与ではすみやかな吸収が得られず効果が減弱する。また食事 30 分前では食事開始前に低血糖を誘発する可能性がある。
	ミチグリニド（グルファスト®）	
	レパグリニド（シュアポスト®）	

（参考文献[1]，p801 を基に筆者作成）

鉄則 ❷ α-グルコシダーゼ阻害薬と速効型インスリン分泌促進薬は，必ず食直前に服用する。

プラクティス ❸ 食事の影響による薬物血中濃度の変動

68歳，男性。喫煙歴なし。高血圧，2型糖尿病，脂質異常症，便秘症。*EGFR*遺伝子変異陽性の非小細胞肺がんと診断され入院。酸化マグネシウム，エルロチニブ，ロスバスタチン，カルベジロール，グリメピリド処方となる。

Q3 食事の影響によりAUC（血中濃度-時間曲線下面積）が増加する薬剤は？

A3 エルロチニブ

・食事の影響により薬物動態が変動する代表的な薬剤を表1-3に示す。

表1-3 食事の影響を受ける代表的な薬剤

一般名（商品名）	用法	注意事項	食事の影響
エルロチニブ（タルセバ®）	空腹時 1日1回	食事の1時間以上前，または食後2時間以降	高脂肪・高カロリー食の食後服用でAUC有意に増加
ニロチニブ（タシグナ®）	1日2回	食事の1時間以上前，または食後2時間以降	通常食・高脂肪食摂取後の服用でC_{max}とAUC増加（高脂肪食で影響大）
ラパチニブ（タイケルブ®）	1日1回	食事の1時間以上前，または食後1時間以降	食後の投与により，C_{max}とAUC増加
レゴラフェニブ（スチバーガ®）	食後 1日1回	空腹時投与，高脂肪食後の服用は避けること	低脂肪食摂取後の服用で未変化体と活性代謝物のC_{max}およびAUC増加。高脂肪食摂取後の服用で，未変化体のC_{max}およびAUC増加，活性代謝物のC_{max}およびAUC減少
アジスロマイシン（ジスロマック®SR成人用ドライシロップ）	用時懸濁・空腹時1回	食後2時間以上の空腹時に服用すること 服用後2時間以内の食事は控えること	高脂肪食摂取後の服用によりC_{max}増加
イトラコナゾール（イトリゾール®カプセル）	1日1〜2回*	食直後に内服	空腹時内服では，未変化体とヒドロキシイトラコナゾールのC_{max}が食直後服用時の約40％に低下
イトラコナゾール（イトリゾール®内用液1％）	1日1回 20mL	空腹時に服用	空腹時服用により，未変化体とヒドロキシイトラコナゾールのT_{max}が短縮，C_{max}およびAUC増加

＊服用回数は，適応疾患により異なる。

鉄則 ❸ エルロチニブ，ニロチニブ，アジスロマイシンなど，食事の影響を受ける医薬品を理解する。

プラクティス 4

化学療法の投与スケジュール

57歳，女性。痛風，高血圧，胃がん。胃がん治療目的でテガフール・ギメラシル・オテラシルカリウム配合剤（TS-1）/シスプラチン療法開始のため入院となる。アプレピタント，デキサメタゾン，フェブキソスタット，カルベジロール，ヒドロクロロチアジド，カンデサルタン処方となる。

Q4 休薬期間が必要な薬剤は？

A4 テガフール・ギメラシル・オテラシルカリウム配合剤

- テガフール・ギメラシル・オテラシルカリウム配合剤（ティーエスワン®）はシスプラチンとの併用療法では21日間（1日2回）連続経口投与後14日間休薬し，これを1コースとして投与を繰り返す。第8日目にはシスプラチンを $60\ mg/m^2$ で投与する（図1-1）。

投与期間	1週	2週	3週	1週	2週
ティーエスワン®	21日間連日経口投与			14日間休薬	
シスプラチン ($60\ mg/m^2$)	↑第8日目				

1クール → 2クール → クール繰り返し

図1-1　シスプラチン併用時のティーエスワン®服用スケジュール（参考文献3）より）

- 表1-4に休薬期間を要する代表的な経口抗がん薬を示す。適応疾患ごとに投与スケジュールが異なるので注意する。

Q5 初日と2日目以降で用法・用量が異なる薬剤は？

A5 アプレピタント

- 抗がん薬の投与初日は，抗がん薬の投与1時間〜1時間30分前に125 mgを，2日目以降は午前中に80 mgを1日1回服用する。服用期間は3日間を目安に5日間まで延長可能。

表1-4 休薬期間を要する代表的な経口抗がん薬

一般名（商品名）	用法	注意事項
カペシタビン （ゼローダ®）	食後30分以内 1日2回	A法（乳がん）：21日間投与7日間休薬 B法（乳がん，大腸がん）・C法（胃がん*）： 14日間投与7日間休薬
テガフール・ギメラシル・オテラシルカリウム配合剤 （ティーエスワン®）	食後 1日2回	膵がん，胃がんなど：28日間投与14日間休薬 大腸がん，肺がんなど：14日間投与7日間休薬 胃がん，非小細胞肺がん：21日間投与14日間休薬
トリフルリジン・チピラシル配合剤 （ロンサーフ®）	食後 1日2回	5日間連続経口投与したのち2日間休薬。これを2回繰り返したのち14日間休薬

＊：白金製剤と併用。

鉄則 ④ TS-1単剤とシスプラチンとの併用療法など，単剤療法と注射薬との併用療法で服薬期間と休薬期間が異なる場合がある。

最終チェック

1 ビスホスホネート製剤を服用する際の注意点は？
 ➡ 起床後空腹時に服用し，立位・坐位を保持する。

2 糖尿病治療薬に関する注意点は？
 ➡ 各薬剤の作用機序を理解し，患者の食事スタイルを確認する。

3 食事と薬物血中濃度に関する注意点は？
 ➡ 食事を含む患者の生活スタイルを把握し，適切なタイミングで服用できるよう指導する。

4 がん薬物療法における注意点は？
 ➡ 休薬が必要な薬剤と適応疾患ごとに定められた投与スケジュールを把握する。

参考文献
1) 田中良子，他 編：薬効別服薬指導マニュアル，第7版．じほう，2011
2) 橋田 亨，他 編：薬剤師レジデントマニュアル．医学書院，2013
3) 大鵬薬品：TS-1．ティーエスワン®総合情報サイト．http://www.ts-1.taiho.co.jp/

（中西真也，柏木裕子）

1-2 簡易懸濁法

> **鉄則**
> 1. 徐放性製剤・腸溶性製剤を簡易懸濁法で経管投与する場合は，崩壊して生じる顆粒（細粒）が通過するチューブ径であることを確認。腸溶性製剤の場合はチューブ先端の位置を確認のうえ適否を判断。
> 2. 配合変化が予想される場合は，同時懸濁を避ける，あるいは時間を空けて投与するなど工夫する。
> 3. チューブ閉塞が予想される場合は，薬剤変更か嚥下補助ゼリーや粘度調整剤などの使用により，分散性を改善する方法を検討する。
> 4. 細胞毒性のある薬剤の場合，専用トレイ内で手袋・マスク・ガウン・めがねを着用して投与する。

プラクティス 1

経管投与への変更に伴う剤形変更

75歳，男性。パーキンソン病にて入院中。感染によるパーキンソニズム増悪のため嚥下機能も悪化，経鼻胃管による栄養剤投与が開始となった。それに伴い，てんかんに対する「バルプロ酸ナトリウム徐放（デパケン®R）錠（200 mg）2錠，1日2回」の処方は「バルプロ酸ナトリウム（デパケン®）細粒 400 mg，1日2回」に変更となった。

Q1 経管投与への変更に伴って剤形変更する場合に注意することは？

A1 剤形の特性を理解し，薬剤の有効性が確保できるかどうか判断する。薬剤によっては血中濃度測定，臨床検査値測定，副作用モニタリングにより用法用量の妥当性を評価する

- バルプロ酸の徐放性製剤としてセレニカ®R顆粒があるが，粒子径が大きく簡易懸濁法は不適であるため，本例ではデパケン®細粒が選択された．剤形変更後の臨床症状に問題なく，バルプロ酸の血中濃度も有効治療域であることが確認された．

●徐放性製剤と腸溶性製剤

- 徐放性製剤の場合，簡易懸濁法・粉砕ともに適応不可であるが，崩壊して生じる顆粒・細粒が徐放性をもつマルチプルユニット型製剤では，徐放性顆粒がチューブを通過すれば経管投与が可能である．この場合，チューブ径の確認が必要である．
- 腸溶性製剤においては，チューブの先端が空腸に留置されている，あるいは空腸瘻の場合は簡易懸濁法および粉砕調剤での投与が可能である．経鼻胃管・胃瘻からの投与では徐放性製剤と同様に，腸溶コーティングされた粒子がチューブを通過すれば投与できる．
- ただし，いずれの場合も温湯に入れてから長時間経過すると徐放性または腸溶性が失われる可能性があるため，原則通り10分以内に投与する．また顆粒・細粒の分散性が悪い場合は閉塞しやすいので，粘度調整剤の添加を考慮する．
- 簡易懸濁法適応の徐放性製剤・腸溶性製剤の例と注意点を表1-5に示す．

表1-5　簡易懸濁法適用可能な徐放性製剤および腸溶性製剤の例

	商品名	チューブ径	注意点
徐放性	エブランチル®カプセル	14 Fr.	崩壊時間短く
	ハルナール®D錠	8 Fr.	10分以内に投与
	ペルサンチン®-Lカプセル	12 Fr.	徐放性顆粒，崩壊時間短く
	ペルジピン®LAカプセル	12 Fr.	胃溶性＋腸溶性顆粒，崩壊時間短く
	ボルタレン®SRカプセル	12 Fr.	崩壊時間短く
腸溶性	アザルフィジン®EN錠	8 Fr.	破壊後，チューブ腸まで
	イソメニール®カプセル	14 Fr.	徐放性＋胃溶性＋腸溶性顆粒，崩壊時間短く
	エンピナース®P錠	8 Fr.	破壊後，チューブ腸まで
	タケプロン®OD錠	8 Fr.	水で崩壊，すみやかに注入
	ネキシウム®カプセル	8 Fr.	カプセル溶解後すみやかに注入

（参考文献[1]を参考に筆者作成）

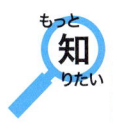

もっと知りたい

チューブのFr.（フレンチ）とは？

- カテーテルチューブなどの管の太さを表示する単位（French gauge）．3 Fr.は1 mm（外径）に相当する．

鉄則 ❶ 徐放性製剤・腸溶性製剤を簡易懸濁法で経管投与する場合は，崩壊して生じる顆粒（細粒）が通過するチューブ径であることを確認。腸溶性製剤の場合はチューブ先端の位置を確認のうえ適否を判断。

プラクティス 2

配合変化

73歳，女性。脳動脈瘤破裂，開頭術後，経管栄養を行っている。低ナトリウム血症のため内服で塩化ナトリウム，排便コントロールに酸化マグネシウム錠が処方された。

Q2 塩化ナトリウムを経管投与する場合の注意点は？

A2 単独では温湯で崩壊する錠剤が，高濃度の塩化ナトリウム液中では錠剤の被膜に使用されているヒプロメロースにより，崩壊・懸濁しなくなる場合がある

- 塩化ナトリウムのみ別に溶解して投与することで回避できる。

Q3 酸化マグネシウムと配合変化のある薬剤は？

A3 酸化マグネシウム錠とレボドパ・カルビドパ水和物配合錠あるいはレボドパ・ベンセラジド配合錠を同時懸濁したあとにレボドパの含有量が低下する。アモキシシリン錠，セフジトレン ピボキシル錠，セファクロルカプセルにおいても同時懸濁で分解することが知られている

- 酸化マグネシウムは懸濁液が強アルカリ性であり配合変化が生じやすいため，単独での懸濁が勧められる。
- その他，酸・アルカリ下での安定性低下，金属キレート形成，吸着による吸収低下など，同時懸濁による変化が予想される場合には，別々に懸濁する，投与間隔を空けるなどの対策が必要である。

鉄則 ❷ 配合変化が予想される場合は，同時懸濁を避ける，あるいは時間を空けて投与するなど工夫する。

プラクティス 3

チューブ閉塞

80歳，男性。急性硬膜下血腫除去術後，嚥下障害があり経鼻胃管より経腸栄養を行っている。高カリウム血症に対してポリスチレンスルホン酸カルシウム散が処方となった。

Q4 分散性の悪い薬剤をチューブ閉塞させずに投与する方法は？

A4 薬剤の変更が可能か検討する。変更できる薬剤がない場合は，多めの水で混ぜながら注入する。また市販の粘度調整剤を少量加えることで閉塞することなく投与できる場合がある

- 本例では，ポリスチレンスルホン酸カルシウム（カリメート®）散を多めの水で懸濁後すぐに注入すると経管投与可能だが，若干のテクニックを要するため，簡便な（チューブ閉塞の可能性も少ない）方法としてポリスチレンスルホン酸カルシウム（アーガメイト®）ゼリーに変更し温湯で溶解する投与方法を提案した。
- 分散性の悪い薬剤の場合，嚥下補助ゼリーや粘度調整剤の使用により分散性が改善して投与できるものがある。例としてドカルパミン（タナドーパ®）顆粒，リーバクト® 配合顆粒は 12 Fr.，ベリチーム® 配合顆粒は 14 Fr. のチューブであれば投与可能である。
- ランソプラゾール（タケプロン® OD）錠，エソメプラゾール（ネキシウム®）カプセル内の顆粒は，水の温度が高いと腸溶性顆粒（細粒）が塊となるため，水の温度に注意する。またシリンジの先端部分に顆粒（細粒）が残存する場合はフラッシュなどの対応を要する。

鉄則 3 チューブ閉塞が予想される場合は，薬剤変更か嚥下補助ゼリーや粘度調整剤などの使用により，分散性を改善する方法を検討する。

プラクティス 4

細胞毒性のある薬剤

82歳，女性。紅皮症に対してエトレチナートカプセルの内服を開始した。カプセルの内服が困難なため簡易懸濁法で投与することとなった。

Q5 細胞毒性のある薬剤を簡易懸濁法で投与するときの注意点は？

A5 投与者に懸濁液が付着したり周囲に飛び散るなどして2次的に被曝しないように，専用トレイ内で手袋・マスク・ガウン・めがね着用にて投与する

- 使用器具，着用したマスクなどは毎回交換することが望ましく，投与時に使用した器具などは医療廃棄物として処理する。
- 本例では経口内服だったが，経管投与の場合は，被曝の機会を少なくするためカテーテルチップ内で崩壊・懸濁する投与法が望ましい。
- 細胞毒性のある薬剤を経管投与する場合，簡易懸濁法を用いることで粉砕や脱カプセルによる薬剤の飛散を防ぐことができるため被曝のリスクを低減できる。

> **鉄則 ④** 細胞毒性のある薬剤の場合，専用トレイ内で手袋・マスク・ガウン・めがねを着用して投与する。

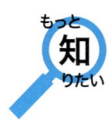

もっと知りたい

剤形変更と適応疾患

- 簡易懸濁法適用の場合に限らず，錠剤・カプセルから粉末・細粒・液剤などに剤形変更する場合，各薬剤の適応疾患を確認する必要がある。
- 例として，次のようなものが挙げられる。アスピリン末には血栓・塞栓抑制の適応はない。メフェナム酸（ポンタール®）シロップには，手術後および外傷後の炎症・腫脹の寛解の適応はない。沈降炭酸カルシウム末には，高リン血症改善の適応はない。エピナスチン塩酸塩ドライシロップには気管支喘息の適応はない。

剤形変更の際は注意が必要である。

最終チェック

1. 徐放性製剤，腸溶性製剤を経管投与する場合の注意点は？
   → 製剤特性を理解して，有効性を保持できる剤形，投与方法を検討する。
2. 配合変化が予想される場合の対応は？
   → 別々に懸濁する，時間を空けて投与するなど。
3. チューブ閉塞が予想される場合は？
   → 薬剤変更，粘度調整剤添加を考慮する。
4. 細胞毒性のある薬剤への対応は？
   → 投与者の被曝および2次的な被曝を防止する。

参考文献
1) 藤島一郎 監：内服薬 経管投与ハンドブック（第3版），じほう，2015
2) 倉田なおみ 監：経管投与の新しい手技―簡易懸濁法Q＆A　Part 1-基礎編（第2版），じほう，2010
3) 倉田なおみ 監：現場の疑問を解決！簡易懸濁法Q＆A　Part 2-実践編，じほう，2009

（西岡和子）

2 注射

2-1 注意すべき配合変化

> **鉄則**
> ① 配合変化の主な原因やメカニズムを把握し，その回避に努める。
> ② pHが低い注射剤，高い注射剤は配合変化を起こしやすいため，希釈時や多剤併用時には注意する。
> ③ 配合変化回避のため，ベッドサイドでは点滴ルートを確認する。配合変化が予測される場合は，シリンジ製剤の使用や点滴ルートを考慮する。
> ④ 抗菌薬は配合変化に加えて，薬物動態学的・薬力学的特性を踏まえて投与計画を立てる。

プラクティス 1

希釈濃度

75歳，男性。てんかん治療目的で以下の注射薬が処方された。

フェニトイン（アレビアチン®）注　250 mg
＋生理食塩液　100 mL　1日1回　点滴静注

Q1 配合変化の主な原因は？

A1 溶解性，吸着・収着，濃度，酸-塩基反応，酸化-還元反応，加水分解，光分解，凝析・塩析など

- 配合変化を起こす薬剤は膨大にあるため，原因ごとにメカニズムを把握しておくことで配合変化を予測できる。

鉄則 ① 配合変化の主な原因やメカニズムを把握し，その回避に努める。

Q2 フェニトインの配合変化上の注意点は？

A2 他薬や輸液との混合時，非水性溶剤による溶解性の低下とpH変動による溶解度の低下に注意

- フェニトインは水にほとんど溶けない弱酸性の薬物である．そのため，溶解液にプロピレングリコールやエタノールを加え，同時に水酸化ナトリウムを加えて強アルカリ性として，ナトリウム塩の形で可溶化している．したがって，他薬や輸液との混合時には，非水性溶剤による溶解性の低下とpHの変動による溶解度の低下による配合変化に注意が必要である．輸液によるフェニトイン（アレビアチン®）注希釈時のpHの変化について示す（表2-1）．
- フェニトイン注のpHは12.22，変化点pH（外観変化が認められるpH）は10.71である．この症例では，24時間後もpHは11.07で変化点pH以上であるため，沈殿は認められなかった．しかし，生理食塩液300 mLや5％ブドウ糖100 mLで希釈した場合のpHは配合直後に変化点pH以下となるため，経時的に結晶が析出する．

表2-1 フェニトイン（アレビアチン®）注希釈時のpHの変化

希釈液（規格pH）	直後	24時間後
生理食塩液 100 mL	pH 11.12（−）	pH 11.07（−）
生理食塩液 300 mL	pH 10.59（−）	pH 10.61（＋）
5％ブドウ糖液 100 mL	pH 10.14（−）	pH 10.14（＋）

（−）沈殿なし，（＋）沈殿あり

（参考文献[4]，p73より）

Q3 非水性溶剤を含むため，配合変化を起こしやすい薬剤は？

A3 フェニトインのほか，ジアゼパム，フェノバルビタールなど

- これらは希釈により白濁する可能性があるので，注意が必要である．

Q4 pHの変化により配合変化を起こしやすい薬剤は？

A4 酸性（pH 3.0以下），塩基性（pH 7.0以上）の注射剤

- 主薬の安定性を図ったり，溶解度を高めたりするため，酸やアルカリでpHを調整している注射液がある．
- そういった注射液を配合した場合，その混合液のpHは緩衝性の強い注射液のほうに移動し，含量の低下や混濁・沈殿析出の原因となる．pH 3.0以下の酸性注

表 2-2　配合変化を起こしやすい注射剤

	一般名（商品名，pH）	
酸性注射剤	・ミノサイクリン（点滴静注用ミノマイシン®，2.0-3.5） ・ブロムヘキシン（ビソルボン®注射液，2.2-3.2）	・メトクロプラミド（プリンペラン®注射液，2.5-4.5） ・ミダゾラム（ドルミカム®注，2.8-3.8）
塩基性注射剤	・フェニトイン（アレビアチン®注射液，約12.0） ・アシクロビル（ゾビラックス®点滴静注用，約10.4） ・カンレノ酸カリウム（ソルダクトン®注射液，9.0-10.0）	・含糖酸化鉄（フェジン®注，9.0-10.0） ・フロセミド（ラシックス®注，8.6-9.6） ・アミノフィリン（ネオフィリン®注，8.0-10.0）

（参考文献[1]，p41 より）

射剤，pH 7.0 以上の塩基性注射剤は注意が必要である。配合変化を起こしやすい注射剤の一例を表 2-2 に示す。

・難溶性物質を注射薬にする場合，水や非水性溶剤に溶解させる必要があり，難溶性の塩基性物質は塩酸塩，硫酸塩，有機酸塩などに，難溶性の酸性物質はナトリウム塩，カリウム塩などにして水溶性を高めている。このように構造式から性質を予測できる。また，pH 変動スケールの活用も有用である。

鉄則 ❷ pH が低い注射剤，高い注射剤は配合変化を起こしやすいため，希釈時や多剤併用時には注意する。

プラクティス 2

注射薬注入用機器と点滴ルート

65 歳，女性。体重 50 kg。急性心不全治療目的で Rp.1）に追加で Rp.2）が処方された。

　Rp.1）フロセミド（ラシックス®）注　20 mg
　　　　＋生理食塩液　100 mL　1 日 2 回　点滴静注
　Rp.2）ドパミン（イノバン®）注　100 μg/分　精密持続点滴

Q5 頻用される注射薬注入用の機器とルートは？

A5 頻用される点滴投与時の機器として輸液ポンプ，シリンジポンプがある（図 2-1）。また頻用される点滴ルートとして側管法，Piggyback 法，Tandem 法がある（図 2-2）

(a) 輸液ポンプ　　　　　　(b) シリンジポンプ

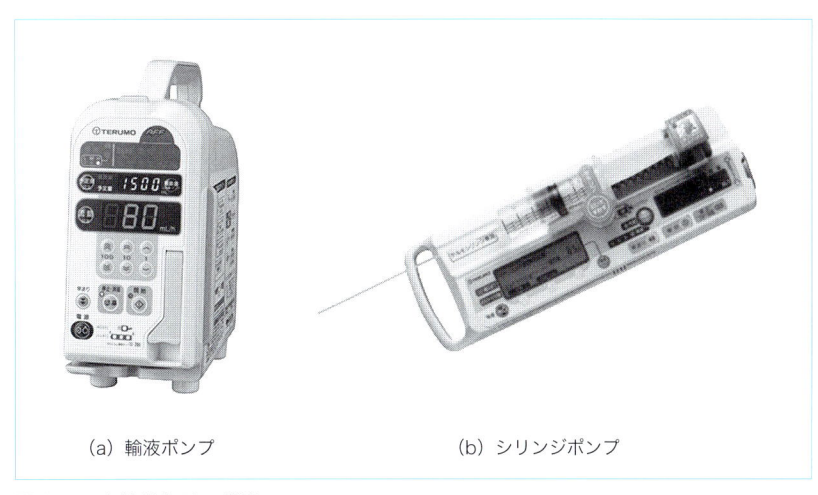

図 2-1　点滴投与時の機器

(a) 側管法　　　　　　(b) Piggyback 法

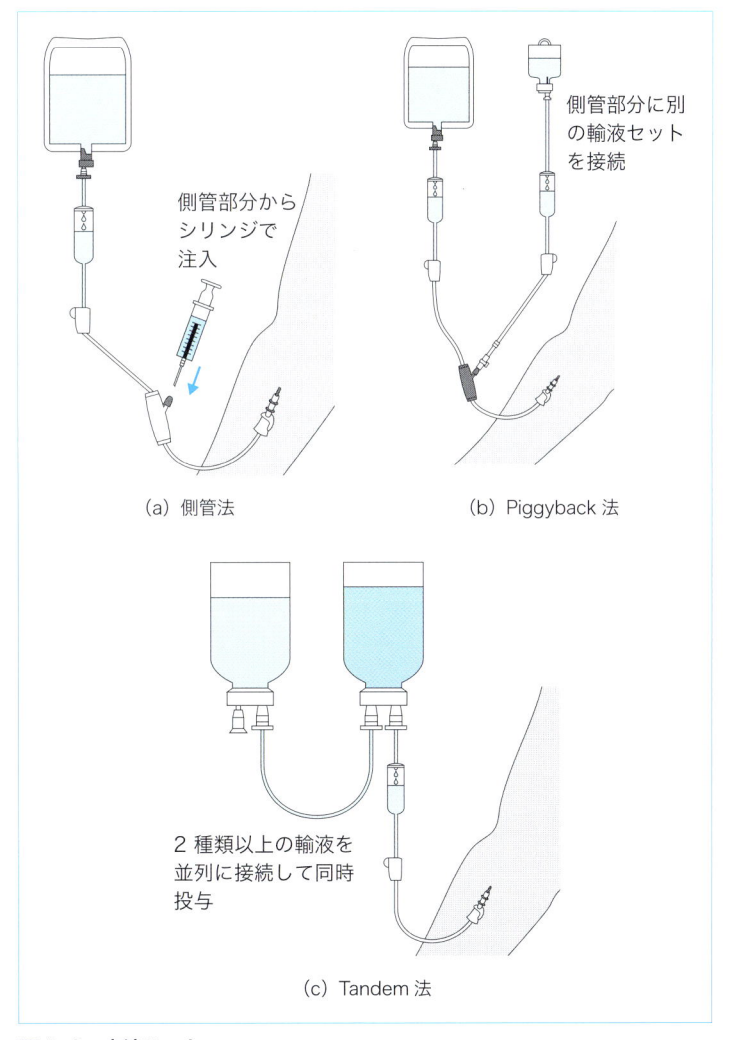

側管部分からシリンジで注入

側管部分に別の輸液セットを接続

2 種類以上の輸液を並列に接続して同時投与

(c) Tandem 法

図 2-2　点滴ルート

- 輸液ポンプやシリンジポンプには投与速度が表示されている。必要に応じてベッドサイドで投与速度や点滴ルートが適切か，配合変化を起こしうる点滴ルートが選択されていないかなどを確認する。

Q6 ドパミン注の配合変化上の問題点は？

A6 pHの上昇により，ドパミンが分解・着色することがある

- ドパミン注射液は酸性（pH 5以下）で安定であり，多剤混合によりpHが上昇すると，カテコール骨格の酸化により経時的に分解・着色する。その反応はpH 7〜8の間で短時間で起こるため，輸液にアルカリ性の薬剤が配合されている場合にドパミンを投与する際には，輸液への添加だけでなく，側管からの投与も避ける。
- 本症例では，塩基性のフロセミドが投与されているが，フロセミドとドパミンを直接混合しても力価はほとんど低下しない。配合変化が予測される際には，ドパミンのシリンジ製剤（イノバン®注シリンジ）を用いることができる。

鉄則 ③ 配合変化回避のため，ベッドサイドでは点滴ルートを確認する。配合変化が予測される場合は，シリンジ製剤の使用や点滴ルートを考慮する。

プラクティス 3

投薬のタイミングとルート選択

60歳，男性。腎機能正常。敗血症（緑膿菌感染症）治療目的でRp.1）に追加でRp.2）が処方された。

Rp.1） セフトリアキソン（ロセフィン®）注　1 g
　　　＋生理食塩液　100 mL　1日2回　点滴静注
Rp.2） ゲンタマイシン（ゲンタシン®）注　120 mg
　　　＋生理食塩液　100 mL　1日1回　点滴静注

Q7 処方薬の薬物動態学的・薬力学的特徴は？

A7 セフトリアキソンは時間依存性抗菌薬，ゲンタマイシンは濃度依存性抗菌薬

- セフトリアキソンはセフェム系抗菌薬（β-ラクタム系抗菌薬）で，時間依存性抗菌薬であり，薬剤の血中濃度が最小発育阻止濃度（MIC）を上回る時間（time above MIC）を長くする。

- ゲンタマイシンはアミノグリコシド系抗菌薬で，濃度依存性抗菌薬であり，1回あたりの投与量を多くすることで，最高血中濃度/MIC 比を高くする。
- 本処方では，敗血症（緑膿菌感染症）において，β-ラクタム系抗菌薬とアミノグリコシド系抗菌薬との併用による相乗効果を期待している。

Q8 β-ラクタム系抗菌薬とアミノグリコシド系抗菌薬を混合して投与する際の問題点は？

A8 混合による双方の力価の低下，薬物動態学的・薬力学的特徴の違い

- アミノグリコシド系抗菌薬のメチルアミノ基が，β-ラクタム環との結合によりアミドを形成し，双方ともに力価が低下する。この反応を受けやすいのは，トブラマイシン＞ゲンタマイシン＞アミカシンの順である。
- 時間依存性抗菌薬であるセフトリアキソンナトリウムを溶解した輸液中に，濃度依存性抗菌薬であるゲンタマイシンを添加し，同時に同じスピードで投与すると，十分な治療効果が得られないばかりか，耐性菌の出現や副作用の発現などのリスクが高まる。
- 本症例では，可能な限り別ルートからの投与が推奨される。しかし，別ルートの確保が難しい場合には，効果発現の観点から濃度依存性抗菌薬（ゲンタマイシン）を短時間で投与した後に，時間依存性抗菌薬（セフトリアキソン）を投与する。ただし，実際には時間差で薬剤を投与することもある。

Q9 配合変化の可能性のある注射薬を続けて投与する場合の注意点は？

A9 点滴ルートをフラッシュしておくことが望ましい

- 配合変化はある程度予測できても，実際に起きるかどうかはわからないこともある。本症例のように，同じルートで配合変化を起こすおそれのある注射薬を連続投与する際には，点滴ルートをフラッシュしておくことが望ましい。

Q10 ゲンタマイシンの薬物治療モニタリング（TDM）における注意点は？

A10 すみやかに測定を行い，結果の解釈にも注意する

- ゲンタマイシンは TDM が推奨されている。特に，2剤の間隔を空けずに投与した場合には，採取した血液中でセフトリアキソンとの相互作用によりゲンタマイシンの力価が低下する可能性がある。

鉄則 ④ 抗菌薬は配合変化に加えて，薬物動態学的・薬力学的特性を踏まえて投与計画を立てる。

最終チェック

1 配合変化の主なメカニズムは？
→ 溶解性，吸着・収着，濃度，酸-塩基反応，酸化-還元反応，加水分解，光分解，凝析・塩析など。

2 pHの低い注射剤や高い注射剤を希釈する際に確認すべきポイントは？
→ 同時に処方された輸液の種類・量・投与時間を確認し，配合変化を起こさないか判断する。

3 配合変化を回避するための方法は？
→ シリンジ製剤や点滴ルートを活用する。

4 2種類以上の抗菌薬同時投与における注意点は？
→ 混合による主薬の性質の変化や，薬物動態学的・薬力学的特徴の違いに注意する。

参考文献

1) 赤瀬朋秀，他 編：根拠からよくわかる注射薬・輸液の配合変化．羊土社，2009
2) 東海林徹，他 監：今これだけは知っておきたい！注射薬配合変化Q&A．じほう，2006
3) 松山賢治，他 監：今これだけは知っておきたい！注射薬Q&A．じほう，2004
4) 島田慈彦，他 編：実践 静脈栄養と経腸栄養 基礎編．エルゼビア・ジャパン，2003
5) 東和薬品：医薬品インタビューフォーム―イブタント®点滴静注．
http://www.pmda.go.jp/PmdaSearch/iyakuDetail/GeneralList/2119402A1

（池村 舞，松岡勇作）

3-1 薬物動態・薬力学に影響する因子

鉄則

1. アルブミンは酸性薬物との結合親和性が高い。アルブミンの血中濃度上昇要因は主に脱水症，低下要因は肝障害・腎障害・高齢化など。
2. α_1-酸性糖タンパク質は塩基性薬物との結合親和性が高い。α_1-酸性糖タンパク質の血中濃度上昇要因は炎症・がん・感染症など，低下要因は肝障害・妊娠など。
3. 薬物の「物理・化学的性質」と患者の「病態（変化）」から，薬物の組織移行性や臓器クリアランスを予測する。
4. 筋肉量の低下した高齢者（特に女性）の腎機能は，Ccr および eGFR から評価するだけではなく，実際の患者の様子もよく見て評価し，腎機能の過大評価に気をつける。

プラクティス 1

血中アルブミン濃度の変動

30歳，女性。てんかん患者。バルプロ酸錠内服後，めまい・ふらつきを伴う歩行困難により救急搬送。ダイエット中のため栄養状態が悪く，低アルブミン血症が認められた。

Q1 血液中の薬物と結合する主なタンパク質は？

A1 アルブミン，α_1-酸性糖タンパク質，リポタンパク質など

・健常人におけるアルブミンの基準値は約 4～5 g/dL であり，α_1-酸性糖タンパク質の基準値は 50～100 mg/dL である。

Q2 バルプロ酸内服中の低アルブミン血症患者で注意すべきことは？

A2 バルプロ酸ナトリウムはタンパク結合率が高い（90％以上）ことから，アルブミン濃度の低下により遊離型薬物量が上昇している可能性があること

- タンパク結合率が70〜80％以上の薬物では，血液中のタンパク質（主にアルブミン）の濃度変化を，薬物動態の変動因子として考慮すべきとされている。

Q3 血液中のアルブミン濃度が変動する要因は？

A3 上昇要因として脱水症，低下要因として肝障害，腎不全などがある（表3-1）

表3-1 アルブミン濃度の変動要因

上昇	低下
脱水症（血液濃縮が生じるため）	肝障害（肝硬変・劇症肝炎など），腎不全，ネフローゼ症候群，低栄養状態，妊娠，高齢化，熱傷など

Q4 アルブミンと結合する薬物は？

A4 ワルファリン，フロセミド，ベンゾジアゼピン類，エタクリン酸，ジギトキシンなどの酸性薬物との結合親和性が高く，3つの薬物結合サイトが存在する（表3-2）

表3-2 ヒト血清アルブミン分子上の薬物結合サイト

サイトⅠ（ワルファリンサイト）	ワルファリン，フロセミド，フェニルブタゾン，スルフィンピラゾン，インドメタシン，ジクマロール，フェニトイン，スルファジメトキシン，トルブタミド
サイトⅡ（ジアゼパムサイト）	ベンゾジアゼピン類，エタクリン酸，フルルビプロフェン，イブプロフェン，フルフェナム酸，クロロフェニルイソ酪酸，クロキサシリン，ジクロキサシリン
サイトⅢ（ジギトキシンサイト）	ジギトキシン，ジゴキシン，アセチルジギトキシン

（参考文献[1]，p50 より改変）

鉄則 ❶ アルブミンは酸性薬物との結合親和性が高い。アルブミンの血中濃度上昇要因は主に脱水症，低下要因は肝障害・腎障害・高齢化など。

もっと知りたい 薬物タンパク結合率に影響を及ぼしうる病態関連成分

- 肥満では，増加した血漿中遊離脂肪酸がアルブミンと結合し，酸性薬物とアルブミンの結合割合が低下すると，酸性薬物の遊離型存在比が上昇し，薬理作用が増強する可能性がある。また，腎疾患患者などで蓄積する尿毒症性物質もアルブミンと結合することから，同様に酸性薬物の薬理効果が増強する可能性がある。

Q5 α_1-酸性糖タンパク質の濃度が変動する要因は？

A5 上昇要因として，炎症，がん，感染症など，低下要因として，肝障害，透析などがある（表3-3）

表3-3 α_1-酸性糖タンパク質の変動要因

上昇要因	低下要因
炎症（関節リウマチ，クローン病など），心筋梗塞，感染症，がん，熱傷，外科手術，疼痛性疾患，病的肥満など	肝障害（主に肝硬変，劇症肝炎），透析，妊娠など

Q6 α_1-酸性糖タンパク質と結合する薬物は？

A6 クロルプロマジン，ブピバカイン，アミトリプチリンなどの塩基性薬物との結合親和性が高い（表3-4）

表3-4 α_1-酸性糖タンパク質に高い親和性を示す薬物とその非結合型分率

薬物	非結合型分率（%）	薬物	非結合型分率（%）
クロルプロマジン	2	アルプレノロール	16
ブピバカイン	2	メサドン	16
アミトリプチリン	5	タクロリムス	30
ノルトリプチリン	8	リドカイン	30
イミプラミン	10	エリスロマイシン	35
オキシプリノール	10	ジソピラミド	35
プロプラノロール	10	フェンサイクリジン	43
エチドカイン	13	ペチジン（メペリジン）	48
キニジン	13	ジピリダモール	不明

（参考文献[1]，p49 より改変）

鉄則❷ α₁-酸性糖タンパク質は塩基性薬物との結合親和性が高い。α₁-酸性糖タンパク質の血中濃度上昇要因は炎症・がん・感染症など，低下要因は肝障害・妊娠など。

> **プラクティス 2**
>
> **肝障害が薬物動態に及ぼす影響**
> 55歳，男性。てんかんの既往でフェニトイン散内服中。35歳のとき，交通事故による頭部受傷で開頭手術を受け，そのときの輸血でC型肝炎となる。最近，吐き気とふらつきがひどく，近医を受診したところ代償性肝硬変と診断された（フェニトインの血中濃度：35 mg/L）。

Q7 フェニトイン内服中の肝障害の悪化（肝機能低下）で注意すべきことは？

A7 肝障害の悪化によりアルブミンの血中濃度および肝臓での薬物代謝能がいずれも低下し，フェニトインの血中濃度が上昇する可能性がある。特にフェニトインの血中濃度上昇は非線形であるため十分な注意が必要である

・肝障害や腎障害が薬物動態に及ぼす影響について，以下に述べる。

> **●肝障害や腎障害が薬物動態に及ぼす影響**
>
> **分布容積への影響**
> ・脂溶性薬物は水溶性薬物と比べて組織・臓器へ移行しやすい（みかけの分布容積が大きい）。したがって，肝障害や腎障害により血液中のアルブミン濃度が低下した場合，酸性かつ脂溶性の薬物では遊離型存在比が上昇し，分布容積が大きくなる。しかし，浮腫や腹水へは，水溶性薬物のほうが分布しやすい。また，薬物によっては，トランスポーターなどの影響を考慮すべき場合もある。
>
> **薬物クリアランスへの影響**
> ・一般的に水溶性薬物およびその代謝物は腎臓から排泄され，脂溶性薬物は肝臓で代謝され，胆汁あるいは腎臓を介して排泄される。したがって，「水溶性か脂溶性か」という薬物の性質によって，腎障害や肝障害が薬物のクリアランスに与える影響が異なる。
>
> **腎障害の影響**
> ・腎排泄型薬物やその活性代謝物の排泄が遅延し，全身クリアランスが低下する。尿中未変化体排泄率の高い（50％以上）薬物は，体内に蓄積しやすい。
>
> **肝障害の影響**
> ・「肝血流量」「薬物の血漿中非結合型分率」「肝薬物代謝酵素活性」の3因子で肝クリアランスを表現したウェルスタードモデル（下記）が有用である。

$$CLH = QH \cdot f \cdot CLint / (QH + f \cdot CLint)$$
$QH \ll f \cdot CLint$ のとき（タンパク結合率が低い薬物）：$CLH = QH$
$QH \gg f \cdot CLint$ のとき（タンパク結合率が高い薬物）：$CLH = f \cdot CLint$

  CLH：肝クリアランス　　QH：肝血流量
  f：薬物の血漿中非結合型分率（遊離型存在比率）
  CLint：肝薬物代謝酵素活性（肝固有クリアランス）

- タンパク結合率が低い薬物では，肝血流量のみに依存して肝クリアランス（CLH）が決まることから，肝障害によるタンパク結合率の変化は，ほとんど無視できる。
- タンパク結合率が高い薬物では，薬物の血漿中非結合型分率（f）がCLHに影響を及ぼすことから，肝障害によるタンパク結合率の変化をCLH変動因子の1つとして考慮する。

補足
- いくつかの薬物では，腎臓と肝臓から排泄されることから，両方の影響を考える必要がある。また，腎障害時には，腎クリアランス以外のクリアランス（腎外クリアランス）も低下するという報告があり，必要に応じてこれらの影響も考慮する。

- タンパク結合率の高い薬物ほど，血液中タンパク質濃度の変化の影響を大きく受ける。そのような薬物を投与する際は，血液中タンパク質濃度を変動させる患者側の要因にも注意する。

鉄則 ③ 薬物の「物理・化学的性質」と患者の「病態（変化）」から，薬物の組織移行性や臓器クリアランスを予測する。

プラクティス ③ 高齢者におけるCcr算出時の注意点

89歳，女性。体重40 kg。血清クレアチニン値（Scr）0.4 mg/dL。MRSA菌血症に対しダプトマイシン注（6 mg/kg）を連日投与していたところ，筋肉のこわばりとクレアチンキナーゼ値の顕著な上昇を認めた。

Q8 腎機能の評価指標は？

A8 クレアチニンクリアランス（Ccr）と推算糸球体濾過量（eGFR）。いずれも臨床で測定することは難しいため，推算式が汎用される

● Cockcroft-Gault の式

- 血清クレアチニン値（Scr）によりクレアチニンクリアランス（Ccr）が推定できる式。
- 高齢者では筋肉量の低下により，Ccr が正しい腎機能と比較して高めに推算される。
- 肥満患者では腎機能が高めに見積もられる。

$$\text{Ccr (mL/分)} = \frac{(140 - 年齢) \times 体重 (kg)}{72 \times Scr (mg/dL)}$$

※女性の場合は上式に 0.85 をかける

● GFR 推算式（日本腎臓学会による提唱）

- 18 歳以上に適応，Scr に基づき推定される。
- 筋肉量が低下している場合には，高めに推算される。
- Cockcroft-Gault の式とは異なり，肥満者症例においても推算される腎機能評価の正確度は同様である。

体表面積 1.73 m^2 の標準的体型（身長 170 cm，体重 63 kg）に補正した場合の eGFR

$$eGFRcreat (mL/分/1.73 m^2) = 194 \times Scr^{-1.094} \times 年齢^{-0.287}$$

※女性の場合は上式に 0.739 をかける

● 体表面積での補正を要しない GFR 推算式

$$eGFRcreat (mL/分) = 0.806 \times 年齢^{-0.287} \times Scr^{-1.094} \times 体重 (kg)^{0.425} \times 身長 (cm)^{0.725}$$

※女性の場合は上式に 0.739 をかける

● 血清シスタチン C 値（Cys-C）に基づく GFR 推算式

- 血清シスタチン C 値は筋肉量や食事，運動の影響を受けにくい。
- Scr に基づく推算式と同程度の正確度である。
- 血清 Cys-C 値は，妊娠，HIV 感染，甲状腺機能障害などに影響される。

- 男性：$eGFRcys (mL/分/1.73m^2) = (104 \times Cys\text{-}C^{-1.019} \times 0.996^{年齢}) - 8$
- 女性：$eGFRcys (mL/分/1.73m^2) = (104 \times Cys\text{-}C^{-1.019} \times 0.996^{年齢} \times 0.929) - 8$

Q9 Cockcroft-Gault 式で高齢者の腎機能を評価するとき，注意すべきことは？

A9 高齢者は筋肉量が低下しているので，Cockcroft-Gault 式で推算した Ccr が過大評価となる可能性がある

- 特に 85 歳以上で顕著との報告もある。また，女性では著しく筋肉量が低下している人が多いため，Ccr が過大評価されやすい。筋肉量の著しく低下した患者に eGFR を用いると，Cockcroft-Gault 式以上に過大評価となることがある。

もっと知りたい　血清シスタチンC値とは

- 全身の有核細胞から常に一定の速度で分泌される低分子タンパク質である。分泌速度が年齢，性別，筋肉量などの影響を受けない点，血漿タンパク質と結合せずに完全に糸球体濾過される点，GFR 70 mL/分未満で血清中濃度が上昇してくる点などから，早期CKDの良好な腎機能マーカーとして注目されている。

鉄則 4
筋肉量の低下した高齢者（特に女性）の腎機能は，CcrおよびeGFRから評価するだけではなく，実際の患者の様子もよく見て評価し，腎機能の過大評価に気をつける。

最終チェック

1. アルブミンとの結合親和性が高い薬物の特徴は？　また血中アルブミン濃度の変動要因は？
   → アルブミンは酸性薬物との結合親和性が高い。血中アルブミン濃度は主に脱水症により増加し，肝障害・腎障害・高齢化などでは減少する。

2. α_1-酸性糖タンパク質との結合親和性が高い薬物の特徴は？　また血中α_1-酸性糖タンパク質濃度の変動要因は？
   → α_1-酸性糖タンパク質は塩基性薬物との結合親和性が高い。血中α_1-酸性糖タンパク質濃度は炎症・がん・感染症などにより増加し，肝障害・妊娠などでは減少する。

3. 肝障害・腎障害が，薬物の分布容積やクリアランスへ及ぼす影響は？
   → 肝障害・腎障害では血中タンパク質濃度が低下することが多い。
   → この場合，一般的に酸性かつ脂溶性の薬物では遊離型存在比が上昇し，みかけの分布容積が増加する。
   → タンパク結合率が高い肝代謝型薬物では，肝障害による薬物タンパク結合率の変化と肝薬物代謝酵素活性の変化に依存して薬物クリアランスが変化する。
   → 腎排泄型薬物では，腎障害によりクリアランスが低下し，体内に薬物が蓄積しやすくなる。

4. 腎機能を過大評価しやすい患者は？
   → 筋肉量の低下した高齢者（特に女性）。

参考文献

1) 加藤隆一：臨床薬物動態学―臨床薬理学・薬物療法の基礎として―（改訂第4版），pp49-50，南江堂，2010
2) 猪爪信夫：生理的要因による薬効，体内動態の変動と薬物治療の個別化．岩川精吾，他 編：臨床への薬物動態学．p79，廣川書店，2009
3) Hu KT, et al：Calculation of the estimated creatinine clearance in avoiding drug dosing errors in the older patient. Am J Med Sci 322：133-136, 2001

（安藤基純，柏木裕子）

3-2 スペシャルポピュレーションへの注意点

鉄則

1. 透析で除去されやすい薬物の特徴を把握する。透析日は投与するタイミングが正しいか，適切な投与量であるか確認する。
2. Child-Pugh分類などを活用し，肝機能障害を評価する。
3. 高齢者では複数の診療科を受診していることが多いため，お薬手帳で併用薬による薬物相互作用，用法用量を確認する。
4. 小児では年齢や体重などをもとに投与量が適切か確認する。また服用可能な剤形を選択して処方提案することも大切。
5. 妊娠中の患者には，妊娠週数を考慮し，疫学調査の報告など客観的なデータを参考にしながら薬剤を選択する。
6. MP比などを考慮したうえで，授乳中でも投与可能な薬剤を選択する。
7. 肥満患者には薬物動態へ影響を与える生体内変化がある。必要ならTDMを行って薬物の投与量・投与間隔を提案する。

プラクティス 1

腎機能障害患者の薬物療法

83歳，男性。肺炎の治療目的で入院，抗菌薬の点滴静注が開始となった。患者背景として，クレアチニンクリアランスが30 mL/分である。

Q1 腎障害時の薬物療法で重要なことは？

A1 個々の薬物において腎機能を考慮した薬物投与設計

・腎機能を評価する方法としてCockcroft-Gaultの式，GFR推算式がある。p24を

参照。
- 腎機能により投与量を調節する場合には，腎機能別の投与量の目安が各薬剤の添付文書，インタビューフォームなどに記載されている場合がある。

Q2 透析患者の薬物療法で注意する点は？

A2 血液透析により薬物が除去されるかどうか（透析性）を確認する。透析で除去されやすい薬物を判断する因子として，薬物のタンパク結合率や分布容積などがある

- 除去されやすい薬物の特徴として，①分子量が小さい，②水溶性薬物，③分布容積が小さい，④タンパク結合率が低いことが挙げられる。除去されやすい薬物であれば，透析後に投与したり，透析後に追加投与する場合がある。
- 高齢者には必ず腎機能評価をし，腎機能に見合った投与量であるかを確認する。透析患者では，薬剤の透析性を予測したうえで，投与量や投与間隔を確認する。

> ●腎不全時に変化する薬物動態
> - 低アルブミン血症により薬物のタンパク結合率が低下する。
> - 非結合型薬物の増大により，分布容積が増加する。
> - タンパク結合率の高い薬物は要注意である。

鉄則 ❶ 透析で除去されやすい薬物の特徴を把握する。透析日は投与するタイミングが正しいか，適切な投与量であるか確認する。

プラクティス 2

肝機能障害患者の薬物療法
75歳，女性。肝機能障害を有する。過活動膀胱に対しミラベグロン錠が開始となった。

Q3 肝障害時の薬物療法で確認することは？

A3 肝機能検査値や肝疾患重症度分類であるChild-Pugh分類を参考に，肝機能障害の程度を把握する（表3-5）

- Child-Pugh分類で中等度もしくは高度肝機能障害に該当する場合は，薬物動態が変化する可能性がある。
- Child-Pugh分類の肝機能障害の程度に応じた投与量が設定されている薬剤がある。

- 本プラクティスで取り上げたミラベグロンについて，表 3-6 にまとめた．

表 3-5　Child-Pugh 分類と肝疾患重症度スコア

臨床所見／生化学指標		1 ポイント	2 ポイント	3 ポイント
血清ビリルビン（mg/dL）		＜2	2〜3	＞3
血清アルブミン（g/dL）		＞3.5	2.8〜3.5	＜2.8
プロトロンビン時間	（延長；秒）	＜＋4	＋4〜6	＞＋6
	（％）	＞80％	50〜80％	＜50％
肝性脳症（程度）		なし	1〜2 度	3〜4 度
腹水		なし	軽度	中等度

合計ポイント　5〜6 ポイントは軽度（グループ A），7〜9 ポイントは中等度（グループ B），10〜15 ポイントは高度（グループ C）肝機能障害

(参考文献[2]，p111 より引用)

表 3-6　ミラベグロン錠（ベタニス®）に関して

効能/効果	過活動膀胱における尿意切迫感，頻尿および切迫性尿失禁．
用法/用量	通常，成人にはミラベグロンとして 1 回 50 mg を 1 日 1 回食後に経口投与する．
用法/用量に関連する使用上の注意	(1) 中等度の肝機能障害患者（Child-Pugh スコア 7〜9）への投与は 1 回 25 mg を 1 日 1 回から開始する（肝機能障害患者では血中濃度が上昇すると予想される）． (2) 重度の腎機能障害患者（eGFR 15〜29 mL/分/1.73 m^2）への投与は 1 回 25 mg を 1 日 1 回から開始する（腎機能障害患者では血中濃度が上昇すると予想される）．

● 肝機能障害患者での注意点
- 肝硬変などで門脈圧が上昇し，肝血流量が減少するため，初回通過効果が減少する．
- バイオアベイラビリティー（生体利用率）が増加する．
- アルブミンの合成能が低下し，アルブミン結合する薬物では遊離型が増大する．
- 全身の浮腫，腹水を有する場合には分布容積が増大する．
- 胆汁うっ滞により，胆汁中への薬物排泄が低下することで，胆汁排泄型薬物のクリアランスが低下する．

肝抽出率の割合が比較的高い薬物
- バイオアベイラビリティーが劇的に上昇する可能性あり，投与量を減らす必要あり．
　例）メトプロロール，プロプラノロール，ペチジン，リドカイン

肝抽出率の割合が低く，タンパク結合率が高い薬物
- クリアランスは血中の遊離型薬物濃度に比例する．
　例）ジアゼパム，トルブタミド，ワルファリン，ナプロキセン

肝抽出率の割合が低く，タンパク結合率が低い薬物
- 肝排泄能低下の影響が少なく，血中遊離型薬物濃度の変化も少ないため，クリアランスへ

の影響は限定的である。
例）テオフィリン，オキサゼパム

鉄則 ❷ Child-Pugh 分類などを活用し，肝機能障害を評価する。

プラクティス 3

高齢者の薬物相互作用
75歳，男性。脳塞栓の既往歴がありワルファリン錠服用中，直腸がん治療のためにテガフール・ギメラシル・オテラシルカリウム配合OD錠を内服開始した。

Q4 高齢者の薬物療法で考慮することは？

A4 各臓器の機能低下による薬物動態の変化
- 加齢により影響を受ける代表的な臓器として腎臓や肝臓がある。
- 他の臓器もさまざまな機能変化が生じ，薬物動態が変化している。

●高齢者における薬物動態（ADME）の変化

absorption（吸収）
- 腸管血流量の低下，消化管運動性の低下，粘膜上皮細胞の減少。
- 胃液分泌機能の低下による胃内pHの上昇。
- 上記のような加齢による消化管の機能低下は知られているが，実際には薬物吸収への影響は少ないと考えられている。

distribution（分布）
- 加齢により，血漿アルブミンは低下し，一方でα_1-酸性糖タンパク質は増加する。
- タンパク結合率の高い薬物では血漿アルブミンの減少により非結合型が増加し，塩基性薬物ではα_1-酸性糖タンパク質の増加により非結合型が減少する。

metabolism（代謝）
- 加齢により，薬物代謝酵素活性の低下，肝血流量の減少による薬物代謝の遅延が生じる。
- CYP3A活性の変化は少ないと考えられており，薬物相互作用には気をつける。

excretion（排泄）
- 加齢に伴う腎血流量の減少により，糸球体血液量が減少する。
- 糸球体血液量減少により糸球体濾過量も減少することで，腎排泄型の薬物では血中濃度が上昇する。

Q5 高齢者に新規で薬物療法を開始する際に確認することは？

A5 複数の医療機関を受診している場合，各診療科から処方された薬物による薬物相互作用
- 高齢者の場合は他の診療科の受診について，お薬手帳などで確認する。
- 薬物相互作用は添付文書にも記載があるが，論文報告なども多数あり，必要な情報をすみやかに入手する。

> **●薬物相互作用の代表例**
> **ワルファリンとフルオロウラシル系抗がん薬の薬物相互作用**
> - 作用機序は不明だが，ワルファリンの作用が増強される。
> - 併用している場合には，血液凝固能検査を定期的に行っているか確認する。
> - ワルファリン服用中止後も効果が遷延する可能性がある。
>
> **アゾール系抗真菌薬（イトラコナゾール，ボリコナゾールなど）の薬物相互作用**
> - アゾール系抗真菌薬は，CYP3A4およびP糖タンパク質を強く阻害する。
> - ダビガトランやリバーロキサバンの場合，血中濃度が上昇するため併用禁忌である。
> - リファンピシンなどCYP3A4を誘導する薬剤では，本剤の血中濃度が低下する。
>
> **カルバペネム系抗菌薬とバルプロ酸の薬物相互作用**
> - バルプロ酸の血中濃度が低下し，てんかんが再発する可能性がある。
> - 添付文書では併用禁忌になっている（ただし，バルプロ酸の血中濃度を測定しながら併用する場合もある）。

もっと知りたい

ポリファーマシー（polypharmacy，多剤併用）
- 必要以上の薬剤が多数処方されている状態，もしくは不必要な薬剤が処方されている状態を指す。多数の疾患を有することが多い高齢者でよくみられる。薬剤師の介入で不必要な薬剤を減らし，安全な薬物療法を提案できる。

Q6 高齢患者における処方提案で注意すべき点は？

A6 高齢者に対する投与量が設定されている薬剤があること（表3-7）
- 高齢者の場合，初期投与量を減らしている場合がある。
- 睡眠薬など高齢者に注意が必要な薬剤の初回投与量は覚えておく。
- 高齢者に対する薬物療法では，安全性向上の目的で，日本老年医学会より，「高齢者の安全な薬物療法ガイドライン2015」が作成された。

表 3-7　高齢者に対する投与量が設定されている代表的な薬剤

一般名	分類	高齢者への投与量
ゾルピデム	催眠・鎮静薬	1 回 5 mg から投与を開始する
スボレキサント	催眠・鎮静薬	1 日 1 回 15 mg を就寝直前に経口投与
エチゾラム	催眠・鎮静薬	1 日 1.5 mg まで
フルニトラゼパム	催眠・鎮静薬	1 回 1 mg までとする
ピオグリタゾン	糖尿病用薬	1 日 1 回 15 mg から投与を開始することが望ましい
アピキサバン	抗凝固薬	80 歳以上は 1 回 2.5 mg1 日 2 回経口投与
トラマドール	鎮痛薬	75 歳以上では，1 日 300 mg を超えないことが望ましい
ミルナシプラン	抗うつ薬	1 日 25 mg を初期用量とし，1 日 60 mg まで漸増し，1 日 2〜3 回に分けて食後に経口投与する

（各添付文書を基に筆者作成）

> **鉄則 ③** 高齢者では複数の診療科を受診していることが多いため，お薬手帳で併用薬による薬物相互作用，用法用量を確認する。

プラクティス 4

新生児・小児の薬物療法
3 歳（18.0 kg），男児。食物アレルギーで入院，ステロイド薬が開始となった。

Q7　小児の薬物療法の注意点は？

A7　年齢や体重により薬物の用法用量が異なるので，適切な投与量であるかを確認する

- 小児の薬物動態は，成人の場合とは異なる点がある。
- 小児薬用量を計算する種々の方法が知られている。

●小児における薬物動態（ADME）の変化
absorption（吸収）
- 新生児では胃液の pH が高く，胃内容排出時間が遅い。

distribution（分布）
- 小児期は細胞外液の割合が高い。

- 水溶性薬物では成人に比べて，血中濃度が低下する傾向にある。

metabolism（代謝）
- 第一相反応は，新生児期では未熟であるが，乳児期には急速に発達する。

excretion（排泄）
- 糸球体濾過率は生後数か月で成人と同程度まで上昇する。
- 尿細管分泌能は，生後6か月程度で成人と同等になるとされる。

● 小児薬用量の計算法

年齢に基づく換算式

Young 式
小児薬用量＝年齢/(年齢＋12)×成人薬用量

体重に基づく換算式

Hamburger 式
小児薬用量＝体重(kg)/70×成人薬用量

体表面積に基づく換算式

Augsberger-Ⅱ式
小児薬量＝(年齢×4＋20)/100×成人薬用量

Lenart 式
小児薬用量＝〔年齢×2＋小児体重(kg)×2＋5〕/100×成人薬用量

Von Harnack の表

未熟児	新生児	1／2歳	1歳	3歳	7.5歳	12歳	成人
1/10	1/8	1/5	1/4	1/3	1/2	2/3	1

表の割合を用いて成人薬用量から小児薬用量を換算する。

日本人の年齢別平均体重 (kg)

新生児	3か月	6か月	1歳	2歳	3歳	4歳	5歳	6歳	8歳	9歳	10歳	12歳
3	6	8	10	12	14	16	18	21	27	30	34	44

- 小児での用法用量が設定されている場合，添付文書などを参考に投与量を確認する。
- 小児薬用量が設定されていない場合は，各種換算式を用いて計算する。
- 抗菌薬など汎用される薬物では，小児での用法用量を覚えておくことも有用である。

Q8 小児における薬剤選択時の注意点は？

A8 新生児から乳幼児期までは錠剤は服用困難であり，散剤，内用液剤，坐剤が有用

- 錠剤とカプセルしか存在しない薬剤では，錠剤の粉砕もしくは脱カプセルも考慮する。ただし，薬剤によっては強い苦味があり，服用困難になる場合がある。
- 吸入薬の場合，補助器具（スペーサー，リザーバー）や吸入指導用資材（製薬会社が提供している練習用のデバイス）などを活用し，確実に吸入できるように指導する。

● 各薬剤の代表的な剤形

経口薬

- 水剤・シロップ剤
  投与量の調節が容易であるが，年齢が大きくなると1回服用量も多くなることがある。
- 散剤（顆粒・細粒・ドライシロップなど）
  数種の薬剤を混合することで一包化できるが，苦味・においなどが苦手な場合もある。
- 錠剤・カプセル剤
  服用しやすいが，投与量の調節が難しく，年齢によっては服用困難な場合もある。錠剤の粉砕，脱カプセルの可否に関しては，各種書籍を参考にする。

坐剤

- 年齢や体重によって，坐剤を切ることで投与量の調節を行うことが可能である。
- 下痢をしている小児には使いにくい。

貼付剤

- 経皮的に吸収される薬剤，胸部，背部，上腕部のいずれかに貼る。
- 気管支拡張目的でツロブテロールの貼付剤が使われている。

鉄則 ❹ 小児では年齢や体重などをもとに投与量が適切か確認する。また服用可能な剤形を選択して処方提案することも大切。

プラクティス 5 妊婦の薬物療法

29歳，女性。妊娠26週。切迫早産のため安静加療目的で入院中。花粉症があるため，抗ヒスタミン薬の処方を希望。

Q9 妊婦の薬物投与はすべて避けるべきか？

A9 すべての薬剤が使えないわけではなく，妊娠週数を確認し，疫学調査の報告や胎児危険度分類（FDA分類，オーストラリア分類など）を参考にしながら薬剤を選択する

- 日本の添付文書には，有益性投与などと記載されている薬剤が多い。
- 動物実験データやヒトに関する臨床データなどの客観的データでの判断が必要。

●薬物の胎児への影響について

薬物の胎児への影響の類型には3つの種類がある。詳細は図3-1のチャートを参照のこと。

(1) 受精～妊娠3週6日まで（all or none の法則）
- 器官形成期までの受精卵では薬物の影響が胎児に現れず，薬剤の影響を受けて死滅するか着床しない，あるいは着床しても初期の流産として終わるか，受けた影響が完全に修復されて後遺症が全くない状態で生まれてくる（all or none の法則）。

(2) 器官形成期
① 妊娠4週0日～7週6日まで
- 中枢神経系，心臓，循環器系，消化器系，四肢などの主要臓器・器官が形成される時期。薬剤の催奇形性を最も受けやすい時期であり，絶対過敏期などとよばれている。

② 妊娠8週0日～16週0日まで
- 体表の形態の完成期であり，外性器の分化や口蓋，口唇の融合が行われる。

(3) 胎児毒性（16週以降，表3-8）
- 器官形成期が過ぎ，各器官の成熟が進行する時期。
- この時期に服用した場合には，胎児毒性を起こす可能性のある薬物がある。
- アンジオテンシン変換酵素（ACE）阻害薬やアンジオテンシンⅡ受容体拮抗薬（ARB）を第2三半期以降に投与すると，胎児の低血圧，腎血流量の低下により腎機能障害を引き起こす。結果として羊水過少症が起こる。
- 非ステロイド性抗炎症薬（NSAIDs）を第3三半期に投与すると胎児の動脈管の収縮を起こす。

胎盤の薬物通過性
- 薬物の分子量→分子量300～600程度は比較的容易に通過する。
- 薬物の脂溶性→脂溶性の薬物は胎盤を通過しやすい。
- 薬物のタンパク結合率→遊離型のものが通過する。

図 3-1 妊娠の経過と薬剤の影響

三半期	第1三半期 first trimester～11 w			第2三半期 second trimester 12～24 w			第3三半期 third trimester 25 w～				
妊娠月数	1	2	3	4	5	6	7	8	9	10	11
妊娠週日(wd)	0w0d～ 1w6d	2w0d～ 3w6d	4w0d～ 7w6d	8w0d～ 11w6d	12w0d～ 15w6d	16w0d～ 19w6d	20w0d～ 23w6d	24w0d～ 27w6d	28w0d～ 31w6d	32w0d～ 35w6d	36w0d～ 39w6d	40w0d～ 43w6d
呼称		胎芽 embryo			胎児 fetus						

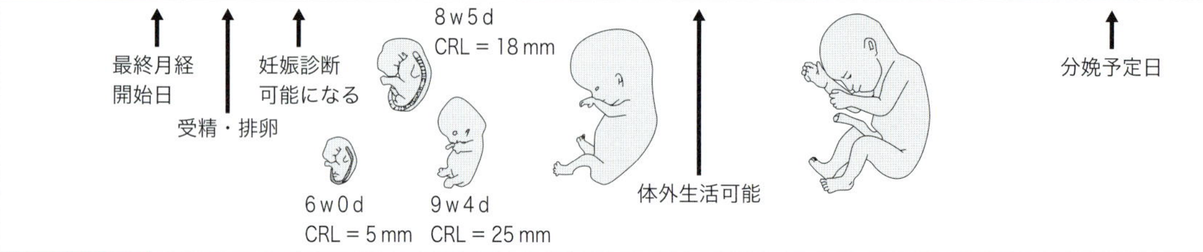

マイルストーン：最終月経開始日／受精・排卵／妊娠診断可能になる／6w0d CRL=5mm／8w5d CRL=18mm／9w4d CRL=25mm／体外生活可能／分娩予定日

薬剤の影響	all or noneの法則	催奇形性が問題	胎児毒性が問題
説明	薬剤の影響が残らない時期	妊娠2か月が最も問題になる。3, 4か月では性分化への影響などがある。上記矢印は矢の方向に行くほど問題が起こりやすい	胎児の臓器障害，羊水量の減少，陣痛の抑制や促進，新生児期への薬剤の残留が問題になる。胎児への影響は，一般に分娩間近のほう（上記矢印の方向）が大きい

(参考文献[7], p3 より引用)

注1：三半期の定義は一定したものがない。示したのは一例。
注2：CRL = crown - rump length（頭殿長）

表 3-8 胎児毒性のあると考えられる主な薬剤

分類または一般名	報告されている影響
非ステロイド性抗炎症薬（NSAIDs）	第3三半期曝露で胎児動脈早期閉鎖 妊娠後期曝露により，動脈管収縮，胎児循環遺残，羊水過少
アンジオテンシン変換酵素阻害薬（ACE 阻害薬），アンジオテンシンⅡ受容体拮抗薬（ARB）	妊娠中期・後期曝露による胎児腎障害・無尿・羊水過少，羊水過少による肺低形成・四肢拘縮・頭蓋変形
アルキル化薬（ブスルファン，シクロホスファミド）	胎児発育不全
アミノグリコシド系抗菌薬	非可逆的第Ⅷ脳神経障害
テトラサイクリン系抗菌薬	妊娠中期・後期曝露により，歯牙着色・エナメル質形成不全
ヨード	過剰摂取により，可逆的な甲状腺機能低下
抗凝固薬（ワルファリン）	頭蓋内出血
アルコール	胎児性アルコールスペクトラム障害
喫煙	胎児発育不全

(参考文献[8], p15 より引用)

鉄則 ⑤ 妊娠中の患者には，妊娠週数を考慮し，疫学調査の報告など客観的なデータを参考にしながら薬剤を選択する。

プラクティス 6 　授乳婦の薬物療法

29歳，女性。出産後に尿路感染症になり抗菌薬を服用することになった。主治医より抗菌薬服用中の授乳可否について質問があった。

Q10 授乳している患者での薬物投与で注意することは？

A10 多くの薬物は母乳中に移行すると考えられているが，移行率は薬物により異なる

- 母乳中に移行した場合でも多くの薬物で移行量は非常に少ないと考えられている。
- MP比などを考慮したうえで，乳児への移行を予測し薬物を選択する。
- 授乳中でも安全に使用可能と考えられている代表的な薬物を表3-9に示す。

表3-9　授乳中でも安全に使用可能と考えられている代表的な薬物

薬効分類	一般名
抗菌薬	バンコマイシン，ホスホマイシン，アジスロマイシン，オフロキサシン，リファンピシン，ベンジルペニシリン，アモキシシリン，エリスロマイシン，イソニアジド，アンピシリン，モキシフロキサシン，セフトリアキソン，セフタジジム，セフォタキシム，セファゾリン，セファクロル，クラリスロマイシン，クリンダマイシン，ピラジナミド，クロキサシリン，レボフロキサシン，シプロフロキサシン
解熱・鎮痛薬	ジクロフェナク，アセトアミノフェン，イブプロフェン，ナプロキセン，インドメタシン
消化器官用薬	シメチジン，ファモチジン，ラニチジン，ドンペリドン，ウルソデオキシコール酸，センナ，センノシド
抗ヒスタミン薬	ロラタジン，フェキソフェナジン，ジフェンヒドラミン
喘息治療薬	ブデソニド，テオフィリン
強心薬	ジゴキシン
抗不整脈薬	ベラパミル，フレカイニド，メキシレチン
抗血栓薬	ワルファリン

（参考文献[9]より改変）

● 薬物の乳汁移行について

母体に服用された薬剤は，母体血液から母乳中へ移行する。

- 乳汁/血漿薬物濃度比（MP比：milk-to-plasma drug concentration ratio）

- MP比＝薬物乳汁中濃度／薬物血漿中濃度
- MP比が1を超えると乳汁中に濃縮されていると考える。
- MP比は参考文献11（p40）などで確認する。

> ・相対的乳児摂取量（RID：relative infant dose）

- RID（％）＝乳児摂取量（mg/kg/日）／母体摂取量（mg/kg/日）×100
- 通常，RID＝10％以下であれば，授乳時も影響が小さいと考えられる。

乳汁中濃度を左右する薬剤特性
- 疎水性の高い薬物は乳汁中の脂質へ分布しやすい，乳汁中濃度が高くなる。
- 乳汁は血漿に比べて酸性であるため，塩基性薬物のほうが酸性薬物に比べて乳汁移行率が高くなる。

鉄則 6　MP比などを考慮したうえで，授乳中でも投与可能な薬剤を選択する。

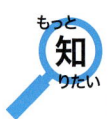

もっと知りたい　胎児危険度分類
- 1979年，アメリカ食品医薬品局（FDA）で医薬品の胎児に対するリスク分類が導入され，Category A，B，C，DおよびXで分類された。Category Aは「ヒト対照試験で，危険性が見出されていない」，Category Xは「妊娠中禁忌」を示す。しかし，2015年6月，これらアルファベット記載の胎児危険度分類を廃止し，適切な情報が提供できるようにするため，記述式の情報を表記するよう改訂された。同様の分類は1989年オーストラリアでも作成され，臨床で利用されている。

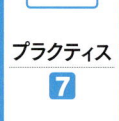

プラクティス 7　肥満患者における薬物療法
29歳，男性。170 cm，89 kg，BMI 30.8。2型糖尿病の悪化に伴い，皮膚感染症の加療目的で入院となった。

Q11 肥満患者の薬物療法の注意点は？

A11 体重増加に伴い，腎血流量の増加，分布容積の変化など，薬物動態に影響があること
- 脂溶性の高い薬物では分布容積が増加。
- 腎血流量増加による，腎排泄型薬物の全身クリアランスが増加。
- 肝臓における薬物代謝が変化（例：CYP3A4活性低下）。
- 肥満患者において，各薬物の投与量に関するエビデンスは乏しい。

- 不眠症治療薬スボレキサントの第Ⅰ相，第Ⅱ相臨床試験で，肥満患者における投与翌朝の血漿中濃度が標準体重患者よりも高かった報告がある。
- 糖尿病をもつ肥満患者には，血漿アルブミンの減少，遊離脂肪酸の増加などがみられる。タンパク結合率の高い薬物は腎クリアランスを増加させる可能性がある。
- 循環器疾患をもつ肥満患者には，消化管，腎臓，肝臓の血流量の低下，浮腫などによる体内分布の変化がある。心筋梗塞時には $α_1$-酸性糖タンパク質が増加する。

鉄則 ⑦ 肥満患者には薬物動態へ影響を与える生体内変化がある。必要ならTDMを行って薬物の投与量・投与間隔を提案する。

最終チェック

1 透析患者の薬物療法で注意する点は？
→透析により薬物が除去される可能性があり，投与するタイミングや投与量を確認する。

2 各種病態に罹患することで，薬物動態に影響は？
→病態ごとに薬物動態へ影響を与える因子が変化する場合があり，薬物動態への影響も考慮する。

3 高齢患者での処方提案時に注意すべきことは？
→多剤併用の可能性があるため，必ずお薬手帳などで常用薬を確認する。注意を要する薬剤では，適切な用法用量で処方提案する。

4 小児の薬物療法で注意すべきことは？
→投与量が年齢・体重により異なるため，年齢・体重を必ず確認する。また，剤形により服用困難な場合があるため，確実に服用できる剤形を選択する。

5 妊婦への薬剤投与は避けるべきか？
→すべての薬剤が投与不可ではなく，妊娠週数を確認し，薬剤ごとの臨床データを確認することで，投与可能な薬剤を選択する。

6 授乳婦の服薬で注意すべきことは？
→MP比を参考にするなど，乳汁中への移行を考慮し，授乳中でも服用継続できる薬剤を選択する。

7 肥満患者での薬物投与で注意すべきことは？
→肥満患者では分布容積が増大し，特に脂溶性の高い薬物では注意が要する。また，腎血流量も大きくなるため，腎排泄型の薬物ではクリアランスが増大することも考慮する。

参考文献

1) 加藤隆一：臨床薬物動態学，改訂第4版．南江堂，2011
2) 大橋京一，他 編：疾患からみた臨床薬理学，改訂2版．じほう，2011
3) 平田純生，他 編著：透析患者への投薬ガイドブック，改訂2版．じほう，2009
4) 日本腎臓学会 編：エビデンスに基づくCKD診療ガイドライン2013．東京医学社，2013
5) TW Hale, et al: Medications & Mothers' Milk 2014. Hale Publishing, 2014
6) 大関武彦，他 編：今日の小児治療指針，第15版．医学書院，2012
7) 林昌洋，他 編：実践 妊娠と薬，第2版．じほう，2010
8) 伊藤真也，他 編：薬物治療コンサルテーション 妊娠と授乳，改訂2版．南山堂，2014
9) 国立研究開発法人国立成育医療研究センター・ママのためのお薬情報．http://www.ncchd.go.jp/kusuri/lactation/druglist.html
10) GG Briggs, et al: Drugs in Pregnancy and Lactation: A reference Guide to Fetal and Neonatal Risk, Tenth Edition. Lippincott Willams & Wilkins, 2014

〔柴谷直樹〕

4 感染症

4-1 抗菌薬の使い方

鉄則

1. 患者背景，感染臓器，原因微生物や重症度を考慮して抗菌薬を選択する。
2. 抗菌薬投与の際は事前にアレルギー歴を確認し，アレルギーの初期症状を説明する。バンコマイシン投与の際はアレルギー症状とともに red-neck 症候群に注意する。
3. 腎機能低下患者に対し，バンコマイシンの初期投与量は減量しない。定常状態に達するまでに時間がかかることを理解したうえで採血結果を適切に評価する。
4. 抗菌薬は培養結果に応じて de-escalation を行う。また個々の症例の背景を総合して適切な投与期間を設定する。

プラクティス 1

感染症診療の原則

入院中の 64 歳，男性。発熱し，悪寒を訴えている。中心静脈（CV）カテーテルを留置しており，カテーテル刺入部に圧痛がある。

Q1 抗菌薬選択のプロセスは？

A1 患者背景と身体観察をふまえ，感染臓器と原因微生物を考慮する。さらに重症度も加味して選択する

(1) 患者背景（年齢，体重，腎機能など）を理解し，身体観察（カテーテル刺入部の発赤・圧痛の確認など）をする。
(2) 感染臓器を考える。この症例では発熱の原因としてカテーテル関連血流感染症（CRBSI）が疑われる。

(3) 原因微生物を考える。CRBSI の起因菌として，一般的にグラム陽性球菌であるコアグラーゼ陰性ブドウ球菌（CNS：Coagulase-negative staphylococci）や黄色ブドウ球菌（*Staphylococcus aureus*），カンジダ属，グラム陰性桿菌が多い。

(4) さらに，患者の状態（重症度）を考慮して抗菌薬を選択する。この症例では入院中であることを考慮し，メチシリン耐性黄色ブドウ球菌（MRSA）をカバーしたバンコマイシンが選択された。

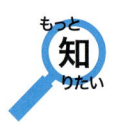

もっと知りたい

グラム陰性桿菌やカンジダ属をカバーする抗菌薬治療

- 米国感染症学会の「血管内カテーテル関連感染症の診断と治療に関する実践的臨床ガイドライン：米国感染症学会による 2009 年度改訂版」によれば，全身状態不良，敗血症，好中球減少，鼠径部にカテーテル留置例，グラム陰性桿菌感染症のフォーカスを認める場合においては，グラム陰性桿菌をカバーする経験的な抗菌薬治療をする。また中心静脈栄養療法，広域抗菌薬の長期間使用，血液悪性腫瘍，造血幹細胞移植または固形臓器移植後，鼠径部のカテーテル，複数部位でカンジダ属を保菌している場合などのリスクファクターを有する患者であれば，カンジダ血症を疑ってミカファンギンなどの抗真菌薬も使用して治療する。

Q2 抗菌薬の投与量を決定する際の注意点は？

A2 PK-PD 理論を考慮して十分量を投与する

- 近年の抗菌薬の投与量は，薬物動態学（PK：pharmacokinetics）と薬力学（PD：pharmacodynamics）を考慮して決定される（PK-PD 理論）。
- 抗菌薬の投与設計に PK-PD 理論を応用することで，有効性を高め，副作用を最小限にし，耐性菌出現の抑制，費用対効果に優れた治療が可能になる。
- わが国で特に古くから販売されている抗菌薬の添付文書上の投与量は米国の投与量に比べると少ない。
- 細菌の感受性試験の結果は，感受性（S：susceptible），中間（I：intermediate），耐性（R：resistant）で示される。それぞれのカテゴリーに分ける最少発育阻止濃度（MIC）をブレイクポイントという。わが国の多くの検査室では米国の CLSI（Clinical and Laboratory Standards Institute）の基準に基づいたブレイクポイントで判定している。この判定は海外の投与量に基づく感受性の結果であることを理解しておく。

鉄則 ① 患者背景，感染臓器，原因微生物や重症度を考慮して抗菌薬を選択する。

プラクティス 2

抗菌薬の投与時の注意点
プラクティス1の患者に対し，バンコマイシン注1回1gを1日2回投与することになった。

Q3 抗菌薬使用時に注意する副作用は？

A3 濃度に依存しない副作用ではアレルギー反応が多い

- 抗菌薬療法を受ける患者にはアレルギー初期症状の説明やアレルギー症状の有無を確認する必要がある。
- 薬物アレルギーの大部分はGell and Coombs分類の中でⅠ型アレルギー（即時型反応）とⅣ型アレルギー（遅発型反応）とされている（表4-1）。
- 特にペニシリン系抗菌薬に対するアレルギー歴のある患者は全入院患者の約5〜10％といわれている。しかし，実際にアレルギー反応が起こるのはそのうち約10％といわれており，その理由としては正確でない病歴，加齢に伴う免疫の減弱などがあげられる。
- ペニシリン系にアレルギーのある患者の5〜10％にセファロスポリン系に対する交差反応があるといわれている。
- 重症で致命的な全身に及ぶ即時型反応をアナフィラキシーといい，咽頭浮腫による窒息や循環不全による心停止に至ることがある。アナフィラキシーの初期症状（表4-2）を認めた場合，原因抗菌薬を即刻中止する。

表4-1　Ⅰ型アレルギーとⅣ型アレルギーの違い

Gell and Coombs 分類	発現までの時間	メカニズム	代表疾患
Ⅰ型（即時型反応）	1時間以内	事前の薬剤投与により産生されたIgE抗体が，再度投与された薬剤と抗原抗体反応を引き起こし，肥満細胞や好塩基球よりヒスタミンやさまざまなケミカルメディエーターが産生されるために起こる	アナフィラキシー，じん麻疹，気管支けいれん
Ⅳ型（遅発型反応）	72時間以上	抗原によって活性化されたT細胞がサイトカインを放出し，組織障害を起こすために発生する	アレルギー性接触性皮膚炎，重症剝離性皮膚炎（Stevens-Johnson症候群，中毒性表皮壊死症型薬疹），薬剤性肝炎

表 4-2　アナフィラキシーの初期症状

皮膚症状	全身性のじん麻疹，瘙痒感，紅斑，皮膚の発赤など
消化器症状	胃痛，吐き気，嘔吐，下痢など
眼症状	視覚異常，視野狭窄など
呼吸器症状	嗄声，鼻閉塞，くしゃみ，咽喉頭の瘙痒感，胸部の絞やく感，犬吠様咳嗽，呼吸困難，喘鳴，チアノーゼなど
循環器症状	頻脈，不整脈，血圧低下など
神経関連症状	不安，恐怖感，意識の混濁など

Q4　バンコマイシンを投与する際の注意点は？

A4　red-neck 症候群（red-man 症候群）

- red-neck 症候群は顔面紅潮，紅斑，瘙痒感が特徴で，一般的には上半身に起こる。胸痛や背部痛，低血圧も起こりうる。薬物投与で生じた肥満細胞活性化による速度依存性の反応であり，いわゆる「アレルギー反応」ではない。
- red-neck 症候群を防ぐため，「抗菌薬 TDM ガイドライン」ではバンコマイシン 1 g を 1 時間以上かけて投与すべきとされている。

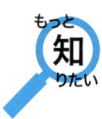

もっと知りたい　抗菌薬（注射薬）の点滴時間（表 4-3）

表 4-3　添付文書に点滴時間に関する注意点が記載されている抗菌薬（注射薬）

エリスロマイシン注	急速な静注によって心室頻拍（Torsades de pointes を含む）が発現したとの報告があるので，患者の状態に十分注意しながら，必ず 1 回 2 時間以上かけて点滴静注する
クリンダマイシン注	心停止をきたすおそれがあるため，30 分～1 時間かけて点滴静注する
スルファメトキサゾール・トリメトプリム注	原液の浸透圧比が 30 と高いため，投与前に希釈が必要。溶解後は結晶析出が認められるため，なるべくすみやかに使用する。なお，本剤 1 アンプルあたり日局 5％ブドウ糖注射液 75 mL に混合した場合は 2 時間以内，日局 5％ブドウ糖注射液 125 mL に混合した場合は 6 時間以内に使用を終了すること

- その他，急速に投与した際の血管痛や静脈炎に注意すべき抗菌薬もあるので，添付文書を参照し投与時間に注意する。

鉄則 ❷　抗菌薬投与の際は事前にアレルギー歴を確認し，アレルギーの初期症状を説明する。バンコマイシン投与の際はアレルギー症状とともに red-neck 症候群に注意する。

プラクティス 3　抗菌薬の TDM

54歳，男性。慢性腎不全患者（Ccr＝30 mL/分）。
左下腿蜂窩織炎から敗血症を起こしており，血液培養からグラム陽性菌が検出された。バンコマイシン注の投与にあたり，TDM のタイミングと投与量について医師から相談があった。

Q5　TDM（therapeutic drug monitoring）とは？

A5　狭義には患者に投与された薬物の血中濃度を測定し，望ましい有効血中濃度域に収まるように用法用量を調節すること。広義には効果や副作用に関するさまざまな因子を継続的に監視しながら，患者ごとに個別化した薬物投与を行うこと

- 本項では TDM を狭義の意味で用いる。わが国では，抗菌薬の中ではグリコペプチド系抗菌薬やアミノグリコシド系抗菌薬，ボリコナゾールに対して血中濃度を測定し，その結果をもとに投与量を精密に管理した場合，血中濃度と治療計画の要点を診療録に記載することで，月1回に限り「特定薬剤治療管理料」を算定できる。

Q6　バンコマイシンの TDM を行うタイミングは？

A6　腎機能正常患者に1日2回投与する場合は，4〜5回投与（3日目）直前

- 血中濃度は原則として，定常状態で採血する。
- 腎機能正常患者に1日2回投与する場合，定常状態に達していると考えられる4〜5回投与（3日目）直前に TDM を行う。本症例のように腎機能が低下している場合には投与3日目に採血を行うが，定常状態に達していないので，そのことを理解したうえで採血結果を評価する。
- トラフ値（定常状態における薬物投与の直前の濃度）の採血は投与前30分以内に実施する。ピーク値（組織への分布が完了し血液−組織間濃度が平衡状態となった時点の濃度）を測定する場合には，組織分布が完了した時点における血中濃度とし，点滴終了後1〜2時間で採血を行う。
- 初回 TDM 後は週1回の TDM 実施を推奨する。ただし，TDM に基づき投与計画を変更した場合，血行動態が不安定な患者，高用量の投与を行っている患者，腎機能低下や不安定な患者，腎機能が低下する危険因子を有する患者ではより頻回に測定する。

Q7 バンコマイシンの初期投与量での注意点は？

A7 腎機能低下患者に対しても初期投与量は減量することなく通常と同様に行う

- 定常状態への到達時間が遅延する薬剤を用いる場合や，感染症が重篤で早期に血中濃度を上昇させる必要がある場合は，loading-dose（負荷投与）を行うが，バンコマイシンも重症感染症では早期に目標とする血中濃度に到達させるために loading-dose を実施する。
- 同じ抗 MRSA 薬のテイコプラニンは，その半減期が長く定常状態への到達が遅れるため，loading-dose が必須である。アゾール系抗真菌薬のホスフルコナゾールも半減期が長く，loading-dose を実施する。

Q8 バンコマイシンの TDM の目標値は？

A8 従来わが国ではトラフ値 5〜10 μg/mL が推奨されてきたが，治療失敗や低感受性化を回避するために，トラフ値を 10 μg/mL 以上に維持することを目指す

- 「抗菌薬 TDM ガイドライン」では，①バンコマイシンの目標トラフ値は 10〜20 μg/mL に設定する，②トラフ値 20 μg/mL 以上は腎毒性の発現が高率となり推奨しない，とされる。
- 菌血症，心内膜炎，骨髄炎，髄膜炎，肺炎（院内肺炎，医療・介護関連肺炎），重症皮膚軟部組織感染において，良好な臨床効果を得るためのトラフ値は 15〜20 μg/mL を推奨する。その他の TDM 対象抗菌薬の採血のタイミングと目標血中濃度を**表 4-4** に示す。

鉄則 ❸ 腎機能低下患者に対し，バンコマイシンの初期投与量は減量しない。定常状態に達するまでに時間がかかることを理解したうえで採血結果を適切に評価する。

表 4-4　TDM 対象抗菌薬の採血のタイミングと目標血中濃度

	バンコマイシン	テイコプラニン	アルベカシン	ゲンタマイシン, トブラマイシン 1日複数回	ゲンタマイシン, トブラマイシン 1日1回	アミカシン 1日複数回	アミカシン 1日1回	ボリコナゾール
採血のタイミング	投与3～4日目	投与3～5日目（loading-doseは必ず行う）	投与3日目	投与3日目	投与3日目	投与3日目	投与3日目	投与5～7日目
採血ポイント	トラフ値（必要に応じてピーク値）	トラフ値	トラフ値とピーク値	トラフ値とピーク値	トラフ値とピーク値	トラフ値とピーク値	トラフ値とピーク値	トラフ値
トラフ値のタイミング	投与直前	投与直前	投与直前	投与直前	投与直前	投与直前	投与直前	投与直前
ピーク値のタイミング	投与終了後1～2時間		投与開始後1時間	投与開始後1時間	投与開始後1時間	投与開始後1時間	投与開始後1時間	
目標血中濃度	（トラフ値）10～20 μg/mL	10～30 μg/mL 以上	（トラフ値）2 μg/mL 未満（ピーク値）9～20 μg/mL	（トラフ値）1～2 μg/mL（ピーク値）4～10 μg/mL	（トラフ値）1 μg/mL 未満（ピーク値）16～24 μg/mL	（トラフ値）5～10 μg/mL 未満（ピーク値）15～30 μg/mL	（トラフ値）1 μg/mL 未満（ピーク値）56～64 μg/mL	1～2 μg/mL 以上

もっと知りたい　ブドウ球菌菌血症に対する β-ラクタム系抗菌薬とバンコマイシンの併用療法

- バンコマイシンはブドウ球菌に対し効果が認められている薬剤だが，メチシリン感受性黄色ブドウ球菌（MSSA）による菌血症に対し，バンコマイシン単剤で治療するとβ-ラクタム系抗菌薬で治療するより予後が悪化することが報告されている。重篤な菌血症の場合など，場合によっては感受性の結果が判明するまで初期にバンコマイシンとβ-ラクタム系抗菌薬が併用されることがある。

プラクティス 4　抗菌薬の de-escalation と投与期間の設定

48歳，男性。基礎疾患のない患者。発熱，咳嗽を訴え救急外来を受診した。市中肺炎として入院加療することになり，セフトリアキソンが開始となっている。入院3日後喀痰培養結果より，肺炎球菌（S. pneumoniae）が検出された。

Q9 培養結果をどのように評価するのか？

A9 抗菌薬の de-escalation を行う

- はじめにスペクトルの広い抗菌薬を投与し，抗菌薬投与後に，検体の培養結果から原因菌が判明したら，感受性を考慮したうえで最も適した狭域スペクトルの抗

菌薬に変更することを de-escalation という。
- 本症例では，原因不明の細菌性肺炎としてセフトリアキソンを投与していたが，喀痰より耐性菌ではない肺炎球菌が検出されたことから，自施設の感受性結果を踏まえたうえで，より適したペニシリン系のペニシリン G（PCG）やアンピシリン（ABPC）などに変更すべきである。

Q10 抗菌薬の投与期間をどのように設定するのか？

A10 感染臓器，疾患，起炎菌，抗菌薬の特徴，個々の症例の背景を総合して設定
- 一般的に抗菌薬を投与してから 2〜3 日は経過観察し，3〜4 日目に効果判定を行うことが多い。効果判定は疾患特異的なパラメータを用い，患者の全身状態の改善と合わせて判断する。
- 投与期間は感染臓器，疾患，起炎菌，抗菌薬の特徴，個々の症例の背景を総合して設定する。
- 本症例は市中肺炎であり，7 日間の抗菌薬投与を行う必要がある。

鉄則 ④ 抗菌薬は培養結果に応じて de-escalation を行う。また個々の症例の背景を総合して適切な投与期間を設定する。

最終チェック

1 抗菌薬の選択と投与設計で必要なことは？
→ 感染症診療の流れと PK-PD 理論を理解しよう。

2 抗菌薬を投与する際の注意点は？
→ 患者のアレルギー歴を事前に確認し，アレルギー症状に注意しよう。

3 抗菌薬を効果的かつ安全に使用するために必要なことは？
→ 抗菌薬の TDM を理解し実践しよう。

4 抗菌薬の耐性菌の誘導を防ぐために必要なことは？
→ 抗菌薬は適切な時期に効果判定を行い，培養結果に応じて de-escalation を行う。

参考文献
1) MRSA 感染症の治療ガイドライン作成委員会 編：MRSA 感染症の治療ガイドライン―改訂版― 2014
   http://www.kansensho.or.jp/guidelines/pdf/guideline_mrsa_2014.pdf

2) 日本化学療法学会抗菌薬 TDM ガイドライン作成委員会, 他 編：抗菌薬 TDM ガイドライン. 日本化学療法学会, 2012
3) 日本化学療法学会抗菌化学療法認定薬剤師認定委員会：抗菌化学療法認定薬剤師テキスト―薬剤師が知っておきたい感染症と抗菌化学療法―. 日本化学療法学会, 2010
4) Gilbert DN, 他 編：サンフォード感染症治療ガイド 2014（第 44 版）. ライフ・サイエンス出版, 2014
5) 藤本卓司：感染症レジデントマニュアル, 第 2 版. pp8-29, 医学書院, 2013
6) 松山賢治, 他 監：有効・適正使用 これだけは必須！ 第 2 版抗菌薬・消毒薬 Q & A. pp64-65, じほう, 2010
7) 大曲貴夫, 他 監：抗菌薬虎の巻. pp2-3, 112-114, 南山堂, 2010
8) 岩田健太郎 他：抗菌薬の考え方、使い方 Ver.3. 中外医学社, 2012
9) McConeghy KW, et al：The empirical combination of vancomycin and a β-lactam for Staphylococcal bacteremia. Clin Infect Dis 57：1760-1765, 2013

（庄司知世）

4 感染症

4-2 インフルエンザ

> **鉄則**
> 1. インフルエンザワクチン接種を考慮するのは，重症化リスクの高い患者，その家族，医療従事者など。インフルエンザウイルス感染症の予防の基本はワクチン。
> 2. 抗インフルエンザ薬は発症後48時間以内の使用が原則。年齢，基礎疾患，重症度，アドヒアランス，副作用を考慮し，最適な抗インフルエンザ薬が選択されていることを確認する。
> 3. 小児に解熱薬が必要ならアセトアミノフェンを使用する。処方箋に記載されていない解熱薬にも気を配る。
> 4. ワクチン療法が不可能な場合には，適切な抗インフルエンザ薬による予防投与でハイリスク患者をインフルエンザ発症から守る。

プラクティス 1

インフルエンザワクチン
62歳，男性。血液透析施行中。ワクチン接種目的で来院。

Q1 インフルエンザワクチンの接種対象者は？

A1 定期接種（B類疾病🔍）に加え任意接種でも接種が望まれる者がいる
・定期接種（B類疾病）の対象者は以下である。
　1）65歳以上の高齢者
　2）60～64歳で，心臓，腎臓または呼吸器の機能に障害があり，身の回りの生活が極度に制限される者，ヒト免疫不全ウイルスによる免疫機能に障害があり，日常生活がほとんど不可能な者（身体障害者手帳1級相当）

- 以下の者は任意接種となるが，接種が強く望まれる。
  1) 気管支喘息などの呼吸器疾患，慢性心不全，先天性心疾患などの循環器疾患，糖尿病，腎不全，免疫不全症などの基礎疾患を有する者
  2) 上記の同居家族や介護者
  3) 妊婦
  4) 医療従事者や高齢者施設職員
- この症例では，血液透析中であることから，ワクチン接種が望ましいと考えられる。
- 長期のアスピリン療法を実施している小児もワクチン接種が望ましい。
- 予防接種の健康被害救済制度の申請先は市町村（医薬品の場合と異なる）。

Q2 インフルエンザワクチンの効果は？

A2 感染や発症を完全に防ぐことはできないが，重症化を軽減できる

- 高齢者に対するワクチン接種により，死亡回避，発症予防を指標とした有効率はそれぞれ80％，34〜55％との報告がある。

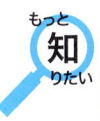

もっと知りたい

B類疾病
- 予防接種法における接種目的による疾病分類の1つ。個人の発病，重症化防止とそのまん延を防止する目的としてインフルエンザが指定されている（努力義務，接種勧奨なし）。ちなみに，A類は疾病の発生およびまん延，重篤な疾患の予防を目的として，ジフテリア，百日咳，急性灰白髄炎（ポリオ），麻疹，風疹，日本脳炎，破傷風，結核，HiB感染症，小児の肺炎球菌感染症，ヒトパピローマウイルス感染症が指定されている（本人の努力義務，接種勧奨あり）。

鉄則 ❶ インフルエンザワクチン接種を考慮するのは，重症化リスクの高い患者，その家族，医療従事者など。インフルエンザウイルス感染症の予防の基本はワクチン。

プラクティス 2

抗インフルエンザ薬の選択

35歳，男性。気管支喘息の既往歴あり。上気道炎症状，高熱で救急外来受診。受診時，意識清明，SpO₂ 97％，血圧（BP）120/85，迅速検査でインフルエンザA型陽性。軽症インフルエンザの診断で，オセルタミビルが処方され帰宅。

Q3 オセルタミビルの作用機序，効果，服用開始時期は？

A3 インフルエンザウイルスの増殖は一般に症状発現後48時間以内にピークに達する。オセルタミビルは感染細胞からインフルエンザウイルスの遊離を阻害することで増殖を抑制する。可能な限りすみやかに服用を開始することで，罹病期間が約1日短縮する。また成人では下気道合併症の発生リスクや入院率が低下するとの報告もある

Q4 現在使用できる抗インフルエンザ薬とその注意は？

A4 わが国の日常診療では，アマンタジン，オセルタミビル，ザナミビル，ラニナミビル，ペラミビルの5種の抗インフルエンザ薬が使用できる（表4-5）

表4-5 抗インフルエンザ薬の概要

		内服薬	内服薬	吸入薬	吸入薬	注射薬
一般名		アマンタジン	オセルタミビル	ザナミビル	ラニナミビル	ペラミビル
適応（ウイルス型）	A型	○	○	○	○	○
	B型	×	○	○	○	○
作用機序		M_2チャネル阻害	ノイラミニダーゼ阻害	ノイラミニダーゼ阻害	ノイラミニダーゼ阻害	ノイラミニダーゼ阻害
用法・用量	治療目的	成人： 1日100mg 1〜2回に分割投与	成人： 1回75mg 小児（ドライシロップ）： 1回2mg/kg 1日2回 5日間	成人・小児： 1回10mg 1日2回 5日間	成人・10歳以上の小児： 1回40mg 単回 10歳未満の小児： 1回20mg 単回	成人： 1回300mg 小児： 1回10mg/kg 15分以上かけて点滴静注 単回 （1回600mgまで増量可。連日投与可）
用法・用量	予防目的	成人： 1日100mgを 1〜2回に分割投与	成人： 1回75mg 1日1回 7〜10日間 小児： 1回2mg/kg （75mgまで） 1日1回 10日間	成人・小児： 1回10mg 1日1回 10日間	成人： 1回20mg 1日1回 2日間 小児（10歳以上）： 1回20mg 1日1回 2日間 小児（10歳未満）： 適応なし	適応なし
特徴		・耐性ウイルスが増加 ・重篤な腎障害・妊婦・授乳婦には禁忌			・耐性ウイルスの報告が少ない ・牛乳アレルギーの患者に注意（乳糖を含有）	内服，吸入不可能な場合にも確実な投与が可能

- 表 4-6 に抗インフルエンザ薬の使用指針（成人）をまとめた。

表 4-6　抗インフルエンザ薬の使用指針（成人）

	入院管理が必要			外来治療相当
	重症で生命の危険がある	生命に危険は迫っていないが入院管理が必要と判断され肺炎を合併	生命に危険は迫っていないが入院管理が必要と判断され肺炎を合併していない	
オセルタミビル（タミフル®）	○	○	○	○
ザナミビル（リレンザ®）			○	○
ラニナミビル（イナビル®）			○	○
ペラミビル（ラピアクタ®）	○	○	○	○

（参考文献[2]を基に筆者作成）

- ノイラミニダーゼ阻害薬は4種類である。治療と予防で使用できる薬剤や用法・用量が異なる。内服，注射薬では，腎機能に応じた用量に調整する必要がある。
- 2014年3月に新しい作用機序のファビピラビルが承認された。新型・再興型インフルエンザウイルス感染症で，他剤で無効または効果不十分の場合にのみ使用可能。催奇形性に注意が必要。
- 外来では，経口や吸入が困難な場合や静注が適当であると医師が判断した場合にペラミビルの使用も可能である。ただし，他の患者などへのインフルエンザ感染拡散防止策が必要となる。

Q5 抗インフルエンザ薬の使い分けは？

A5 重症度，内服や吸入の可否，合併症の有無などを考慮して選択する

Q6 本症例における抗インフルエンザ薬選択の注意点は？

A6 既往歴に気管支喘息やCOPDなどのある患者にザナミビルまたはラニナミビルを投与する場合には気管支攣縮に注意する

- 患者にも気管支攣縮に注意するよう説明し，必要に応じて短時間作用発現型気管支拡張薬を処方しておく。基礎疾患に応じた薬剤選択も重要である。
- ただし，すべてのA型またはB型インフルエンザウイルス感染症の治療に，抗ウイルス薬の投与が必須ではない。

・現在，耐性ウイルスの増加により，アマンタジンが選択されることは少ない。

> **鉄則 ❷** 抗インフルエンザ薬は発症後 48 時間以内の使用が原則。年齢，基礎疾患，重症度，アドヒアランス，副作用を考慮し，最適な抗インフルエンザ薬が選択されていることを確認する。

プラクティス 3

小児のインフルエンザ
11 歳，男児。ラニナミビル吸入粉末剤 40 mg が処方された。薬，食物のアレルギー，既往歴はなし。

Q7 抗インフルエンザ薬を小児に使用する際の注意点は？

A7 **因果関係は不明だが，すべての抗インフルエンザ薬使用時に，幻覚，認知機能障害，感情不安や突然走り出すなどの異常行動の発現が報告されている**

・特に，オセルタミビルでは 10 歳以上の未成年者が服用後の異常行動によって転落するなどの事故例が報告されている。そのため 10 代の患者（ハイリスク患者を除く）には，原則として使用を控える。

Q8 吸入薬の使用可能な年齢は？

A8 **吸入手技が効果に大きく影響する可能性があるため，5 歳以上で適切に吸入ができると判断された場合使用できる（表 4-7，図 4-1）**

Q9 解熱剤の使用に関する注意点は？

A9 **アセトアミノフェン以外の解熱剤に注意する**

・米国では，アスピリンとライ症候群の関係が指摘されている。また，NSAIDs のうち，ジクロフェナク，メフェナム酸はインフルエンザ脳症の悪化因子とされており，いずれもインフルエンザの小児に対し原則として使用しない。解熱薬が必要な場合にはアセトアミノフェンを使用する。

表 4-7 新生児〜小児に対する吸入薬（ザナミビル，ラニナミビル）の適用

新生児期から乳児期早期（生後〜6 か月）	推奨されない
乳児期後期（7〜11 か月）	
幼児（1〜4 歳）	吸入困難と考える
小児（5〜9 歳）	吸入ができると判断された場合に限る
10 歳以上	推奨
呼吸器症状が強い・呼吸器疾患のある場合	要注意

（参考文献[3]より改変）

図 4-1 吸入確認用デバイス

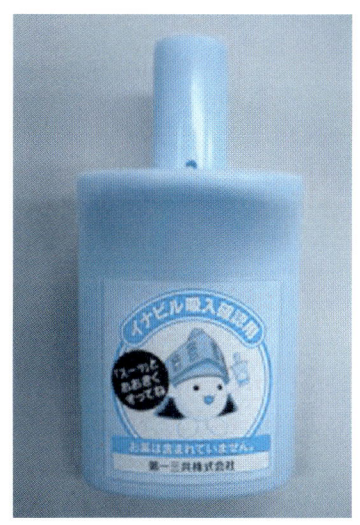

吸入して音が鳴れば吸入可能と判断

もっと知りたい ライ症候群

・水痘，インフルエンザなどのウイルス性疾患が先行したのち，急性脳浮腫と肝臓の脂肪沈着，肝逸脱酵素の急激な上昇，高アンモニア血症，低血糖などの症状が短期間に発現し，高率に死亡する病態。

・異常行動はインフルエンザの罹患自体に起因している可能性もある。抗インフルエンザ薬の処方の有無にかかわらず，発症後の異常行動に対する厳重な観察が必要。
・小児はデバイスを吸入せずに吹くこともある。丁寧に説明し，可能であれば吸入を練習する。

鉄則 ❸ 小児に解熱薬が必要ならアセトアミノフェンを使用する。処方箋に記載されていない解熱薬にも気を配る。

プラクティス 4 妊産婦への対応

28 歳，女性。妊婦。卵アレルギーのため，インフルエンザワクチン未接種。H1N1 の流行期に家族がインフルエンザ A 型に罹患。濃厚接触のため抗インフルエンザ薬による予防について医師と相談するために受診。ザナミビル吸入 1 回 10 mg　1 日 1 回　10 日分が処方された。

Q10 妊婦に対する抗インフルエンザ薬の使用は？

A10 有益性が危険性を上回る
- 現時点では，H1N1インフルエンザに感染した妊婦に対して，オセルタミビル，ザナミビルの使用が制限されるような副作用は認められていない。そのため，これらの薬剤の投与に関しては有益性が危険性を上回ると結論されている。

Q11 予防効果はどのくらい続くか？

A11 連続して服用している期間のみ予防効果がある
- ただし，予防投薬がインフルエンザウイルス感染症の予防の基本であるワクチン療法に代わるものでないことを理解しておく。
- 継続服用の重要性や副作用を十分に説明し，安易な服薬中断による予防効果の低下を防ぐ。

> **鉄則 ④** ワクチン療法が不可能な場合には，適切な抗インフルエンザ薬による予防投与でハイリスク患者をインフルエンザ発症から守る。

最終チェック

1 インフルエンザウイルス感染症の予防は？
➡ ワクチン療法が基本。インフルエンザの発症，重症化を防ぐ必要のある者は任意接種を考慮。

2 抗インフルエンザ薬の服用開始時期は？
➡ インフルエンザウイルスの増殖がピークに達する48時間以内に服用を開始することで罹病期間の短縮や重症化を防止する。

3 抗インフルエンザ薬の各剤形の特徴と使い分けは？
➡ 年齢，基礎疾患，重症度，アドヒアランス，副作用を考慮して選択する。

4 小児に対する解熱剤は？
➡ アセトアミノフェン。解熱薬の処方がないときでも，手持ちの解熱薬の確認が必要。

5 ワクチンによる予防ができない場合は？
➡ インフルエンザウイルス感染症の予防が必要なハイリスクの者には，抗インフルエンザ薬による予防を考慮する。

参考文献

1) 日本臨床内科医会インフルエンザ研究班 編:インフルエンザ診療マニュアル 2013-2014 シーズン版(第8版).日本臨床内科医会,2013
2) 日本感染症学会:日本感染症学会提言「抗インフルエンザ薬の使用適応について(改訂版)」.
   http://www.kansensho.or.jp/influenza/110301soiv_teigen.html
3) 日本小児科学会インフルエンザ対策ワーキンググループ:2013/2014 シーズンのインフルエンザ治療指針.
   https://www.jpeds.or.jp/uploads/files/2013_2014_influenza_all.pdf
4) Fiore AE, et al:Antiviral agents for the treatment and chemoprophylaxis of influenza recommendations of the Advisory Committee on Immunization Practices (ACIP). MMWR Recomm Rep 60:1-24, 2011
5) 抗インフルエンザウイルス薬投与妊婦の出産と小児に対する特定使用成績調査 評価委員:抗インフルエンザウイルス薬投与妊婦の出産と小児に対する特定使用成績調査 第2回目報告 2011.2.
   http://chugai-pharm.jp/di/pro/tam1007/pdf/tam_preg1102.pdf
6) 平成9-11年度厚生科学研究報告書(主任研究者:神谷 齊)「インフルエンザワクチンの効果に関する研究」

〔中浴伸二〕

5-1 喘息・慢性閉塞性肺疾患（COPD）

鉄則

1. 喘息急性発作の際は緊急治療を行うが，その後は発作予防・喘息死ゼロを目標とした薬物療法に移行する。喘息のコントロール状況に基づいた治療ステップを理解する。
2. 基本的な薬物療法を熟知したうえで製剤の特徴を把握し，患者が無理なく長期管理を継続できるような吸入指導やデバイス選択などを支援する。
3. 妊婦・授乳婦へのリスクとベネフィットを理解して，患者が安心して治療に臨めるように説明する。
4. COPD 急性増悪における治療の基本は ABC アプローチ。患者の既往や生活に適した COPD 治療薬が選択されているかを検討し，良好なアドヒアランス確立に努める。

プラクティス 1

喘息の発作治療ステップ

20 歳，女性。既往なし。喫煙：10 本/日。呼吸困難を主訴に救急外来を受診。風邪を契機とした喘息大発作と診断され，加療および吸入療法の教育目的で入院。

Q1 喘息急性発作時の薬物療法の選択は？

A1 発作強度は主に呼吸困難の程度で判定され，発作に対する治療内容は，以下の発作治療ステップ 1〜4 の 4 段階に分類される（表 5-1，5-2）

- この症例のように大発作の場合は発作治療ステップ 2 を初期治療とし，発作治療ステップ 3 を継続治療として対処する（治療目標が 1 時間以内に達成されなければステップアップを考慮）。

表 5-1 喘息発作の強度と目安となる発作治療ステップ

発作強度	呼吸困難	動作	PEF*	発作治療ステップ
喘鳴/息苦しい	急ぐと苦しい，動くと苦しい	ほぼ普通	80％以上	1
軽度（小発作）	苦しいが横になれる	やや困難		
中等度（中発作）	苦しくて横になれない	かなり困難，かろうじて歩ける	60〜80％	2
高度（大発作）	苦しくて動けない	歩行不能，会話困難	60％未満	3
重篤	呼吸減弱，チアノーゼ，呼吸停止	会話不能，体動不能，錯乱，意識障害，失禁	測定不能	4

PEF（peak expiratory flow）：最大呼気速度。
＊：気管支拡張薬投与後の測定値を参考とする。

（参考文献[1]，p154 より改変）

表 5-2 喘息の発作治療ステップ

発作治療ステップ	治　療
1	・短時間作用性 β_2 刺激薬吸入　・ブデソニド/ホルモテロール吸入薬追加吸入
2	・短時間作用性 β_2 刺激薬ネブライザー吸入反復　・アミノフィリン点滴静注　・酸素吸入（SpO₂ 95％前後を目標）　・ステロイド薬全身投与＊　・抗コリン薬吸入　・0.1％アドレナリン皮下注
3	・短時間作用性 β_2 刺激薬ネブライザー吸入反復　・ステロイド薬全身投与の反復＊　・酸素吸入（SpO₂ 95％前後を目標）　・アミノフィリン点滴静注（持続）　・抗コリン薬吸入　・0.1％アドレナリン皮下注
4	・上記治療継続 ・症状，呼吸機能悪化で挿管 ・人工呼吸，気管支洗浄，全身麻酔を考慮

＊：ステロイド薬点滴静注：ヒドロコルチゾン 200〜500 mg，メチルプレドニゾロン 40〜125 mg，デキサメタゾン，あるいはベタメタゾン 4〜8 mg を点滴静注。以後ヒドロコルチゾン 100〜200 mg またはベタメタゾン 4〜8 mg を必要に応じて 6 時間ごとに点滴静注，またはプレドニゾロン 0.5mg/kg/日，経口。ただし，アスピリン喘息の場合，あるいはアスピリン喘息が疑われる場合は，コハク酸エステル型であるメチルプレドニゾロン，水溶性プレドニゾロンの使用を回避する。

（参考文献[1]，p155 より改変）

Q2 喘息の長期管理における薬物療法の選択は？

A2 喘息の重症度は表 5-3 の 4 つの治療ステップに分類される。いずれの治療ステップにおいても吸入ステロイド薬（ICS：inhaled corticosteroid）が第 1 選択薬として位置づけられる

- 喘息治療の目標は，症状や増悪がなく，呼吸機能を正常なレベルに維持することである。喘息治療薬は，長期管理薬のコントローラー（継続的に使用して長期間

にわたり良好なコントロールを目指す）と発作治療薬のリリーバー（喘息発作治療のために短期的に使用して長期管理に導く）の2種類に大別される（**表5-4**）。これらの役割を理解して治療に関わる。

表 5-3 未治療状態の症状と目安になる治療ステップ

	治療ステップ1	治療ステップ2	治療ステップ3	治療ステップ4
対象となる症状	（軽症間欠型相当） ・症状が週1回未満 ・症状は軽度で短い ・夜間症状は月に2回未満	（軽症持続型相当） ・症状が週1回以上，しかし毎日ではない ・月1回以上日常生活や睡眠が妨げられる ・夜間症状は月に2回以上	（中等症持続型相当） ・症状が毎日ある ・短時間作用性吸入 β_2 刺激薬がほぼ毎日必要 ・週1回以上日常生活や睡眠が妨げられる ・夜間症状が週1回以上	（重症持続型相当） ・治療下でもしばしば増悪 ・症状が毎日ある ・日常生活が制限される ・夜間症状がしばしば

（参考文献[1]，p141 より引用）

表 5-4 長期管理における喘息治療ステップ

		治療ステップ1	治療ステップ2	治療ステップ3	治療ステップ4
長期管理薬	基本治療	吸入ステロイド薬 （低用量）	吸入ステロイド薬 （低～中用量）	吸入ステロイド薬 （中～高用量）	吸入ステロイド薬 （高用量）
		上記が使用できない場合以下のいずれかを用いる LTRA テオフィリン徐放製剤 ※症状がまれなら必要なし	上記で不十分な場合に以下のいずれか1剤を併用 LABA （配合剤使用可[5]） LTRA テオフィリン徐放製剤	上記に下記のいずれか1剤，あるいは複数を併用 LABA （配合剤の使用可[5]） LTRA テオフィリン徐放製剤 LAMA[6]	上記に下記の複数を併用 LABA （配合剤の使用可） LTRA テオフィリン徐放製剤 LAMA[6] 抗 IgE 抗体[2,7] 経口ステロイド薬[3,7]
	追加治療	\multicolumn{4}{c}{LTRA 以外の抗アレルギー薬[1]}				
	発作治療	吸入 SABA	吸入 SABA[5]	吸入 SABA[5]	吸入 SABA

ICS：吸入ステロイド薬，LTRA：ロイコトリエン受容体拮抗薬，LABA：長時間作用性 β_2 刺激薬，LAMA：長時間作用性抗コリン薬，SABA：短時間作用性 β_2 刺激薬

[1]：抗アレルギー薬は，メディエーター遊離抑制薬，ヒスタミン H_1 拮抗薬，トロンボキサン A_2 阻害薬，Th2 サイトカイン阻害薬を指す。
[2]：通年性吸入アレルゲンに対して陽性かつ血清総 IgE が 30～1,500 IU/mL の場合に適用となる。
[3]：経口ステロイド薬は短期間の間欠的投与を原則とする。短期間の間欠投与でもコントロールが得られない場合は，必要最小量を維持量とする。
[4]：軽度の発作までの対応を示し，それ以上の発作についてはガイドラインの「急性増悪（発作）への対応（成人）」の項を参照。
[5]：ブデソニド/ホルモテロール配合剤で長期管理を行っている場合には，同剤を発作治療にも用いることができる。長期管理と発作治療を合せて1日8吸入までとするが，一時的に1日合計12吸入まで増量可能である。ただし，1日8吸入を超える場合はすみやかに医療機関を受診するよう患者に説明する。
[6]：チオトロピウム臭化物水和物のソフトミスト製剤。
[7]：LABA，LTRA などを ICS に加えてもコントロール不良の場合に用いる。

（参考文献[1]，p140 より一部改変して引用）

- 発症早期から抗炎症薬である ICS を基本とした長期管理が必要となる。わが国において ICS の販売量と喘息死が反比例するという報告もあるように（図 5-1），ICS は喘息治療の第 1 選択薬とされている。
- 「喘息予防・管理ガイドライン 2015」では，未治療状態の症状と目安になる治療ステップや段階的な薬物療法が示されている。ステップに応じた吸入ステロイド増量に加え，早期から長時間作用性 β_2 刺激薬（LABA）をはじめとする他の長期管理薬を上乗せすることが推奨される。
- また，2014 年 11 月，COPD 治療薬である長時間作用型抗コリン薬（LAMA）のスピリーバ® レスピマット®（チオトロピウム）が重症持続型の気管支喘息に適応追加された。

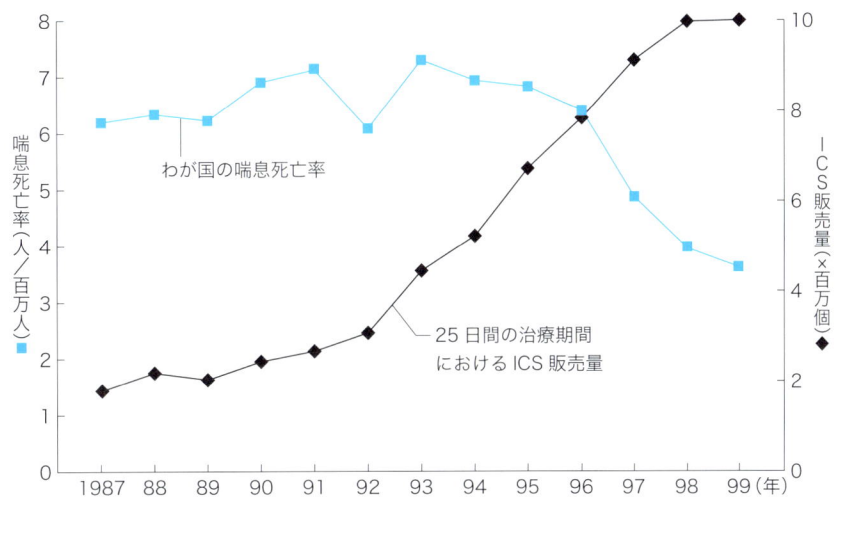

図 5-1　ICS の販売量と喘息死の割合　　　　　（参考文献[2]，p103 より改変）

鉄則 ❶ 喘息急性発作の際は緊急治療を行うが，その後は発作予防・喘息死ゼロを目標とした薬物療法に移行する。喘息のコントロール状況に基づいた治療ステップを理解する。

プラクティス 2

吸入アドヒアランスの向上

68 歳，男性。喘息にて外来通院中。夜間および日中に頻回の発作を認めるため，症状コントロールと吸入手技の確立を目的に入院。% PEF：70%

入院時薬剤：アドエア®250 ディスカス（1 回 1 吸入 1 日 2 回），メプチン®エアー 10 μg（発作時 1 回 2 吸入）。メプチン®エアーは頻回使用（1 日 5〜6 回）。

Q3 吸入指導で配慮する点は？

A3 患者がコントローラーとリリーバーの違いを理解し，適切に併用できること。長期的な使用が必要となるため，患者自身が副作用をマネジメントできること。適切なデバイスを使用したうえで，確実な吸入手技を習得させること

Q4 吸入薬による全身性副作用への注意点は？

A4 高用量ステロイド，β_2刺激薬を使用する際には患者背景にも注意する

- ICS（フルチカゾン 800 μg/日相当以上）の長期投与では，全身性の副作用が発現する可能性がある。例えば，潜在していた骨粗鬆症の進行，糖代謝，エストロゲン値の変化，消化性潰瘍，免疫低下などをきたしやすい。特に高齢女性では，骨塩量測定を行って骨粗鬆症の進行や骨折に注意する。
- β_2刺激薬の場合，高齢者で振戦，頻脈が現れやすいため，心疾患を合併している患者では医師の指示を遵守するよう指導する。

Q5 吸入アドヒアランスを高めるには？

A5 患者の吸気力や操作技術を見きわめたうえで適切なデバイスを選択する

- 吸入器には，加圧噴霧式定量吸入器（p-MDI）とドライパウダー吸入器（DPI）がある〔「喘息予防・管理ガイドライン 2015」では，ソフトミスト製剤（チオトロピウム）も追加された〕。それぞれの特徴を十分に理解して患者に適したデバイスを選択する（**表 5-5，5-6**）。
- 加圧噴霧式定量吸入器（p-MDI）：代替フロンガスを基剤にしており，噴霧によりエアゾールが発生する。エアゾールの噴霧と自己の吸入を同調させる。
  ⇒操作のタイミングや，薬剤を気道へ沈着させる「息止め」などの指導が必要。
- ドライパウダー吸入器（DPI）：専用器具に一定量の粉末剤をセットして自己の吸気力で吸入する。
  ⇒吸入タイミングの同調は必要ないが，粉末剤を吸入するには一定の操作と流速が必要。

5-1 喘息・慢性閉塞性肺疾患（COPD）

表 5-5 喘息治療に用いられる代表的な p-MDI 製剤一覧

分類	ICS			ICS/LABA 配合剤		SABA		SAMA
商品名	キュバール™エアゾール	フルタイド®エアゾール	オルベスコ®インヘラー	アドエア®エアゾール	フルティフォーム®エアゾール	メプチンエアー®	サルタノール®インヘラー	テルシガン®エロゾル
成分名	BDP	FP	CIC	FP/SM	FP/FM	プロカテロール	サルブタモール	オキシトロピウム
製剤写真								
適応	喘息	喘息	喘息	喘息・COPD＊	喘息	喘息・COPD	喘息・COPD	喘息・COPD

＊：製剤規格によって適応が異なる

表 5-6 喘息治療に用いられる代表的な DPI 製剤一覧

分類	ICS			ICS/LABA 配合剤			LABA	SABA
商品名	フルタイド®ディスカス®	パルミコート®タービュヘイラー®	アズマネックス®ツイストヘラー®	アドエア®ディスカス®	シムビコート®タービュヘイラー®	レルベア®エリプタ	セレベント®ディスカス®	メプチン®スイングヘラー®
成分名	FP	BUD	MF	FP/SM	BUD/FM	FF/VI	SM	プロカテロール
製剤写真								
適応	喘息	喘息	喘息	喘息・COPD＊	喘息・COPD	喘息	喘息・COPD	喘息・COPD

SABA：短時間作用性吸入β₂刺激薬　SAMA：短時間作用性抗コリン薬　BDP：ベクロメタゾンプロピオン酸エステル　FP：フルチカゾンプロピオン酸エステル　CIC：シクレソニド　SM：サルメテロールキシナホ酸塩　FM：ホルモテロールフマル酸塩水和物　BUD：ブデソニド　MF：モメタゾンフランカルボン酸エステル　FF：フルチカゾンフランカルボン酸エステル　VI：ビランテロールトリフェニル酢酸塩
＊：製剤規格によって適応が異なる

- ●操作手技の評価，デバイスの見直し
- ・吸入指導を通じて操作手技を確認し，デバイスの見直しや補助器具（スペーサー）の使用も考慮する。
- ・小児や高齢者では吸入効率が下がることがある。DPI 製剤をうまく吸入できない場合には p-MDI 製剤への変更を検討する。また，必要に応じて吸入補助器具であるスペーサーを使用する。これにより，自分の呼吸リズムで効果的に吸入できる。さらに，ICS 長期使用による咽頭刺激感，嗄声，口腔カンジダ症などの副作用軽減を図ることができる。
- ・エアロチャンバー・プラス（図 5-2）：日本アレルギー学会より推奨されている。「喘息予防・管理ガイドライン 2015」では p-MDI ＋スペーサーを用いた吸入方法の注意点が明記されている。

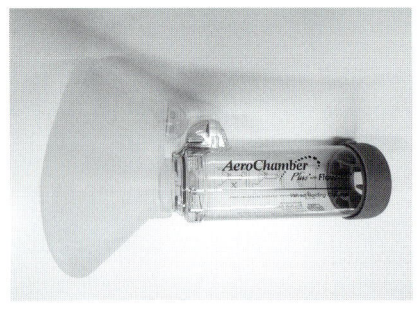

マスク付・成人用。 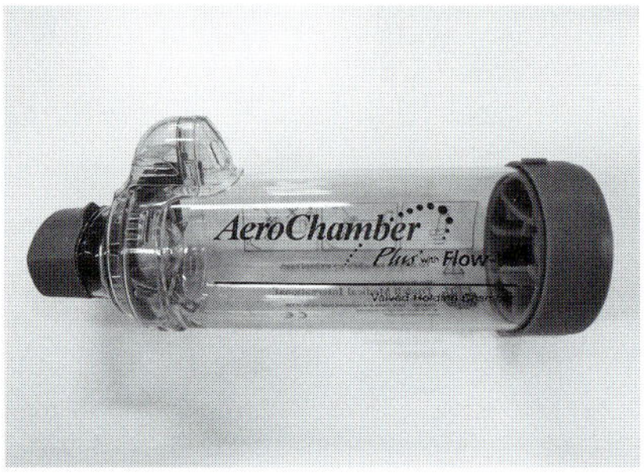　　　　　　　　　　マスク無・成人用。

図 5-2　エアロチャンバー・プラス

- ●患者教育
- ・定期的に患者の操作手技や理解度，副作用の有無を確認する。ピークフロー値の推移を確認する。

鉄則 ❷ 基本的な薬物療法を熟知したうえで製剤の特徴を把握し，患者が無理なく長期管理を継続できるような吸入指導やデバイス選択などを支援する。

プラクティス ❸

妊婦・授乳婦への対応

32 歳，女性。妊娠 23 週，小児喘息の既往あり。妊娠中および授乳中も喘息治療を行う方針である。

Q6 妊婦に対して喘息治療薬は投与可能か？

A6 多くの治療薬は催奇形性の問題は，ほとんどない

- 長期管理薬では，ICS が第 1 選択薬として推奨される．ICS のみでコントロールが得られない場合には，LABA やテオフィリン徐放性製剤，貼付 β_2 刺激薬などを追加する．有益性が上回る場合にはロイコトリエン受容体拮抗薬（LTRA）の投与も考慮する．

Q7 妊婦・胎児へのステロイドの影響は？

A7 ステロイド（特にプレドニゾロンとメチルプレドニゾロン）は胎盤をあまり通過せず，胎児における血中濃度は母体の血中濃度よりもかなり低い

- 胎児を低酸素状態に陥れ，母体の生命にも危険を及ぼすような重症の喘息コントロールにはステロイドの使用は必要である．ただし，全身性ステロイドの連用は母体自身に悪影響を及ぼしうるため，投与期間と投与量は必要最低限にする．
- ICS は母体および胎児に対しても安全性が高く，アメリカ食品医薬品局（FDA）による分類では，ブデソニドはカテゴリー B，他の吸入ステロイド薬はカテゴリー C にランクされている．また，全米喘息教育および予防プログラム（NAEPP）では吸入ステロイドを特に差別化せず，妊娠および授乳中も治療ステップ 2 以上での第 1 選択薬として推奨している．

Q8 授乳婦への ICS 投与は可能か？

A8 授乳中も ICS の使用を容認できる

- ブデソニドは乳汁中への移行はごくわずかであり乳児への曝露は非常に少ないと考えられている．他の薬剤のデータは十分にないが，ブデソニド同様に乳汁中への移行，乳児への影響は少なく，授乳中も ICS の使用を容認できるとされている．

鉄則 ❸ 妊婦・授乳婦へのリスクとベネフィットを理解して，患者が安心して治療に臨めるように説明する．

プラクティス 4

COPD 治療の管理

75歳，男性。COPD に対してサルメテロールディスカスを1日2回吸入していた。アドヒアランスは不良であり1日1回しか吸入しない日もあった。呼吸器感染症を契機に COPD 急性増悪をきたしたため入院加療となった。

Q9 COPD 増悪期における薬物療法は？

A9 治療の基本は ABC アプローチで，抗菌薬（A：antibiotics），気管支拡張薬（B：bronchodilators），ステロイド薬（C：corticosteroids）である

- COPD の増悪とは，息切れの増加，咳や喀痰の増加，膿性痰の出現，胸部不快感・違和感の出現あるいは増強などを認め，安定期の治療の変更あるいは追加が必要となる場合をいう。
- A（抗菌薬）…増悪期には，インフルエンザ菌，肺炎球菌，モラクセラ・カタラーリスによる気道感染の頻度が高い。入院では注射用 $β$-ラクタム系抗菌薬/$β$-ラクタマーゼ阻害薬，第3・4世代セフェム系抗菌薬，カルバペネム系抗菌薬，ニューキノロン系抗菌薬を3〜7日間を目安として投与し，重症例では使用期間を延長する。抗菌薬の使用時には，薬物動態学や薬力学を考慮して1回投与量や投与回数を決定する。
- B（気管支拡張薬）…増悪時の第1選択薬は短時間作用性 $β_2$ 刺激薬（SABA）の吸入で，症状に応じて1〜数時間ごとに反復投与する。SABA だけで十分な効果が得られなければ短時間作用性抗コリン薬（SAMA）を併用する。
- C（ステロイド薬）…増悪時における短期的なステロイド薬の全身投与（経口ないし経静脈投与）は呼吸機能（FEV_1 値）や低酸素血症（PaO_2 値）をより早く改善させ，回復までの期間を短縮させる。投与量，投与期間についてはプレドニゾロン 30〜40 mg/日を 10〜14 日間が1つの目安となり，長期投与は種々の副作用の面から避けるべきである。

Q10 安定期 COPD の管理方法は？

A10 COPD の管理は，禁煙指導，薬物療法，呼吸リハビリテーション，酸素療法，換気補助療法，外科療法に，併存症に対する管理を加え包括的に行う（図 5-3）

- 閉塞性障害の程度（1秒量：FEV_1 の低下）による病期の進行度だけではなく，症状の程度や増悪の頻度を加味し，総合的に重症度を判断したうえで治療法を段階的に増強していく。

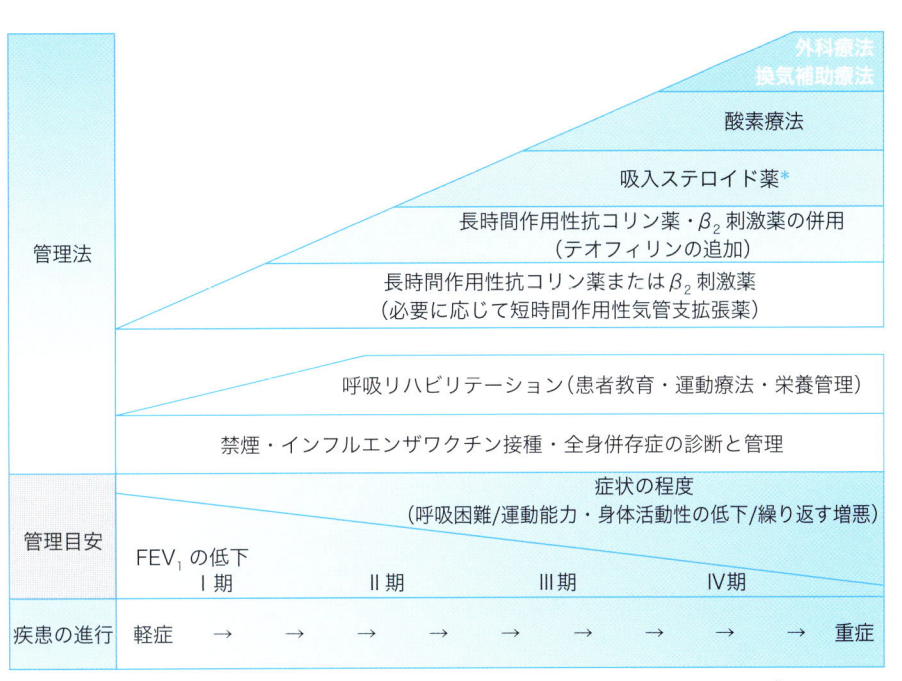

図5-3　安定期COPDの管理 （参考文献[4], p64より）

＊：増悪を繰り返す症例には，長時間作用性気管支拡張薬に加えて吸入ステロイド薬や喀痰調整薬の追加を考慮する。

Q11 治療薬はどのように選択されるのか？

A11 図5-4を参照。臨床の病態に応じて段階的に選択される

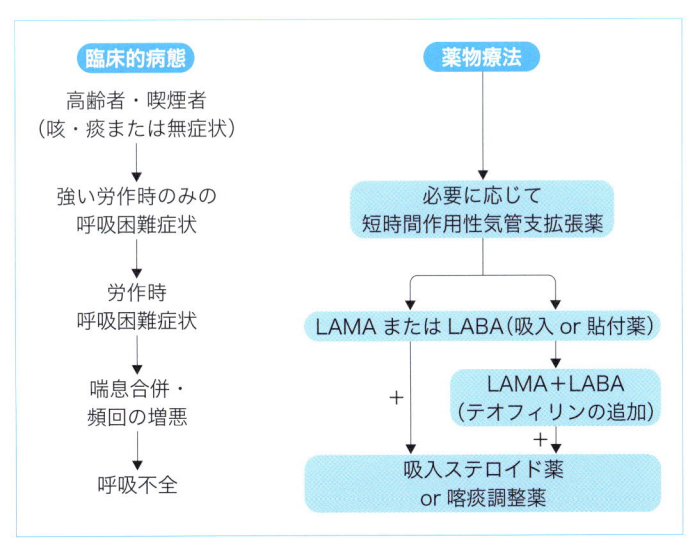

図5-4　安定期COPDの管理のアルゴリズム （参考文献[4], p65より改変）

「＋」は加えて行う治療

- 薬物療法の中心は気管支拡張薬であり，患者の重症度に合わせて段階的に他剤を併用することが推奨されている。

● 短時間作用性気管支拡張薬
- 短時間作用性抗コリン薬（SAMA）および短時間作用性 β_2 刺激薬（SABA）
- これらは運動時の呼吸困難の予防に有効と考えられ，重症患者では入浴などの日常生活の呼吸困難の予防に有用と推定される。

● 長時間作用性気管支拡張薬
- 長時間作用性抗コリン薬（LAMA）および長時間作用性 β_2 刺激薬（LABA）
- 抗コリン薬は体内への吸収率が低く，常用量であれば全身性の副作用はほとんど問題にならない。閉塞隅角緑内障の患者への使用は禁忌だが，開放隅角緑内障の患者には問題ない。前立腺肥大症の患者ではまれに排尿困難症状が悪化する副作用があるが，薬剤の使用を中止すればすみやかに症状改善が得られる。
- β_2 刺激薬は閉塞性障害や肺過膨張の改善，呼吸困難の軽減，QOL の改善，増悪の予防，運動耐容量の改善などの効果が期待できる。1 日 1～2 回と服薬回数が少ないために治療アドヒアランスの向上が期待できる。副作用として頻脈，手指の振戦，動脈血酸素分圧（PaO_2）の低下などがあるが，常用量であれば問題は生じにくい。

● 吸入ステロイド薬（ICS）
- COPD に喘息を合併した患者では，COPD の重症度にかかわらず ICS が積極的な適応となる。LABA/ICS 合剤はⅡ期からⅣ期（表 5-7）の COPD 患者において増悪の頻度を減少させる。

表 5-7　COPD の病期分類

病　期	定　義
Ⅰ期　軽度の気流閉塞	%FEV_1≧80%
Ⅱ期　中等度の気流閉塞	50%≦%FEV_1＜80%
Ⅲ期　高度の気流閉塞	30%≦%FEV_1＜50%
Ⅳ期　きわめて高度の気流閉塞	%FEV_1＜30%

気管支拡張薬投与後の 1 秒率（FEV_1/FVC）70％未満が必須条件。
COPD の診断には FEV_1/FVC を用いるが，病期分類には予測 1 秒量に対する比率（対標準 1 秒量：% FEV_1）を用いる。
FEV_1/FVC：1 秒率，FEV_1：1 秒量，FVC：努力性肺活量。　　　　　（参考文献 [4]，p30 より引用）

Q12 薬剤指導における介入ポイントは？

A12 患者の既往やアドヒアランスに合わせて最適な薬剤およびデバイスを選択する（表 5-8）

表 5-8 COPD 管理に使用される代表的な薬剤と作用持続時間

一般名			商品名	剤型	作用持続時間（時間）
抗コリン薬	短時間作用性（SAMA）	イプラトロピウム	アトロベント®エロゾル	MDI	6〜8
		オキシトロピウム	テルシガン®エロゾル	MDI	7〜9
	長時間作用性（LAMA）	チオトロピウム	スピリーバ®吸入用カプセル、スピリーバ®レスピマット®	DPI, SMI	いずれも24以上
		グリコピロニウム	シーブリ®吸入用カプセル	DPI	
β₂刺激薬	短時間作用性（SABA）	サルブタモール	サルタノール®インヘラー	MDI	4〜6
		プロカテロール	メプチンエアー®、メプチン®スイングヘラー®	MDI, DPI	8〜10
	長時間作用性（LABA）	サルメテロール	セレベント®ディスカス®、セレベント®ロタディスク®	DPI	12以上
		インダカテロール	オンブレス®吸入用カプセル	DPI	24以上
		ホルモテロール	オーキシス®タービュヘイラー®	DPI	12以上
抗コリン薬/長時間作用性β₂刺激薬配合薬		グリコピロニウム/インダカテロール	ウルティブロ®吸入用カプセル	DPI	−
		ウメクリジニウム/ビランテロール	アノーロ®エリプタ	DPI	−
長時間作用性β₂刺激薬/ステロイド配合薬		サルメテロール/フルチカゾン	アドエア®ディスカス®（250）、アドエア®エアゾール（125）	DPI, MDI	−
		ホルモテロール/ブデソニド	シムビコート®タービュヘイラー®	DPI	−

(参考文献[4]，p67 より一部改変)

- 第 1 選択薬は抗コリン薬だが，閉塞隅角緑内障や前立腺肥大症の既往がある患者に処方された場合は医師に照会する。場合によっては β₂ 刺激薬への変更についても相談する。ドライパウダー吸入器でのアドヒアランス不良の場合は，加圧噴霧式定量吸入器やソフトミスト吸入器などへの変更を提案する。また，1 日 2 回吸入が困難な患者などは 1 日 1 回タイプの製剤や各種合剤の使用を推奨する。

鉄則 ❹ COPD 急性増悪における治療の基本は ABC アプローチ。患者の既往や生活に適した COPD 治療薬が選択されているかを検討し，良好なアドヒアランス確立に努める。

もっと知りたい

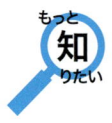

ICS・LABA の並用または合剤吸入の有用性

- $β_2$ 刺激薬，グルココルチコイドはいずれも単独使用時よりも，併用時に C/EBP-α，GC-GC 受容体の活性が維持され，多細胞増殖抑制シグナルが誘導される。ステロイドが $β_2$ 受容体数を増加する一方で，$β_2$ 刺激薬がステロイド受容体の核内移行を促進し，ステロイドの作用を増強するため両薬剤の相乗効果が得られる。また，合剤を使用することで，アドヒアランスが向上する。

最終チェック

1. **喘息治療薬の指導で重要なことは？**
   → 急性期治療と長期管理の治療，治療目標を理解する。

2. **喘息長期管理における患者指導のポイントは？**
   → ICS をキードラッグとした 4 つの治療ステップに基づいて，コントローラーとリリーバーの使い分けを指導する。

3. **吸入指導のポイントは？**
   → 個々の患者に合わせたデバイス選択，指導がアドヒアランスの確保につながる。

4. **妊婦・授乳婦の喘息治療におけるステロイド薬の位置づけは？**
   → 長期管理薬の第 1 選択薬は ICS。リスクとベネフィットを理解して指導。

5. **COPD 急性増悪時の治療ポイントは？**
   → ABC アプローチ。

6. **安定期 COPD 管理のポイントは？**
   → 患者背景に合わせた治療薬選択と吸入指導。

参考文献

1) 一般社団法人日本アレルギー学会 喘息ガイドライン専門部会：喘息予防・管理ガイドライン 2015．協和企画，2015
2) Suissa S, et al：Use of anti-inflammatory therapy and asthma mortality in Japan. Eur Respir J 21：101-104, 2003
3) 伊藤真也，他 編：薬物治療コンサルテーション 妊娠と授乳，改訂 2 版．南山堂，2014
4) 日本呼吸器学会 COPD ガイドライン第 4 版作成委員会 編：COPD（慢性閉塞性肺疾患）診断と治療のためのガイドライン，第 4 版．メディカルレビュー社，2013

（薩摩由香里）

5-2 肺結核

鉄則

① 結核菌の耐性化を防ぐために多剤併用療法を行う。感受性のある薬剤を初期には3剤以上併用し，最短でも6か月間継続して投与する。

② 治療の中断や不規則な服薬は薬剤耐性，再発の原因となる。治療途中での脱落を防ぎ，初回治療を完了するため，患者や家族の理解を得る。

③ リファンピシン，イソニアジド，ピラジナミドは肝障害の発現頻度が高いので自覚症状，検査値をモニタリングする。肝障害の自覚症状について事前に説明。飲酒は肝障害の誘因となるため禁酒を勧める。

④ リファンピシン，イソニアジド，ピラジナミドの主な副作用として発疹，発熱がある。その他の副作用として，胃腸障害，高尿酸血症，末梢神経障害などがある。

⑤ リファンピシン，イソニアジドは相互作用に注意を要する薬剤が多い。必要に応じて併用薬の投与量を調節して作用減弱・増強の危険を回避する。飲食物に関しても説明と指導が必要。

プラクティス 1

多剤併用療法の薬剤選択

80歳，男性。既往歴に糖尿病，C型慢性肝炎あり。肺結核と診断され，イソニアジド 300 mg，リファンピシン 450 mg，エタンブトール 750 mg で結核治療開始。リファンピシンとイソニアジドは12か月，エタンブトールは2か月の投与期間となった。

Q1 初期の治療薬の選択は？

A1 菌数が多い初期には感受性のある薬剤を少なくとも3剤以上併用する

- 結核化学療法の中核となる薬剤は，イソニアジドとリファンピシンであり，初回治療の標準療法としては，イソニアジド，リファンピシンにエタンブトール（またはストレプトマイシン），ピラジナミドを加えた4剤併用療法を基本とする。
- 使用薬剤，特にイソニアジドとリファンピシンの薬剤感受性が確認できるまでは，未治療耐性である可能性を考え，菌の確実な撲滅を図り，新たな耐性を誘導しないために3剤以上の併用が必須である。
- 抗結核薬は，First-line drugs とこれより抗菌力が劣る Second-line drugs に分類される（表5-9）。
- First-line drugs は，治療歴のない初回治療結核や薬剤耐性のない患者に使用する。
- Second-line drugs は薬剤耐性を有する患者か副作用で First-line drugs が使えない患者に使用する。
- レボフロキサシンなどのフルオロキノロン剤は，他の2次抗結核薬と比較して副作用が少なく，多剤耐性結核の治療において不可欠の薬剤として広く使用されている。小児・妊婦には禁忌である。
- デラマニドは，結核治療を目的として開発された新規のニトロ-ジヒドロイミダゾ-オキサゾール誘導体である。適正使用のため，必要な医療機関の要件を満たし，1例ごとに適否の審査を受ける必要がある。適応症は多剤耐性肺結核である。QT延長のおそれがあり注意を要する。
- 妊娠中の女性を治療する場合，ストレプトマイシンによる胎児への第Ⅷ脳神経障

表5-9 抗結核薬のグループ化と使用の原則

	特性	薬剤名	
First-line drugs（a）	最も強力な抗菌作用を示し，菌の撲滅に必須の薬剤。リファンピシン，リファブチン，ピラジナミドは滅菌的，イソニアジドは殺菌的に作用する	リファンピシン[*1] リファブチン[*1]	イソニアジド ピラジナミド
First-line drugs（b）	First-line drugs（a）との併用で効果が期待される薬剤。ストレプトマイシンは殺菌的，エタンブトールは主に静菌的に作用する	ストレプトマイシン[*2]	エタンブトール
Second-line drugs	First-line drugs に比し抗菌力は劣るが，多剤併用で効果が期待される薬剤	レボフロキサシン[*3] カナマイシン[*2] エチオナミド	エンビオマイシン[*2] パラアミノサリチル酸 サイクロセリン
新薬	使用対象は多剤耐性結核のみ	デラマニド	

[*1]：リファブチンはリファンピシンが使用できない場合に選択する。
[*2]：アミノ配糖体は同時併用できない。
[*3]：レボフロキサシンはモキシフロキサシンと換えることができる。

（参考文献[1] より引用改変）

害が危惧され，またピラジナミドの胎児に対する安全性は不明なので，妊娠中は両薬剤を使用しない。

Q2 抗結核薬の投与期間は？

A2 First-line drugs（a）3剤とFirst-line drugs（b）のいずれか1剤を加えた初期2か月4剤療法が基本の治療法であり，最短6か月間で治療を完了しうる（図5-5）

- リファンピシン，イソニアジド，ピラジナミドの3剤にエタンブトール（またはストレプトマイシン）を加えた4剤を初期治療として2か月間投与し，その後維持治療としてリファンピシン，イソニアジドの2剤を4か月間投与する標準治療A法を原則とする。ピラジナミドが投与できない場合に限りB法を用いる。
- 結核再治療例，広汎空洞型・粟粒結核などの重症例，初期2か月の治療後も培養陽性，HIV感染，糖尿病，塵肺，副腎皮質ステロイド・免疫抑制剤使用例などでは3か月延長できる。
- 維持期においてエタンブトール（またはストレプトマイシン）はリファンピシンとイソニアジドに感受性があることが確認された時点で中止する。
- 本例では，HCV陽性の慢性肝炎と糖尿病があり，年齢を考慮して3剤併用で治療期間を初期治療2か月，維持期を10か月として治療開始された。

A法：リファンピシン＋イソニアジド＋ピラジナミド＋エタンブトール（またはストレプトマイシン）の4剤併用で2か月間
→その後，リファンピシン＋イソニアジドで4か月間

B法：リファンピシン＋イソニアジド＋エタンブトール（またはストレプトマイシン）の3剤併用で2か月間
→その後，リファンピシン＋イソニアジドで7か月間

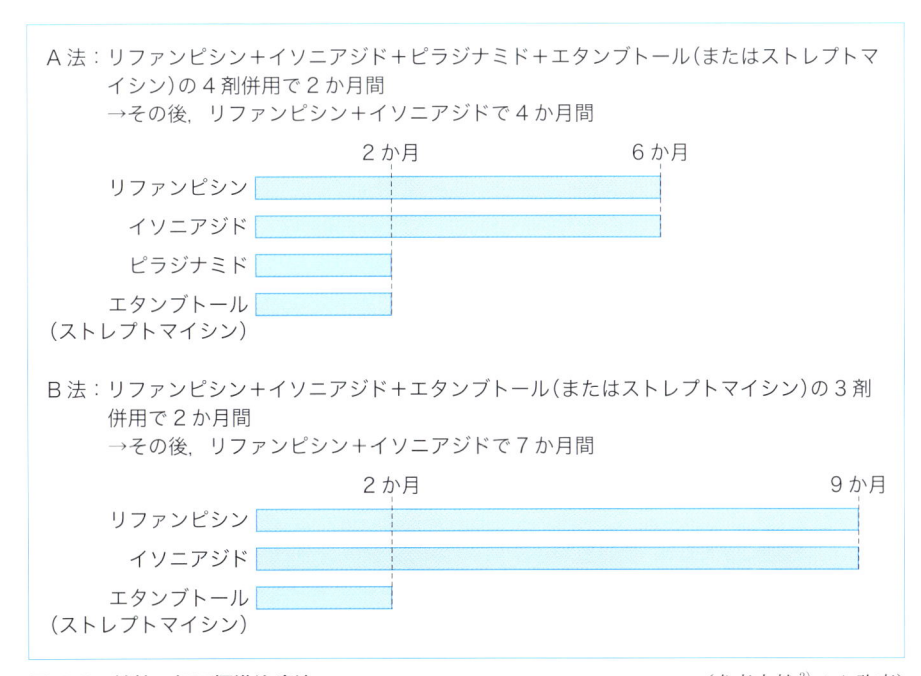

図5-5 結核の初回標準治療法 （参考文献[2]）より改変）

Q3 抗結核薬の投与量は？

A3 表 5-10 に示す

表 5-10　抗結核薬の標準投与量と最大投与量

薬剤名	標準量 mg/kg/日	最大量 mg/body/日	剤形	備考
リファンピシン	成人 10 小児 10〜20	600	カプセル	—
リファブチン	5	300	カプセル	—
イソニアジド	成人 5 小児 10〜20	300 300	錠, 散, 注射液	—
ピラジナミド	25	1,500	末	—
エタンブトール	15（20）	750（1,000）	錠	最初の 2 か月は 20 mg/kg/日, 3 か月目以降は 15 mg/kg/日
ストレプトマイシン	15	750（1,000）	注射液	初期 2 か月は毎日投与可 （最大 750 mg/日） 週 3 回投与の場合 1 g/日まで
カナマイシン	15	750（1,000）	注射液	初期 2 か月は毎日投与可 （最大 750 mg/日） 週 2 回投与の場合 1 g/日まで
エンビオマイシン	20	1,000	注射液	初期 2 か月は毎日投与, その後週 2〜3 回
エチオナミド	10	600	錠	200 mg/日から漸増
パラアミノサリチル酸	200	12,000	顆粒	—
サイクロセリン	10	500	カプセル	—
レボフロキサシン	8	500	錠, 細粒, 注射液	体重 40 kg 未満では 375 mg
デラマニド	—	通常量 200 mg	錠	1 回 100 mg 1 日 2 回　朝・夕

（参考文献[1]より改変）

鉄則 ❶ 結核菌の耐性化を防ぐために多剤併用療法を行う。感受性のある薬剤を初期には 3 剤以上併用し，最短でも 6 か月間継続して投与する。

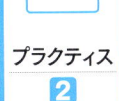

プラクティス 2　肺結核のアドヒアランス確保

72歳，男性。肺結核と診断され，イソニアジド300 mg，リファンピシン450 mg，ピラジナミド1.2 g，エタンブトール750 mgで治療開始。指の痛みがあり内服を自己中断。尿酸値の上昇あり。

Q4 アドヒアランスの確保と維持のポイントは？

A4 自己中断や不規則な服用によるリスク（薬剤耐性，再発）を説明し，患者の理解を得る。必要に応じ家族にも指導する

- 結核治療の基本は，計画された薬剤が予定期間中確実に投与されることである。
- WHOは確実な服薬と治療の継続を保証するDOTS（directly observed treatment, short-course）を推奨している。医療従事者など第三者の直接監視下での服薬確認を行い，日本版DOTSとして入院中は院内DOTS，外来では地域DOTSによりすべての患者に適切な患者支援を行う。
- この症例では保健師が自宅訪問にて内服の再開と空シートの数を確認。病院との連携により治療が継続された。指の痛みと尿酸値上昇はピラジナミドによる副作用と考えられたが，治療開始から2か月経過しピラジナミド，エタンブトールは中止となり痛みは軽快した。イソニアジド，リファンピシン2剤で4か月継続後内服終了となった。

鉄則 2 治療の中断や不規則な服薬は薬剤耐性，再発の原因となる。治療途中での脱落を防ぎ，初回治療を完了するため，患者や家族の理解を得る。

プラクティス 3　抗結核薬による肝障害

54歳，男性。肺結核と診断され，イソニアジド300 mg，リファンピシン600 mg，ピラジナミド1.2 g，エタンブトール750 mgで治療開始。2か月後イソニアジド，リファンピシン2剤となり経過。AST/ALTが基準値の5倍以上となりいったん2剤中止となった。

Q5 抗結核薬で注意すべき副作用は？

A5 最も多い副作用は肝機能障害であり，イソニアジド，リファンピシン，ピラジナミドが原因となる

- 肝機能障害の発現頻度は，リファンピシン，イソニアジドの併用で約10％に生じ，多くは3か月以内にAST，ALTの上昇がみられる。
- 肝不全，非代償性肝硬変またはそれに準じた状態ではピラジナミド，イソニアジドは使用しない。
- ピラジナミドは重篤な肝機能障害を生じることから，肝障害のある患者には禁忌となっている。
- 飲酒は肝障害のリスクを高めるので，治療中は禁酒を勧める。
- この症例では急激な肝機能値の上昇に飲酒が関連していることが判明。禁酒の徹底を再指導し肝機能値改善，投与再開となった。

鉄則 3 リファンピシン，イソニアジド，ピラジナミドは肝障害の発現頻度が高いので自覚症状，検査値をモニタリングする。肝障害の自覚症状について事前に説明。飲酒は肝障害の誘因となるため禁酒を勧める。

プラクティス 4

抗結核薬による発疹・発熱

65歳，男性。肺結核に対しイソニアジド300 mg，リファンピシン450 mg，ピラジナミド1.5 g，エタンブトール750 mgで治療開始。投与開始後6日目より全身に広がる紅斑出現。

Q6 発疹・発熱がみられた場合の対処法は？

A6 イソニアジドまたはリファンピシンによる発疹・発熱の副作用発現時には薬剤を中止し，極少量から開始し漸増していく

- イソニアジド，リファンピシン，ピラジナミドは発熱・発疹の副作用の頻度が高い。イソニアジド，リファンピシンが使用できない場合，代わりとなる有用な薬剤がないため，減感作療法が勧められている。
- この症例では，薬疹が疑われ抗結核薬をすべて中止した。抗アレルギー薬投与で軽快後，1薬剤ずつ少量より開始し通常量まで漸増することにより治療継続可能となった。

Q7 抗結核薬のその他の副作用は？

A7 腎機能障害，胃腸障害，高尿酸血症，末梢神経障害，聴力障害，視力障害などがあり，モニタリングと適切な対処が必要である

- 腎機能障害…腎排泄が主となる薬剤については減量する必要がある。ストレプトマイシン，カナマイシン，エンビオマイシンは腎機能障害がある場合は使用を避けるべきだが，血液透析患者ではアミノ配糖体は透析により排除されるので使用可能である。
- イソニアジド，リファンピシン，ピラジナミドによる胃腸障害…食後投与，分割投与を考慮する。
- ピラジナミドによる高尿酸血症…投与終了後数日で開始前の状態に戻る。痛風症状がみられた場合は中止を検討する。
- イソニアジドによる末梢神経障害…ビタミンB_6製剤の処方を検討。糖尿病，アルコール依存症，低栄養状態，妊娠，HIV感染者では，予防的にビタミンB_6を併用する。
- アミノグリコシド系薬剤（ストレプトマイシン・カナマイシン・エンビオマイシン）による第Ⅷ脳神経障害…耳鳴り，難聴，平衡覚障害が主で，高齢者や腎機能障害がある場合は特に注意する。
- エタンブトールによる視力障害…視力低下，視野の狭窄・欠損，色覚異常など。視力障害が起こりうることを予め説明し，早期発見に努める。定期的に視力検査を行い，異常がみとめられれば投与を中止する。
- リファンピシンによる尿変色…尿・汗・唾液などが橙赤色に変色することを服用前に説明する。

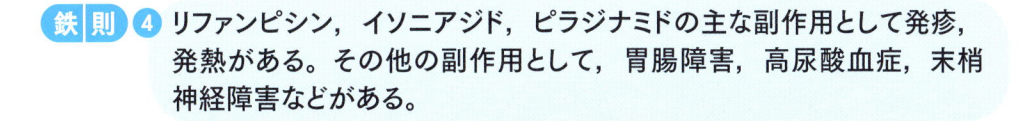

鉄則 4 リファンピシン，イソニアジド，ピラジナミドの主な副作用として発疹，発熱がある。その他の副作用として，胃腸障害，高尿酸血症，末梢神経障害などがある。

プラクティス 5

相互作用への対応

73歳，女性。既往歴に心筋梗塞，脳梗塞あり，ワルファリン内服中。肺結核と診断され，イソニアジド250 mg，リファブチン300 mg，ピラジナミド0.75 g，エタンブトール750 mgで治療開始。

Q8 抗結核薬と厳格な投与管理が必要な薬剤を併用する場合の対応は？

A8 併用薬の血中濃度や臨床検査値をモニターして投与量の調節を行う

- リファンピシンは肝酵素 CYP3A の強力な誘導作用があり，HIV 感染症治療薬，アゾール系抗真菌薬，副腎皮質ステロイド，テオフィリン，スルホニル尿素薬，ワルファリン，ジギタリス製剤などの代謝を亢進して血中濃度を低下させる。リファブチンは CYP3A の誘導作用が弱いのでリファンピシンに替えて使用する方法もある。
- イソニアジドはフェニトイン，カルバマゼピンの代謝を阻害する。血中濃度を測定し，投与量調節を行う。
- イソニアジド服用時にヒスチジンを多く含有する魚（マグロ，ブリ，サバ，アジなど）の摂取でヒスタミン中毒（頭痛，紅斑，嘔吐など），チラミンを多く含有する飲食物（チーズ，ビール，ワインなど）の摂取で血圧上昇や動悸などの症状が出現する危険性があるため，これらの摂取は控えるか少量にとどめる。
- この症例では以前からワルファリンが投与されており，抗結核薬としてはリファブチンが選択されたが，治療中 PT-INR（プロトロンビン時間の国際標準比）が目標治療域を下回ったためワルファリンは増量された。

鉄則 ⑤ リファンピシン，イソニアジドは相互作用に注意を要する薬剤が多い。必要に応じて併用薬の投与量を調節して作用減弱・増強の危険を回避する。飲食物に関しても説明と指導が必要。

もっと知りたい

結核菌の耐性

- 結核菌の耐性は薬剤耐性遺伝子の突然変異によって起こる。菌量が多い空洞病巣内には各薬剤の耐性菌が少数ながら存在する。抗結核薬を単剤で使用すると感受性菌は死滅し，その抗結核薬に耐性を示す菌だけが選択的に増殖して耐性化が完成する。多剤耐性結核菌（MDR-TB）はリファンピシンとイソニアジド両剤に耐性を示す。超多剤耐性結核菌（XDR-TB）は，イソニアジド・リファンピシンに耐性で，かつフルオロキノロンのいずれかと 2 次注射薬アミカシン・カナマイシン・カプレオマイシン（現在国内では販売中止）のいずれかにも耐性を示す。

最終チェック

1. 抗結核薬による治療のポイントは？
   → 結核菌の耐性化を防ぐために多剤併用療法を行い，定められた投与期間継続して治療を完遂すること。
2. 初回治療を完了するためのポイントは？
   → 徹底した患者指導および DOTS によりすべての患者にそれぞれ適切な患者支援を行うこと。

3 肝障害に注意の必要な抗結核薬は？
➡ リファンピシン，イソニアジド，ピラジナミド。

4 抗結核薬における副作用のリスク管理は？
➡ 副作用への不安や発現による自己中断を防ぎ，安全に治療を完了するために，事前の説明と副作用の早期発見，適切な予防，対処を行う。

5 抗結核薬の相互作用で注意することは？
➡ リファンピシン，イソニアジドは相互作用が多いため併用薬のチェックが必要。飲食物との相互作用についても説明し，薬剤の有効性と安全性を確保する。

参考文献
1) 日本結核病学会治療委員会：「結核医療の基準」の見直し― 2014 年．結核 89：683-690，2014
2) 日本結核病学会教育委員会：結核症の基礎知識（改訂第 4 版）．結核 89：521-545，2014
3) 日本結核病学会治療委員会：デラマニドの使用について．結核 89：679-682，2014
4) 日本結核病学会「薬剤耐性結核の医療に関する提言」作成合同委員会：薬剤耐性結核の医療に関する提言．結核 86：523-528，2011

（西岡和子）

6 循環器疾患

6-1 急性冠症候群（ACS）・冠動脈疾患

鉄則
1. PCI 施行時は抗血小板薬を 2 剤併用し，継続期間は病態に応じて調整する。
2. STEMI では可能な限り早期の再灌流を目指す。2 次予防には適切な薬物療法の継続が必須である。
3. 冠危険因子を理解し生活習慣の修正も併せて行う。

プラクティス 1

急性期・慢性期の治療
40 歳，男性。身長 170 cm，体重 65 kg。前胸部不快感・呼吸困難で救急搬送。心電図で ST 上昇，血液検査でクレアチンキナーゼ 4,000 IU/L と上昇を認め，ST 上昇型急性心筋梗塞（STEMI）の診断で入院。

Q1 急性冠症候群とは？

A1 急性冠動脈閉塞により引き起こされる虚血性心疾患
- 急性冠症候群（ACS：acute coronary syndrome）の分類は閉塞の程度によって異なり，不安定狭心症から ST 上昇型心筋梗塞（STEMI：ST-elevation myocardial infarction），非 ST 上昇型心筋梗塞（NSTEMI），および心臓性突然死までさまざまである。
- 緊急 PCI（経皮的冠動脈インターベンション）が施行可能な施設における STEMI への対応アルゴリズムを図 6-1 に示す。

```
                                    STEMI患者
                                         ↓
              いいえ    虚血性胸痛と    12時間以上   発症からの    3時間以内
           ←─────── ST上昇＞1mm持続 ←────────  時間は？  ─────────→
                         ↑
                        はい         3〜12時間
                                         ↓

        いいえ   FMC(あるいはdoor)－デバイス   はい      いいえ   FMC(あるいはdoor)－デバイス   はい
      ←────── 時間を90分以内にできるか？ ──────→      ←────── 時間を90分以内にできるか？ ──────→
                         ↓                                        ↓
              ┌─────────────────────┐              ┌─────────────────────┐
              │ 原則として緊急PCIを選択   │              │ 高リスクであるか検討し，血栓 │
              │ (長い待機時間，広い梗塞範囲などでは│              │ 溶解療法もしくはPCIを考慮   │
              │ 血栓溶解療法も考慮)       │              └─────────────────────┘
              └─────────────────────┘
```

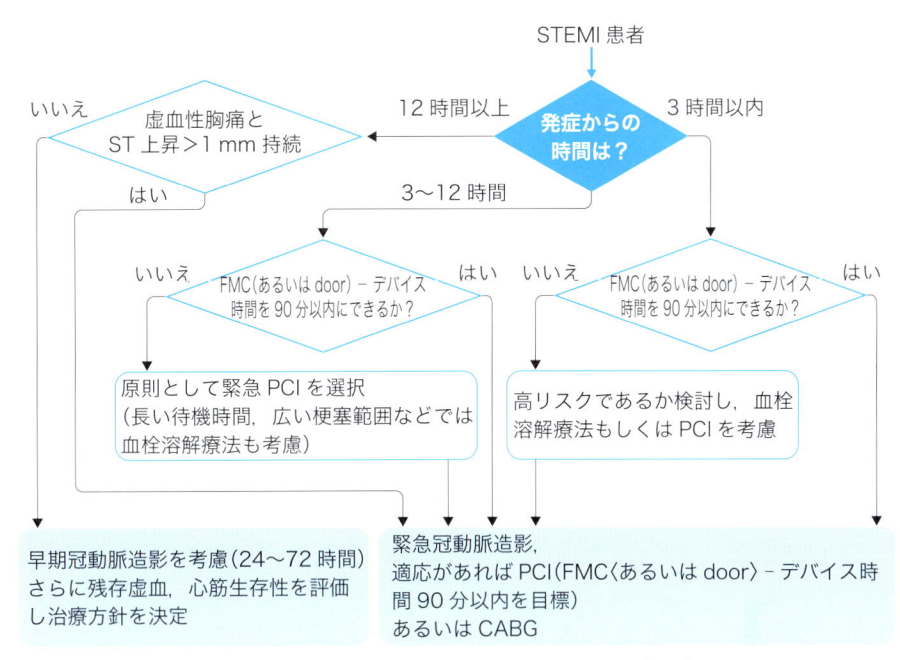

早期冠動脈造影を考慮(24〜72時間)さらに残存虚血，心筋生存性を評価し治療方針を決定	緊急冠動脈造影，適応があればPCI(FMC〈あるいはdoor〉－デバイス時間90分以内を目標)あるいはCABG	

図6-1　緊急PCIが施行可能な施設におけるSTEMIへの対応アルゴリズム
・心原性ショック（または進行した左心不全）の場合，発症36時間以内かつショック発現18時間以内はPCI，外科手術を検討する．
・FMC：first medical contact．

（参考文献[2]，p26より引用）

Q2　ACSの標準的初期治療は？

A2　急性期の再灌流法において，PCIはdoor to balloon time（DTB）90分以内を目標とする．冠動脈バイパス術（CABG）はPCIに適さない多枝病変や左冠動脈主幹部（LMT）病変などで行う．血栓溶解療法の頻度は，PCI施行可能な施設が充実しているわが国では減少している

・緊急PCIが施行できない場合，発症後6時間以内にウロキナーゼ，組織プラスミノーゲン活性化因子（t-PA：アルテプラーゼ，モンテプラーゼ）などを静脈内投与する．ただし，表6-1の場合は禁忌である．

表6-1　血栓溶解療法の禁忌

絶対的禁忌	1. 頭蓋内出血の既往，6か月以内の脳梗塞 2. 既知の頭蓋内新生物，動静脈奇形	3. 活動性出血 4. 大動脈解離およびその疑い
相対的禁忌	1. コントロール不良の重症高血圧（180/110 mmHg以上） 2. 禁忌に属さない脳血管障害の既往 3. 出血性素因，抗凝固療法中 4. 頭部外傷，長時間（10分以上）の心肺蘇生法，または大手術（3週間未満）などの最近（2〜4週間以内）の外傷既往	5. 圧迫困難な血管穿刺 6. 最近（2〜4週以内）の内出血 7. 線溶薬に対する過敏反応 8. 妊娠 9. 活動性消化管出血 10. 慢性重症高血圧の既往

- 心筋梗塞の応急処置（first aid）として，一般的にモルヒネ，酸素吸入，硝酸薬，アスピリン内服などが中心に行われ，morphine, oxygen, nitrate, aspirinの頭文字をとって「MONA（モナー）」という名称で知られている。

●鎮痛薬
- 硝酸薬使用後も胸部症状が持続する場合にモルヒネ塩酸塩注 2〜4 mg を静脈内投与する。効果が不十分であれば 5〜15 分ごとに 2〜8 mg ずつ追加投与する。呼吸状態や血圧変動，嘔吐などの副作用に中止する。また，循環血液量が減少している場合は避ける。

●硝酸薬
- 心筋虚血による胸部症状改善目的に舌下投与する。痛みが消失するか血圧低下のため使用できなくなるまで 3〜5 分ごとに計 3 回まで投与する。さらに胸部症状が持続する場合，高血圧や肺うっ血を認める場合は静脈内投与する。ニトログリセリン注を 0.1〜0.2 μg/kg/分で開始し，症状および血圧をモニタリングしながら約 5 分ごとに 0.1〜0.2 μg/kg/分ずつ増量し，1〜2 μg/kg/分で維持する。効果がみられない場合には 20〜40 μg/kg の静注を 1 時間ごとに併用する。表 6-2 の場合は投与を避けるのが望ましい。

表 6-2　硝酸薬の禁忌

(1) 収縮期血圧 90 mmHg 未満あるいは通常の血圧に比べ 30 mmHg 以上の血圧低下
(2) 心拍数 50/分未満の高度徐脈
(3) 心拍数 100/分以上の高度頻脈
(4) 下壁梗塞で右室梗塞合併が疑われる場合
(5) 勃起不全治療薬服用後 24 時間以内

（参考文献[2]を基に筆者作成）

- また，代替薬としてニコランジル注 2 mg/時を静脈内投与する。病態に応じて 6 mg/時まで増量できる。

●抗血小板薬（表 6-3）

表 6-3　抗血小板薬の種類と投与量

抗血小板薬	緊急 PCI 施行時の loading dose	常用量
アスピリン	162〜325 mg	75〜150 mg/日
クロピドグレル	300 mg	75 mg/日
プラスグレル	20 mg	3.75 mg/日

（参考文献[2]を基に筆者作成）

- アスピリン…緊急 PCI 施行時には loading dose として 162〜325 mg を早期に咀嚼服用。翌日からは 75〜150 mg を継続する。ただし，アスピリンアレルギーの既往がある場合はチエノピリジン系で代用する。
- チエノピリジン系…アスピリンアレルギーがある場合，または PCI を予定している場合に使用する。日本人の中にはクロピドグレルの効果が減弱する遺伝子をもつ場合があり，早期に目標値まで到達するプラスグレルの有用性が示唆されている。また，本邦未承認で

あるが，ticagrelor の有用性も今後期待される。チクロピジンは肝障害などの副作用が多いことと 1 日 2 回服用が必要であることから第 1 選択での使用頻度は減少している。また，loading dose に対する効果と安全性のデータはない。チエノピリジン系が使用できない場合はシロスタゾールを考慮するが，心拍数上昇作用があり心不全患者には注意が必要である。

Q3 抗血小板薬の継続期間は？

A3 アスピリンは生涯にわたり内服を継続する必要がある。最近はアスピリンの出血リスクからチエノピリジンが優先される傾向もあるが，コストが高い点が問題となる

- プラスグレル，クロピドグレル，チクロピジンの継続期間については見解が定まっていない。わが国ではベアメタルステント留置の場合は少なくとも 1 か月，薬剤溶出ステント留置の場合は少なくとも 12 か月間アスピリンと併用することが推奨されている。その後は再狭窄が認められなければ中止可能な場合もある。欧米では出血のリスクを考慮して 1～3 か月で中止されるケースもある一方，中止後の心筋梗塞の再発リスクが上昇するとして 1 年以上継続する必要があるとの見解もある。

●その他の治療薬
カルペリチド（保険適用外）
- 再灌流療法施行前より 0.025 µg/kg/分投与で梗塞サイズ，慢性期の左室駆出率の増加，予後改善効果が認められている。

未分画ヘパリン
- アスピリン使用下に未分画ヘパリン 5,000～10,000 単位を併用し，活性化全血凝固時間（ACT）が 250 秒を超えるようにモニタリングする。組織プラスミノーゲン活性化因子（t-PA）を使用した血栓溶解療法施行時は，活性化部分トロンボプラスチン時間（APTT）を 50～70 秒に維持しつつ 48 時間投与する。ウロキナーゼでの血栓溶解療法施行時は出血が増加する報告があり，使用を避ける。
- ヘパリン起因性血小板減少症（HIT）を認めた場合はアルガトロバン注へ変更する。0.1 mg/kg を 3～5 分で静注し，6 µg/kg/分で点滴静注継続のうえ，4 時間を超える場合は 0.7 µg/kg/分で継続する。
- STEMI では，活動可能な心筋の絶対量の急激な減少によって心臓全体として収縮能および拡張能の低下によるポンプ失調を合併する場合があり，治療の指針について図 6-2 に示す。

図 6-2　急性心筋梗塞におけるポンプ失調の治療（参考文献[2], p53 より引用）

酸素投与，CPAP，NIPPV
塩酸モルヒネ 3～5 mg 静注
利尿薬，血管拡張薬
機械的補助の必要性を判断
心エコー法による機械的合併症評価

→ 機械的合併症（＋）（IABP）→ 外科的治療

- 収縮期血圧 ＞ 100 mmHg
- 収縮期血圧 70～100 mmHg（ショック徴候：なし／あり）
- 収縮期血圧 ＜ 70 mmHg

血管拡張薬
- NTG：0.5～2.0 μg/kg/分
- ISDN：0.5～3.3 μg/kg/分
- カルペリチド：0.0125～0.1 μg/kg/分

ドブタミン 0.5～20 μg/kg/分
ドパミン 0.5～20 μg/kg/分
ノルアドレナリン 0.03～0.3 μg/kg/分

効果あり：
硝酸薬を経口（経皮）薬に変更
ACE 阻害薬（もしくは ARB）
低心機能例は β 遮断薬を積極的に考慮

効果不良：
機械的補助を再考慮
強心薬増量
PCI，CABG による血行再建

- CPAP：持続陽圧換気
- NTG：ニトログリセリン
- NIPPV：非侵襲的陽圧呼吸
- ISDN：イソソルビド
- ARB：アンジオテンシンⅡ受容体遮断薬
- IABP：大動脈内バルーンパンピング
- PCI：経皮的冠動脈インターベンション
- CABG：冠動脈バイパス術

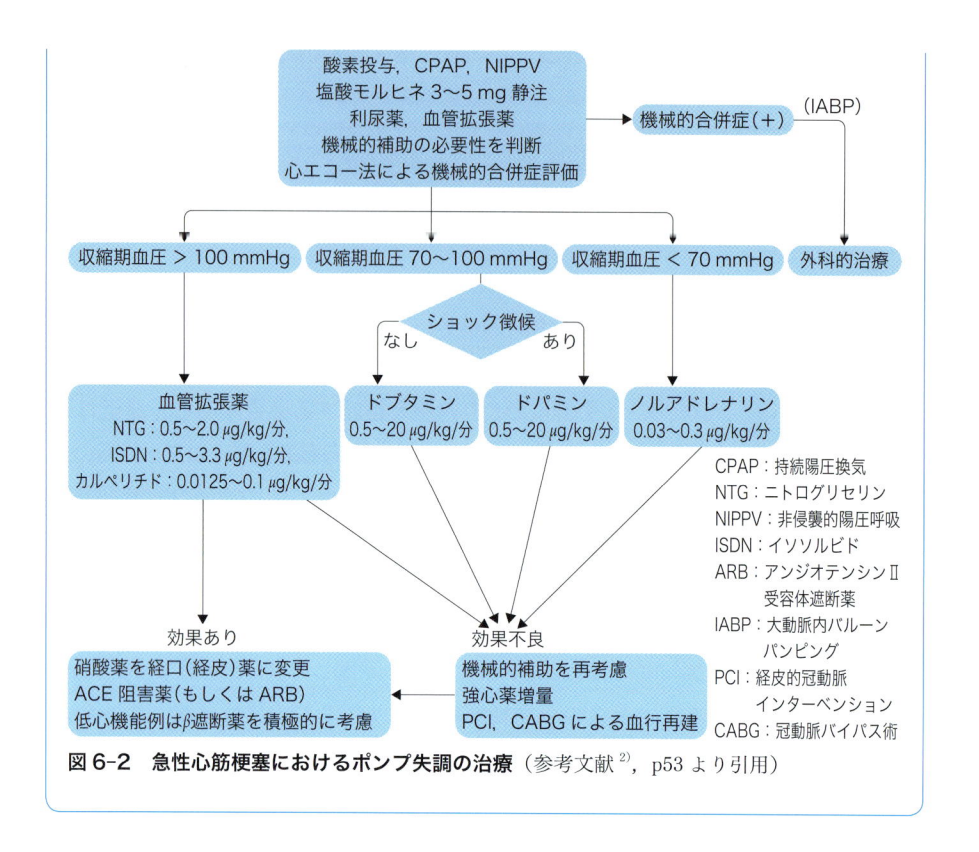

鉄則 ❶　PCI 施行時は抗血小板薬を 2 剤併用し，継続期間は病態に応じて調整する。

Q4　慢性期の治療は？

A4　二次予防に対する薬物療法を継続して行う

- 心筋梗塞後の症例を心血管事故（薬剤抵抗性狭心症，心不全による入院，脳卒中など）から予防することを二次予防という。
- 二次予防の薬物療法として，低用量アスピリン，β 遮断薬，降圧薬（ACE 阻害薬，ARB），HMG-CoA 還元酵素阻害薬（スタチン）がある。PCI 後の二次予防の処方例を**表 6-4** に示す。

表 6-4　PCI 後の二次予防の処方例

Rp1）アスピリン（100 mg）　1回1錠　1日1回　朝食後
Rp2）クロピドグレル（75 mg）　1回1錠　1日1回　朝食後
Rp3）エソメプラゾール（20 mg）　1回1カプセル　1日1回　朝食後
Rp4）ビソプロロール（2.5 mg）　1回1錠　1日1回　朝食後
Rp5）エナラプリル（2.5 mg）　1回1錠　1日1回　朝食後
Rp6）ピタバスタチン（1 mg）　1回1錠　1日1回　朝食後

● 低用量アスピリン
・低用量アスピリン投与時における胃潰瘍または十二指腸潰瘍の再発抑制目的にプロトンポンプ阻害薬を併用することが多い。

● β遮断薬
・心筋酸素需要低下による心保護効果を併せ持つビソプロロール，カルベジロールが推奨される。心機能低下例では少量から開始する。気管支喘息患者では喘息発作を誘発する可能性があり慎重に投与する。

● 降圧薬（ACE 阻害薬または ARB）
・「高血圧治療ガイドライン 2014」に準じて降圧薬を選択し，目標値を達成する（6-3「高血圧」の項，p100 参照）。心不全や左室機能障害・糖尿病などがあれば慢性期の心拡大，心不全，心臓死の発生，タンパク尿を抑制する効果を併せ持つ ACE 阻害薬または ARB が推奨される。ただし，妊婦には禁忌であり，高齢者・腎機能低下時は少量から開始する。
・すでに ACE 阻害薬が投与されており，左室機能が低下した症候性心不全を合併する患者に対して，腎機能障害や高カリウム血症がない場合にアルドステロン阻害薬の投与も考慮する。冠動脈れん縮などが疑われる場合は反射性頻脈が少ない長時間作用型の Ca 拮抗薬などが推奨される。

● HMG-CoA 還元酵素阻害薬（スタチン）
・早期の HMG-CoA 還元酵素阻害薬投与は LDL コレステロール低下による冠動脈プラーク退縮効果やステント再狭窄を低下させ，長期的な心血管イベントを改善させたとの報告がある。特に LDL コレステロール低下作用をもつピタバスタチン，ロスバスタチン，アトルバスタチンなどが推奨される。
・総コレステロール値 180 mg/dL 未満，LDL コレステロール値 100 mg/dL 未満を目標とする。肝障害や高齢者では横紋筋融解症に注意する。
・高トリグリセリド血症では，イコサペント酸エチルまたはエゼチミブを併用する。フィブラート系薬剤と HMG-CoA 還元酵素阻害薬の併用は横紋筋融解症発現のリスクがあり，原則禁忌である。

鉄則 ❷ STEMI では可能な限り早期の再灌流を目指す。2 次予防には適切な薬物療法の継続が必須である。

> **プラクティス 2**
>
> **虚血性心疾患をきたす因子**
>
> 60歳，男性。身長165 cm，体重70 kg。最近労作時呼吸苦を自覚し来院。運動習慣はなく40本/日・30年の喫煙歴あり。来院時の収縮期血圧160 mmHg，採血にてHbA1c 7.5％，LDLコレステロール200 mg/dL，Scr 1.2 mg/dL。

Q5 虚血性心疾患の冠危険因子は？

A5 喫煙，高血圧，糖尿病，脂質異常症など，表6-5に示す因子との関連性が示唆されている

- これらの改善に取り組むことが冠動脈疾患の発症・再発予防へのポイントとなる。
- 心疾患患者に対する運動療法の禁忌を**表6-6**に示す。

表6-5 冠危険因子

喫煙	喫煙歴があれば，禁煙指導・支援を図る。受動喫煙の弊害も説明する。
高血圧	食事・運動療法に併せて適宜薬物療法を考慮し，130/80 mmHg未満を目標に血圧管理を行う。
糖尿病	HbA1c 7.0％（国際標準値）未満を目標に，体格や身体活動量などを考慮して適切なエネルギー摂取量を決定し管理する。空腹時血糖値126 mg/dL未満かつHbA1c値が6.5％未満でも，経口糖負荷試験を行い，積極的に耐糖能を評価する。食事・運動療法で不十分な場合は薬物療法も考慮する。
脂質異常症・メタボリックシンドローム・肥満	体重の管理としてBMIを18.5～24.9 kg/m^{2}に保つ。脂肪の摂取量を総エネルギーの25％以下に制限する。 飽和脂肪酸の摂取量を総エネルギーの7％以下に制限する。多価不飽和脂肪酸，特にn-3系多価不飽和脂肪酸の摂取量を増やす。
慢性腎臓病	アルブミン尿やタンパク尿などを合併している場合は早期に介入を行い，腎機能低下を抑制する。詳細は8-1「慢性腎臓病（CKD）」の項目（➡p137）参照。
食習慣	塩分摂取は1日6 g未満を目標にする。カリウムやその他のミネラル摂取を適切に行う。1日純アルコール摂取量を20 g未満に控える。
身体活動量	毎日30分以上の定期的な中等度の有酸素運動を行う。心筋梗塞の2次予防目的の運動療法として心臓リハビリテーションがある。

表 6-6　心疾患患者に対する運動療法の禁忌

絶対的禁忌	・不安定狭心症または閾値の低い（2 METs〈平地ゆっくり歩行〉以下で誘発される）心筋虚血。 ・コントロールされていない不整脈（心室細動，持続性心室頻拍など）。 ・非代償性（体液量がコントロールされていない）心不全。 ・重症かつ症候性の弁狭窄症，弁逆流症，先天性心疾患，左室流出路狭窄。 ・活動性の心筋炎，心膜炎。 ・急性全身性疾患または発熱。 ・運動療法が禁忌となるその他の疾患（中等症以上の大動脈瘤，重症高血圧，血栓性静脈炎，2週間以内の塞栓症，重篤な他臓器障害など）。
相対的禁忌	・急性心筋梗塞発症9日以内で，心破裂のリスクが高い例（ST上昇が持続または再上昇を示す例，心膜液が進行性に増加する例）[*]。 ・運動により収縮期血圧が低下する例。 ・中等症の弁狭窄症または左室流出路狭窄。 ・運動誘発性の中等症不整脈（非持続性心室頻拍，頻脈性心房細動など）。 ・高度房室ブロック。 ・運動による自覚症状の悪化（疲労，めまい，発汗多量，呼吸困難など）。

[*]：心破裂リスクの高い急性心筋梗塞例では，発症9日目までは血圧上昇を伴う積極的な運動療法は控えることが望ましい。

（参考文献[2]，p68 より引用）

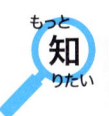

もっと知りたい　心臓リハビリテーション

・心疾患患者の身体的・心理的・社会的状態を回復および維持し，基礎にある動脈硬化の進行を抑制し，さらに罹患率と死亡率を低下させることを目指す多面的介入。①運動トレーニングと運動処方，②冠危険因子の軽減と2次予防，③心理社会的因子および復職就労に関するカウンセリング，の3つの構成要素を含み，「急性期（第Ⅰ相）」，「回復期（第Ⅱ相）」，「維持期（第Ⅲ相）」の3つの時期に分類される。わが国ではSTEMI患者に対して，開始から150日間の保険算定が認められている。

鉄則 ❸ 冠危険因子を理解し生活習慣の修正も併せて行う。

最終チェック

1　PCI施行時に必要な薬剤と継続期間は？
→抗血小板薬を2剤併用し，継続期間は病態に応じて調整する。

2　冠動脈疾患二次予防に必要なことは？
→適切な薬物療法の継続を指導する。

3　薬物療法以外に注意すべきことは？
→冠危険因子を理解し，生活習慣の修正を行う。

参考文献

1) 日本循環器学会，他：急性冠症候群の診療に関するガイドライン（2007年改訂版）．
   http://www.j-circ.or.jp/guideline/pdf/JCS2007_yamaguchi_h.pdf
2) 日本循環器学会，他：ST上昇型急性心筋梗塞の診療に関するガイドライン（2013年改訂版）．
   http://www.j-circ.or.jp/guideline/pdf/JCS2013_kimura_h.pdf
3) 日本循環器学会，他：心筋梗塞二次予防に関するガイドライン（2011年改訂版）．
   http://www.j-circ.or.jp/guideline/pdf/JCS2011_ogawah_h.pdf

（登佳寿子）

6 循環器疾患

6-2 不整脈

> **鉄則**
> 1. 抗不整脈薬の選択には Vaughan-Williams 分類や Sicilian Gambit 分類だけでなく，各ガイドラインにおける臨床上のエビデンスを考慮する。
> 2. 心房細動治療の目標は脳梗塞の発症抑制，QOL 向上。NOAC は患者の年齢，体重，腎機能，併用薬などに合わせて選択する。
> 3. アミオダロン使用時は薬剤性肺障害，甲状腺機能異常の発症に注意。肺障害のリスク因子として，年齢・投与期間がある。

プラクティス 1

抗不整脈薬の分類

62 歳，女性。拡張型心筋症〔左室駆出率（LVEF）29％〕で外来フォローアップ中。ホルター心電図で心室性期外収縮を認め，メキシレチンカプセル 300 mg/日が開始された。

Q1 抗不整脈薬の分類は？

A1 Vaughan-Williams 分類（表 6-7）と Sicilian Gambit 分類（表 6-8）がある
- Vaughan-Williams 分類は薬理作用に基づいて抗不整脈薬を 4 つに分類しているため簡便だが，複数の作用を併せ持つ薬剤の分類が難しい。Sicilian Gambit 分類では，薬剤のイオンチャネル，受容体，ポンプへの作用などが細かく記載されている。

表6-7 Vaughan-Williams分類

I群薬			II群薬	III群薬	IV群薬
Ia	Ib	Ic			
キニジン プロカインアミド ジソピラミド アジマリン シベンゾリン ピルメノール	リドカイン メキシレチン アプリンジン フェニトイン	プロパフェノン フレカイニド ピルシカイニド	プロプラノロール ナドロール	アミオダロン ソタロール ニフェカラント	ベラパミル ジルチアゼム ベプリジル

表6-8 Sicilian Gambit分類

薬剤	イオンチャンネル						受容体				ポンプ	臨床効果			心電図所見		
	Na Fast	Na Med	Na Slow	Ca	K	If	α	β	M₂	A₁	Na-K ATPase	左室機能	洞調律	心外性	PR	QRS	JT
リドカイン	○											→	→	◐			↓
メキシレチン	○											→	→	◐			↓
プロカインアミド		Ⓐ			◐							↓	→	●	↑	↑	↑
ジソピラミド			Ⓐ		◐				○			↓	→	◐	↑↓	↑	↑
キニジン		Ⓐ			◐		○	◐	○			→	↑	◐	↑↓	↑	↑
プロパフェノン		Ⓐ						◐				↓	↓	◐	↑	↑	
アプリンジン		Ⓘ		○	○	○			○			→	→	◐	↑	↑	→
シベンゾリン			Ⓐ	○	◐				○			↓	→	◐	↑	↑	→
ピルメノール			Ⓐ		◐				◐			↓	↑	◐	↑	↑	↑→
フレカイニド			Ⓐ		○							↓	→	◐	↑	↑	
ピルジカイニド			Ⓐ									↓	→	◐	↑	↑	
ベプリジル	○			●	◐							→	↓	○			↑
ベラパミル	○			●				◐				↓	↓	○	↑		
ジルチアゼム				●								↓	↓	○	↑		
ソタロール					●			●				↓	↓	○	↑		↑
アミオダロン	○			○	●		◐	◐				→	↓	●	↑		↑
ニフェカラント					●							→	→	◐			↑
ナドロール								●				↓	↓	○	↑		
プロプラノロール	○							●				↓	↓	○	↑		
アトロピン									●			→	↑	◐	↓		
ATP										■		?	↓	◐	↑		
ジゴキシン									■		●	↑	↓	●	↑		↓

・遮断作用の相対的強さ：○低 ◐中等 ●高
A=活性化チャネルブロッカー　I=不活性化チャネルブロッカー
■=作動薬

（参考文献[15]より引用）

Q2 抗不整脈薬の選択はどのように選択される？

A2 各薬剤のチャネルや受容体への作用の強さなどと各ガイドラインを総合的に判断して選択される

- 不整脈の発生機序や病態は複雑であり，Vaughan-Williams 分類や Sicilian Gambit 分類のみで理論的に抗不整脈薬を決定できるわけではない。
- 臨床上でのエビデンスに基づいた各ガイドラインが必要であり，各薬剤のチャネルや受容体への作用の強さなどの分類が判断材料の1つになる（各種不整脈のガイドラインは，http://new.jhrs.or.jp/guideline01/ 参照）。
- 例えば，心機能低下者に Na チャネル遮断作用をもつ抗不整脈薬を使用する場合，解離の遅い薬剤（slow kinetic drugs）では心機能抑制が強いため，解離の速い薬剤（fast kinetic drugs）が推奨される。

鉄則 ❶ 抗不整脈薬の選択には Vaughan-Williams 分類や Sicilian Gambit 分類だけでなく，各ガイドラインにおける臨床上のエビデンスを考慮する。

プラクティス 2

心房細動の薬物療法，合併症

65歳，男性。既往歴は高血圧，脂質異常症，高尿酸血症。胸部違和感で受診した際，ホルター心電図で発作性心房細動（120 bpm）を認め，ピルシカイニドカプセル 25 mg/ 動悸時，ダビガトランカプセル 300 mg/ 日が開始された。受診時の Scr は 0.72 mg/dL，体重は 70 kg。

Q3 心房細動で最も注意すべき合併症は？

A3 心原性脳塞栓症

- 非弁膜症性心房細動による脳梗塞の発症リスクは CHADS$_2$ スコア（0〜6点）（表6-9）によって評価できる。
- 脳梗塞の危険因子である心不全（congestive heart failure），高血圧（hypertension），75歳以上（age），糖尿病（diabetes mellitus）をそれぞれ1点として，脳梗塞/一過性脳虚血発作の既往（stroke/TIA）を2点として評価する。この点数が高いほど脳梗塞の年間発症率が高くなる（図6-3）。

Q4 心房細動に対する治療薬は？

A4 抗凝固薬と抗不整脈薬

- 経口抗凝固薬にはワルファリンと非ビタミンK阻害経口抗凝固薬（NOAC：non-vitamin K antagonist oral anticoagulant）があり，「心房細動治療（薬物）ガ

表6-9 CHADS₂スコア

	危険因子		スコア
C	congestive heart failure LV dysfunction	心不全，左室機能不全	1
H	hypertension	高血圧	1
A	age≧75y	75歳以上	1
D	diabetes mellitus	糖尿病	1
S₂	stroke/tia	脳梗塞，TIAの既往	2
	合計		0〜6

TIA：一過性脳虚血発作　　　　　　　　　　　　　　　（参考文献[16]より引用）

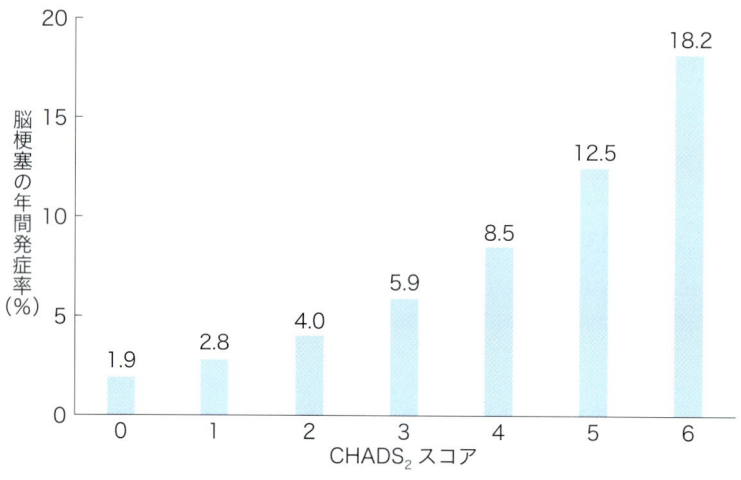

図6-3 CHADS₂スコアと脳梗塞発症率　　　　　　（参考文献[16]より引用）

イドライン（2013年改訂版）」ではCHADS₂スコアが1点もしくは2点以上で推奨される薬剤が異なる（図6-4）。

- リバーロキサバンおよびエドキサバンは第Ⅲ相試験にCHADS₂スコア1点の症例を含まないこと，ワルファリンは脳梗塞予防効果が出血の発症率を十分に上回ることが明らかでないためCHADS₂スコア1点では「考慮可」となっている。なお，CHADS₂スコア2点以上では，ダビガトラン，リバーロキサバン，アピキサバン，エドキサバンがワルファリンと同様に「推奨」される。
- 抗不整脈薬は心拍数調節と洞調律維持を目的として使用される。心房細動において，心拍数調節と洞調律維持では死亡率や脳卒中など生命予後に対して有意差がないことが大規模臨床試験で証明されている。また，動悸などの自覚症状などによる忍容性では洞調律維持の妥当性が明らかにされている。
- 「心房細動治療（薬物）ガイドライン（2013年改訂版）」では，心拍数調節は副

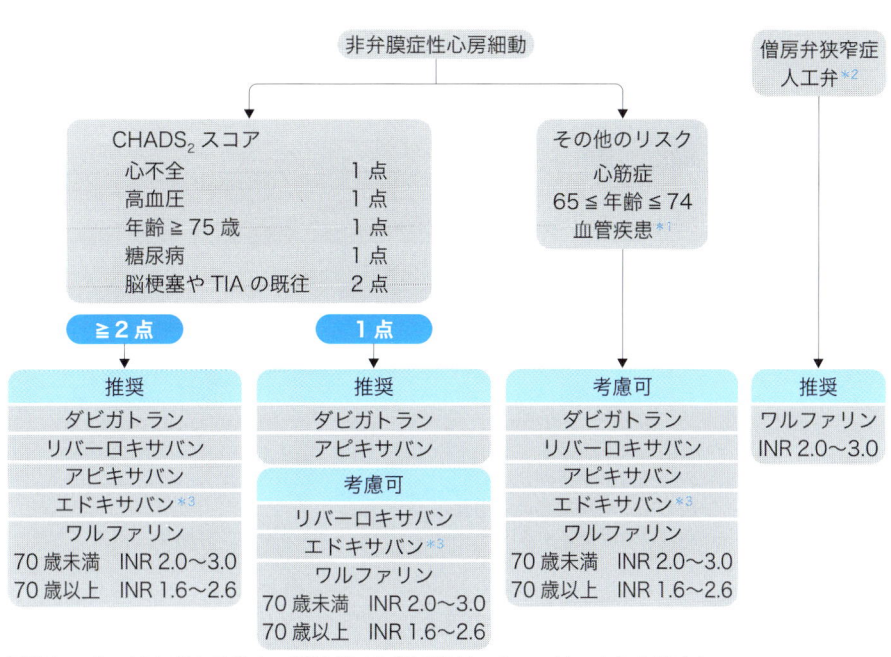

図6-4 心房細動における抗血栓療法

```
                    非弁膜症性心房細動                      僧房弁狭窄症
         ┌──────────────┴──────────────┐              人工弁*2
    CHADS₂ スコア              その他のリスク
    心不全         1点          心筋症
    高血圧         1点          65 ≤ 年齢 ≤ 74
    年齢 ≥ 75 歳   1点          血管疾患*1
    糖尿病         1点
    脳梗塞や TIA の既往  2点
```

≥ 2 点	1 点		
推奨	**推奨**	**考慮可**	**推奨**
ダビガトラン	ダビガトラン	ダビガトラン	ワルファリン
リバーロキサバン	アピキサバン	リバーロキサバン	INR 2.0〜3.0
アピキサバン	**考慮可**	アピキサバン	
エドキサバン*3	リバーロキサバン	エドキサバン*3	
ワルファリン	エドキサバン*3	ワルファリン	
70 歳未満 INR 2.0〜3.0	ワルファリン	70 歳未満 INR 2.0〜3.0	
70 歳以上 INR 1.6〜2.6	70 歳未満 INR 2.0〜3.0	70 歳以上 INR 1.6〜2.6	
	70 歳以上 INR 1.6〜2.6		

同等レベルの適応がある場合，新規経口抗凝固薬がワルファリンよりも望ましい。
*1：血管疾患とは心筋梗塞の既往，大動脈プラーク，および末梢動脈疾患などをさす。
*2：人工弁は機械弁，生体弁をともに含む。
*3：2013 年 12 月の時点では保険適応未承認。（筆者注：エドキサバンは 2014 年 9 月に保険適応承認を得た）

図 6-4　心房細動における抗血栓療法　　　　　　　　　　　　（参考文献2), p21 より引用）

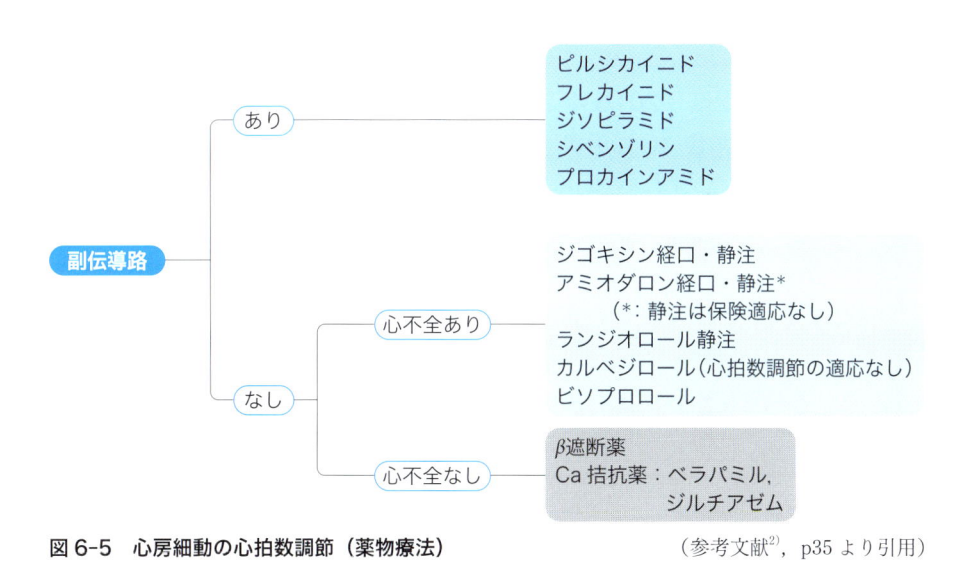

図6-5 心房細動の心拍数調節（薬物療法）

```
                      ┌─ あり ── ピルシカイニド
                      │          フレカイニド
                      │          ジソピラミド
                      │          シベンゾリン
                      │          プロカインアミド
  副伝導路 ───┤
                      │          ┌─ 心不全あり ── ジゴキシン経口・静注
                      │          │                 アミオダロン経口・静注*
                      │          │                   （*：静注は保険適応なし）
                      └─ なし ──┤                 ランジオロール静注
                                 │                 カルベジロール（心拍数調節の適応なし）
                                 │                 ビソプロロール
                                 │
                                 └─ 心不全なし ── β遮断薬
                                                   Ca 拮抗薬：ベラパミル，
                                                             ジルチアゼム
```

図 6-5　心房細動の心拍数調節（薬物療法）　　　　　　　（参考文献2), p35 より引用）

伝導路，心不全の有無によって推奨される薬剤が異なる（**図 6-5**）。
・洞調律化（除細動）は血行動態，器質的心疾患の有無，心房細動の持続日数などによって推奨される薬剤が異なる（**図 6-6**）。

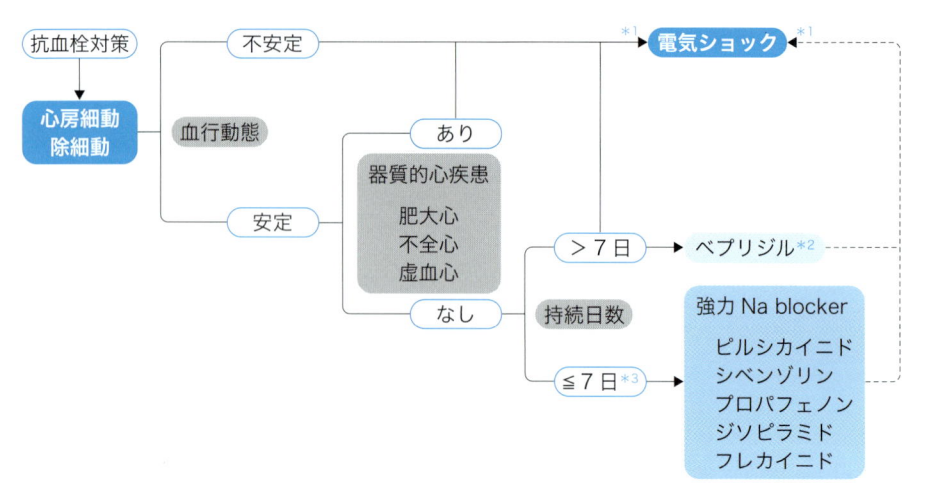

図 6-6　心房細動の除細動
点線は考慮を要する部分。Na blocker：Na チャネル遮断薬。
＊1：以下の場合に海外ではアミオダロン投与も選択肢に含まれるが，わが国の保険適応に抵触する可能性がある。
　　①器質的心疾患例で薬理学的除細動を試みる場合。
　　②電気的除細動成功率を上げ，また除細動後の再発予防を目指す場合。
＊2：単剤で無効時にはベプリジルとアプリンジンや他の Ic 群薬の併用が奏効することがある。またアプリンジン単独でも有効なことがある。
＊3：有効性と血栓塞栓症合併を減らす観点からは 48 時間以上にならないことが望ましい。

（参考文献[2], p38 より引用）

Q5　NOAC の種類と特徴は？

A5　現在（2016 年 2 月時点）使用できる NOAC は 4 種類ある。NOAC の特性を表 6-10 に示す

- いずれの NOAC も「非弁膜症性心房細動における虚血性脳卒中および全身性塞栓症の発症抑制」に対して適応があり，リバーロキサバン，アピキサバン，エドキサバンは「静脈血栓塞栓症の治療および再発抑制」，エドキサバンは「下肢整形外科手術施行患者における静脈血栓塞栓症の発症抑制」にも適応がある（2016 年 2 月時点）。
- NOAC はそれぞれワルファリンと比較して脳梗塞予防効果は同等かそれ以上，重大な出血発症率は同等かそれ以下，頭蓋内出血は大幅に低下することが明らかにされている（表 6-11）。しかし，各試験で CHADS$_2$ スコアやアスピリンの併用状況，対照群のワルファリンの TTR（time in therapeutic range）など条件が異なるため解釈に注意が必要である。
- NOAC はワルファリンのような細かい用量の調節や頻回の血液検査，食事摂取制限が不要であることが特徴である。ただし，腎機能，薬物相互作用などによって各々減量基準があること，ワルファリンに比べて高価なことなどに注意する。

表6-10 NOACの特性（2016年2月時点）

	ダビガトラン	リバーロキサバン[*1]	アピキサバン[*1]	エドキサバン[*2]
適応	非弁膜症性心房細動における虚血性脳卒中および全身性塞栓症の発症抑制			
用法・用量	300 mg/日 （1日2回）	15 mg/日 （1日1回食後）	10 mg/日 （1日2回）	60 mg/日 （1日1回）
CYP代謝	CYPの代謝を受けない	CYP3A4/CYP2J2	CYP3A4/CYP3A5	CYP3A4
腎排泄率	85%	42% （未変化体）	約27% （未変化体）	約50%
P糖タンパク基質	○	○	○	○
減量基準	以下の場合，減量（220 mg/日）を考慮 ・Ccr30～50 mL/分 ・P糖蛋白阻害薬（経口剤：ベラパミル，アミオダロン，キニジン，タクロリムス，シクロスポリン，リトナビル，ネルフィナビル，サキナビルなど）の併用 ・70歳以上の患者 ・消化管出血の既往	以下の場合，減量（10 mg/日） ・Ccr30～49 mL/分 ・Ccr15～29 mL/分[*3] 以下の薬剤と併用する場合，減量（10 mg/日）を考慮 ・フルコナゾール，ホスフルコナゾール ・クラリスロマイシン ・エリスロマイシン	以下の2つ以上に該当する場合，減量（5 mg/日） ・80歳以上 ・体重60 kg以下 ・Scr 1.5 mg/dL以上 以下の薬剤と併用する場合，減量（5 mg/日）を考慮 ・アゾール系抗真菌薬（フルコナゾールを除く） ・HIVプロテアーゼ阻害薬	以下の場合，減量（30 mg/日） ・体重60 kg以下 ・Ccr 30～50 mL/分 ・Ccr 15～29 mL/分[*3] ・P糖蛋白阻害薬（キニジン，ベラパミル，エリスロマイシン，シクロスポリン）の併用 以下の薬剤と併用する場合，減量（30 mg/日）を考慮 ・P糖蛋白阻害薬（クラリスロマイシン，イトラコナゾール，ジルチアゼム，アミオダロン，HIVプロテアーゼ阻害剤など）の併用
禁忌	・透析を含む高度の腎障害（Ccr 30 mL/分未満） ・イトラコナゾール（経口剤）の併用	腎不全（Ccr 15 mL/分未満） 以下の薬剤との併用 ・HIVプロテアーゼ阻害薬 ・コビシスタットを含有する製剤 ・アゾール系抗真菌薬の経口または注射剤（フルコナゾール，ホスフルコナゾールを除く）	腎不全（Ccr 15 mL/分未満）	

[*1]：「静脈血栓症（深部静脈血栓症および肺血栓塞栓症）の治療および再発抑制」については本表には記載していない。
[*2]：「下肢整形外科手術施行患者における静脈血栓塞栓症の発症抑制」「静脈血栓塞栓症（深部静脈血栓症および肺血栓塞栓症）の治療及び再発抑制」については本表には記載していない。
[*3]：有効性および安全性は確立していない。

（各医薬品添付文書を基に筆者作成）

表 6-11　NOAC の有効性・安全性（非弁膜症性心房細動患者に対するワルファリンとの比較）

	ダビガトラン		リバーロキサバン		アピキサバン	エドキサバン	
臨床試験名	RE-LY 試験		ROCKET AF 試験[※2]	J-ROCKET AF 試験[※3]	ARISTOTLE 試験	ENGAGE AF-TIMI 48 試験	
症例数	18,113 例		14,264 例	1,280 例	18,201 例	21,105 例	
用量	150 mg ×2 回/日	110 mg ×2 回/日	20mg ×1 回/日（または 15 mg ×1 回/日）	15mg ×1 回/日（または 10 mg ×1 回/日）	5mg ×2 回/日（または 2.5 mg ×2 回/日）	60 mg ×1 回/日	30 mg ×1 回/日
脳卒中/全身塞栓症の発症率	35％のリスク低下（優越性）	非劣性	非劣性	非劣性	21％のリスク低下（優越性）	非劣性	非劣性
大出血[※1]の発症率	有意差なし	20％のリスク低下	有意差なし	有意差なし	31％のリスク低下	20％のリスク低下	53％のリスク低下
頭蓋内出血の発症率	59％のリスク低下	70％のリスク低下	33％のリスク低下	─	58％のリスク低下	53％のリスク低下	70％のリスク低下
消化管出血の発症率	50％のリスク増加	有意差なし	─	─	有意差なし	23％のリスク増加	33％のリスク低下

※ 1：2g/dL 以上のヘモグロビン減少，全血または濃縮赤血球 2 単位（米国の単位）以上の輸血を必要とするもの，重要部位または臓器の症候性出血などのいずれかに該当
※ 2：対象者に日本人が含まれない試験
※ 3：ROCKET AF 試験よりも用量が少ない日本人のみを対象とした試験　　　　　　　　　　（参考文献[17)-22)]を基に著者作成）

鉄則 ❷　心房細動治療の目標は脳梗塞の発症抑制，QOL 向上。NOAC は患者の年齢，体重，腎機能，併用薬などに合わせて選択する。

プラクティス 3

抗不整脈薬の副作用

82 歳，女性。既往歴は高血圧，うっ血性心不全，僧帽弁閉鎖不全症，直腸がん術後。発作性心房細動に対してアミオダロン錠 200 mg/日が開始され，1 か月後に 150 mg/日に減量になった。アミオダロン錠開始 6 か月後の診察時に聴診にて coarse crackle を聴取し，胸部 X 線で右下肺野に強い間質性陰影・左下肺野に淡い浸潤影を認め，SpO_2 92％に低下，CRP 12.29 mg/dL，KL-6　559 U/mL に上昇していたため，アミオダロン錠による間質性肺炎疑いで緊急入院となり，ステロイドによる治療が開始された。

Q6 アミオダロンによる副作用は？

A6 主な副作用と添付文書上の副作用発現頻度は，間質性肺炎 1.9％，肺線維症 1.1％，甲状腺機能低下症 7.1％，甲状腺機能亢進症 0.6％，角膜色素沈着 12.3％となっている

Q7 アミオダロンによる肺障害のリスク因子は？

A7 年齢や投与期間が関連しているといわれており，60 歳以上や投与開始後 6〜12 か月に多い．また，継続使用 1 年間で発現頻度 4.2％，同 3 年間で 7.8％，同 5 年間で 10.6％という報告がある

Q8 アミオダロンによる肺障害の初期症状や検査方法は？

A8 初期症状として咳，息切れ，微熱などがある．検査として肺ラ音聴取，胸部 X 線撮影，血液検査（KL-6），肺拡散能検査（%DLco）を行う

●アミオダロンによる甲状腺機能異常

- アミオダロンによる甲状腺機能異常には，甲状腺機能低下症（AIH：amiodarone-induced hypothyroidism）と甲状腺機能中毒症（AIT：amiodarone-induced thyrotoxicosis）がある。
- アミオダロン投与開始前に血清 TSH，FT4，FT3，TPO 抗体，Tg 抗体濃度を測定することが望ましい。その後は数か月に 1 回または疑わしい症状・所見がみられたときに測定することが推奨されている。

AIH
- 女性や橋本病をもつ人に生じやすいといわれており，一般的にアミオダロン開始 6〜12 か月後に現れる．治療にはレボチロキシンの補充を行う。

AIT
- AIT は I 型と II 型に分けられ，わが国で生じる AIT はほとんど II 型である。
- AIT I 型は中毒性甲状腺腺腫やバセドウ病がある場合に生じる甲状腺異常症でアミオダロン開始 1〜2 年頃に発症しやすい．治療としては，可能であればアミオダロンを中止し，抗甲状腺薬の使用や場合によって甲状腺亜全摘〜全摘出を考慮する。
- AIT II 型は基礎疾患として甲状腺異常がない場合に生じる破壊型の甲状腺中毒症であり，アミオダロン開始 2〜3 年後から発症することが多い．軽度で無症状であれば薬剤が不要の場合もあるが，甲状腺ホルモンが高値になったり不整脈が頻発するようになれば，早急に副腎皮質ステロイドを投与する必要がある（抗甲状腺薬は無効である）。

鉄則 ③ アミオダロン使用時は薬剤性肺障害，甲状腺機能異常の発症に注意。肺障害のリスク因子として，年齢・投与期間がある。

最終チェック

1. 抗不整脈薬の選択方法は？
  ➡ 不整脈の種類と基礎心疾患をもとに薬理学的特徴と各ガイドライン上のエビデンスを考慮する。
2. NOAC 使用時の注意は？
  ➡ 各薬剤の減量基準（年齢，体重，腎機能，併用薬など）を考慮する。
3. アミオダロン使用時の注意点は？
  ➡ 肺障害，甲状腺機能異常の特徴や検査方法を理解し，早期発見・早期対応に努める。

参考文献

1) 日本循環器学会 編：不整脈薬物治療に関するガイドライン（2009年改訂版）. http://www.j-circ.or.jp/guideline/pdf/JCS2009_kodama_h.pdf
2) 日本循環器学会 編：心房細動治療（薬物）ガイドライン（2013年改訂版）. http://www.j-circ.or.jp/guideline/pdf/JCS2013_inoue_h.pdf
3) Hohnloser SH, et al：Rhythm or rate control in atrial fibrillation — Pharmacological Intervention in Atrial Fibrillation(PIAF)：a randomised trial. Lancet 356：1789-1794, 2000
4) Atrial Fibrillation Followup Investigation of Rhythm Management (AFFIRM) Investigators：A comparison of rate control and rhythm control in patients with atrial fibrillation. N Engl J Med 347：1825-1833, 2002
5) Rate Control versus Electrical Cardioversion for Persistent Atrial Fibrillation Study Group：A comparison of rate control and rhythm control in patients with recurrent persistent atrial fibrillation. N Engl J Med 347：1834-1840, 2002
6) Carlsson J, et al：Randomized trial of rate-control versus rhythm-control in persistent atrial fibrillation：the Strategies of Treatment of Atrial Fibrillation (STAF) study. J Am Coll Cardiol 41：1690-1696, 2003
7) J-RHYTHM Investigators：Optimal treatment strategy for patients with paroxysmal atrial fibrillation：J-RHYTHM Study. Circ J 73：242-248, 2009
8) Ernawati DK, et al：Amiodarone-induced pulmonary toxicity. Br J Clin Pharmacol 66：82-87, 2008
9) Yamada Y, et al：Incidence and predictors of pulmonary toxicity in Japanese patients receiving low-dose amiodarone. Circ J 71：1610-1616, 2007
10) 日本呼吸器学会薬剤性肺障害の診断・治療の手引き作成委員会：薬剤性肺障害の診断・治療の手引き．pp65-66, メディカルレビュー社，2012
11) Basaria S, et al：Amiodarone and the thyroid. Am J Med 118：706-714, 2005
12) Sato K, et al：Clinical characteristics of amiodarone-induced thyrotoxicosis and hypothyroidism in Japan. Endocr J 46：443-451, 1999
13) 厚生労働省：重篤副作用疾患別対応マニュアル　甲状腺機能低下症.

http://www.mhlw.go.jp/topics/2006/11/dl/tp1122-1d09.pdf
14) 厚生労働省：重篤副作用疾患別対応マニュアル　甲状腺中毒症.
http://www.mhlw.go.jp/topics/2006/11/dl/tp1122-1d05.pdf
15) 抗不整脈薬ガイドライン委員会 編：抗不整脈薬ガイドライン— CD-ROM 版，ガイドラインの解説とシシリアンガンビットの概念．ライフメディコム，2000
16) Gage BF, et al：Validation of clinical classification schemes for predicting stroke：results from the National Registry of Atrial Fibrillation. JAMA 285：2864-2870, 2001
17) Connolly SJ, et al：Dabigatran versus warfarin in patients with atrial fibrillation. N Engl J Med 361：1139-1151, 2009
18) Connolly SJ, et al：Newly identified events in the RE-LY trial. N Engl J Med 363：1875-1876, 2010
19) Patel MR, et al：Rivaroxaban versus warfarin in nonvalvular atrial fibrillation. N Engl J Med 365：883-891, 2011
20) Hori M, et al：Rivaroxaban vs. warfarin in Japanese patients with atrial fibrillation - the J-ROCKET AF study -. Circ J 76：2104-2111, 2012
21) Granger CB, et al：Apixaban versus warfarin in patients with atrial fibrillation. N Engl J Med 365：981-992, 2011
22) Giugliano RP, et al：Edoxaban versus warfarin in patients with atrial fibrillation. N Engl J Med 369：2093-2104, 2013

（高瀬友貴）

6 循環器疾患

6-3 高血圧

> **鉄則**
> 1. 生活習慣の修正だけでは降圧目標レベルに到達できない場合，薬物治療との2本柱で取り組む。
> 2. Ca拮抗薬はグレープフルーツの摂取でAUC・Cmax上昇，ARBやACE阻害薬は腎機能障害時は少量より開始する。
> 3. PIHではメチルドパ，ヒドララジン，ラベタロールなどを用い，ARBやACE阻害薬は原則禁忌。

プラクティス 1

治療ステップの理解
53歳，男性。既往なし。喫煙：40本/日，23年間。飲酒：ビール500 mL/日。会社の検診で血圧高値を指摘され，受診。まずは生活習慣の修正を指導された。

Q1 この患者の治療目標は？

A1 高血圧の持続による脳卒中や心筋梗塞などの心血管病の発症・進展・再発を抑制し，死亡やQOL低下のリスクを下げる

Q2 高血圧の治療対象は？

A2 血圧140/90 mmHg以上のすべての患者
- 血圧値と血圧以外の危険因子，高血圧性臓器障害の有無によって低・中・高リスクの3群に層別化される（表6-12）。
- 初診時の高血圧管理計画に従い，まずは生活習慣の修正を指導し，降圧目標レベルに到達できない場合，薬物治療を開始する（図6-7）。

表 6-12 診察室血圧に基づいた心血管病リスク層別化

リスク層 (血圧以外の予後影響因子)	血圧分類 (mmHg)	Ⅰ度高血圧 140～159/ 90～99	Ⅱ度高血圧 160～179/ 100～109	Ⅲ度高血圧 ≧180/≧110
リスク第一層 (予後影響因子がない)		低リスク	中等リスク	高リスク
リスク第二層 (糖尿病以外の1～2個の危険因子，3項目を満たすMetS*のいずれかがある)		中等リスク	高リスク	高リスク
リスク第三層 (糖尿病，CKD，臓器障害/心血管病，4項目を満たすMetS*，3個以上の危険因子のいずれかがある)		高リスク	高リスク	高リスク

＊ MetS：メタボリックシンドローム　　　　　　　　　　　　（参考文献[1], p33 より引用）

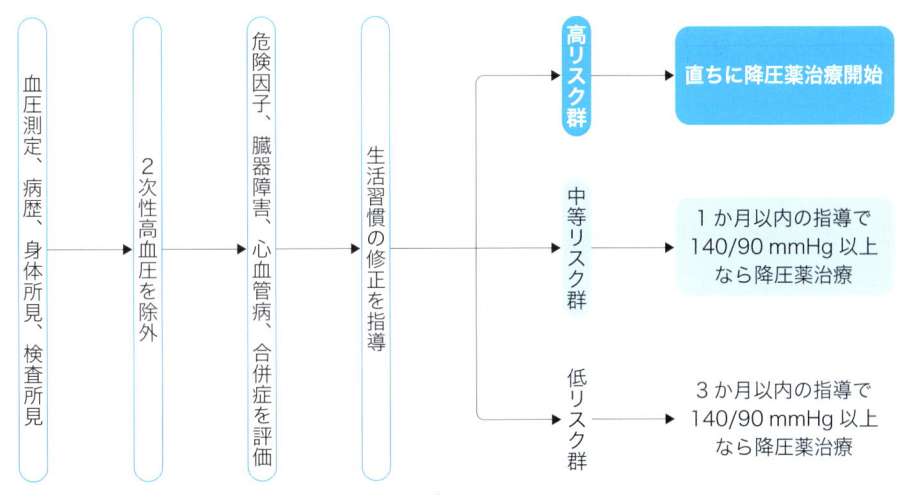

図 6-7 初診時の高血圧管理計画（参考文献[1], p33 より改変）

血圧測定、病歴、身体所見、検査所見 → 2次性高血圧を除外 → 危険因子、臓器障害、心血管病、合併症を評価 → 生活習慣の修正を指導

- 高リスク群 → 直ちに降圧薬治療開始
- 中等リスク群 → 1か月以内の指導で 140/90 mmHg 以上なら降圧薬治療
- 低リスク群 → 3か月以内の指導で 140/90 mmHg 以上なら降圧薬治療

もっと知りたい

生活習慣の修正

主に以下の6点を指導する。

(1) 塩分：食塩 6 g/日未満を目標。
(2) バランスのよい食事：野菜・果物の積極的摂取。コレステロールや飽和脂肪酸の摂取は控える。
(3) 適正体重の維持：体格指数〔BMI：体重（kg）÷身長（m）^{2}〕 25 kg/m^2 未満を目標。
(4) 適度な運動：有酸素運動を中心に毎日 30 分以上を目標。
(5) 節酒
(6) 禁煙

Q3 降圧目標は？

A3 年齢・合併症の有無によって目標が異なる。診察室血圧と家庭血圧の間に差がある場合，家庭血圧を優先する（表6-13）

表6-13　降圧目標

	診察室血圧	家庭血圧
若年，中年，前期高齢者	140/90 mmHg 未満	135/85 mmHg 未満
後期高齢者	150/90 mmHg 未満 （忍容性があれば140/90 mmHg 未満）	145/85 mmHg 未満（目安） （忍容性があれば135/85 mmHg 未満）
糖尿病患者	130/80 mmHg 未満	125/75 mmHg 未満
CKD 患者（尿タンパク陽性）	130/80 mmHg 未満	125/75 mmHg 未満（目安）
脳血管障害患者 冠動脈疾患患者	140/90 mmHg 未満	135/85 mmHg 未満（目安）

注：目安で示す診療室血圧と家庭血圧の目標値の差は，診療室血圧 140/90 mmHg，家庭血圧 135/85 mmHg が，高血圧の診断基準であることから，この二者の差をあてはめたものである。

（参考文献[1]，p35 より引用）

鉄則 ❶ 生活習慣の修正だけでは降圧目標レベルに到達できない場合，薬物治療との2本柱で取り組む。

プラクティス 2

薬物治療の原則

68歳，男性。高血圧と糖尿病のため外来通院中。カンデサルタン錠（8 mg）1錠，朝食後1回内服だけでは血圧コントロール不良であり，本日からユニシアHD®錠（カンデサルタンシレキセチル8 mg＋アムロジピン5 mg）1錠，1日1回朝食後内服へ変更となった。

Q4 降圧薬の第1選択薬で考慮すべきことは？

A4 積極的適応や禁忌，慎重投与となる病態が存在する。個々の病態に合致した降圧薬を選択する（表6-14）

- Ca拮抗薬，ARB，ACE阻害薬，利尿薬，β遮断薬（含αβ遮断薬）の5種類の主要降圧薬は，いずれも心血管病抑制効果が証明されている。

表 6-14 主要降圧薬の積極的適応と禁忌や慎重投与となる病態

		Ca拮抗薬	ARB	ACE阻害薬	サイアザイド系利尿薬	β遮断薬
積極的適応	左室肥大	●	●	●		
	心不全		●*1	●*1	●	●*1
	頻脈	●*2				●
	狭心症	●				●*3
	心筋梗塞後		●	●		●
	CKD 蛋白尿−	●	●	●	●	
	CKD 蛋白尿＋		●	●		
	脳血管障害慢性期	●	●	●	●	
	糖尿病/MetS		●	●		
	骨粗鬆症				●	
	誤嚥性肺炎			●		
禁忌		・徐脈*2	・妊娠 ・高K血症	・妊娠 ・血管神経性浮腫 ・高K血症 ・特定の膜を用いるアフェレーシス／血液透析	・低K血症	・喘息 ・高度徐脈
慎重投与		・心不全	・腎動脈狭窄症*4	・腎動脈狭窄症*4	・痛風 ・妊娠 ・耐糖能異常	・耐糖能異常 ・閉塞性肺疾患 ・末梢動脈疾患

*1：少量から開始し，注意深く漸増する。 *2：非ジヒドロピリジン系。
*3：冠攣縮性狭心症には注意。 *4：両側性腎動脈狭窄の場合は原則禁忌。 （参考文献[1]，p46 より改変）

- 積極的適応がない場合は Ca 拮抗薬，ARB，ACE 阻害薬，利尿薬の中から選択する。投与の原則として，①1剤から開始する。②1日1回投与のものを選ぶ，③低用量（特にサイアザイド系利尿薬は半錠程度）から開始する。

Q5 1剤でうまくコントロールできなかった場合は？

A5 降圧目標を達成するためには薬剤を併用することが多い

- 2剤を併用する場合，効果および副作用の面から図 6-8 のような組み合わせが推奨される。
- また，降圧目標を達成するための降圧薬の使い方を図 6-9 に示す。

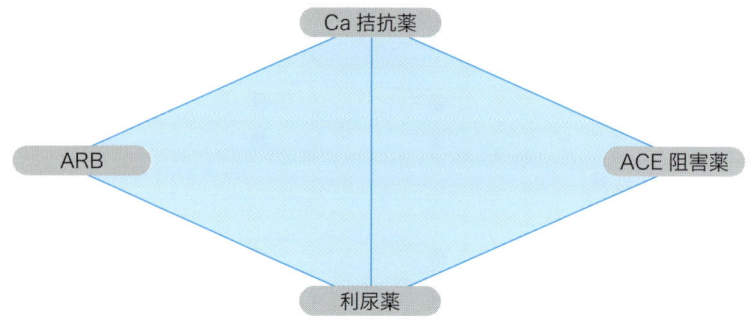

```
         Ca拮抗薬
    ARB         ACE阻害薬
         利尿薬
```

ARBとACE阻害薬の併用は一般的に用いられないが，腎保護のために併用するときは，腎機能・高K血症に留意して慎重に行う。

図6-8　2剤の併用（参考文献[1]，p48より引用）

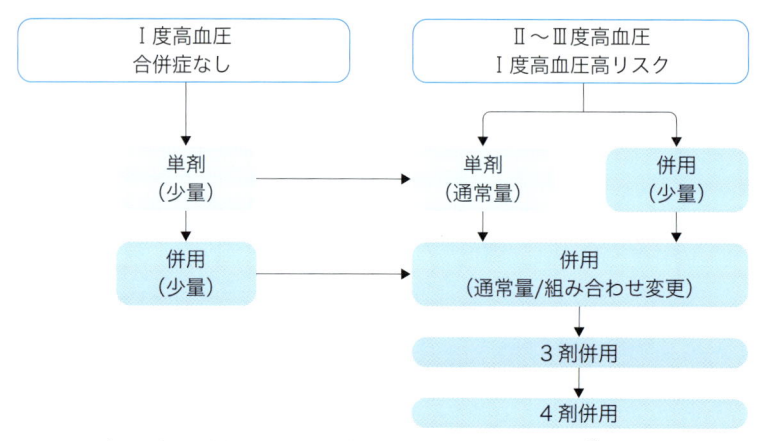

```
[Ⅰ度高血圧            [Ⅱ～Ⅲ度高血圧
 合併症なし]            Ⅰ度高血圧高リスク]
      ↓                    ↓          ↓
    単剤          →      単剤         併用
   (少量)                (通常量)      (少量)
      ↓                    ↓          ↓
    併用          →      併用
   (少量)              (通常量/組み合わせ変更)
                           ↓
                         3剤併用
                           ↓
                         4剤併用
```

図6-9　降圧目標を達成するための降圧薬の使い方（参考文献[1]，p47より引用）

Q6 継続治療のポイントは？

A6 高血圧は自覚症状に乏しく治療が長期にわたるため，患者指導が重要である

- 服薬アドヒアランスは血圧コントロール・心血管疾患の予後と関係することが示されている。

(1) 高血圧によるリスクと治療の有益性を理解させる。

(2) 処方を単純化し服用回数，服用錠数を減らす工夫をする。一包化調剤や配合剤の使用はアドヒアランス改善に有効である。

(3) 服用忘れの原因・理由について話し合い，医師にフィードバックする。特に副作用はアドヒアランスの妨げになるため，必要であれば減量や薬剤変更も考慮する。

Q7 各種降圧薬の副作用と注意点は？

A7 表6-15に示す

表6-15 各種降圧薬の副作用と注意点

		副作用	注意点
Ca拮抗薬		動悸，頭痛，ほてり感，浮腫，歯肉増生，便秘など	グレープフルーツの摂取でAUC・Cmax上昇の報告
ARB		腎機能低下，高K血症など	腎機能障害がある症例では少量から開始し，腎機能やK値を確認しながら漸増
ACE阻害薬		空咳（薬剤中止後すみやかに消失），血管神経性浮腫，腎機能低下，高K血症など	腎機能障害がある症例では少量から開始し，腎機能やK値を確認しながら漸増
利尿薬	サイアザイド系，ループ系	低Na血症・低K血症・低Mg血症などの電解質異常，耐糖能異常，高尿酸血症，難聴（ループ系）など	代謝異常は用量依存的に出現
	アルドステロン拮抗薬，K保持性	高K血症，女性化乳房・月経痛（スピロノラクトン）など	CKDを合併している場合K含有量の多い柑橘類などの摂取制限を指導
β遮断薬		徐脈，心不全，気管支喘息症状の誘発・悪化（一部の薬剤では禁忌）など	突然中止すると離脱症状として狭心症・高血圧発作が生じる可能性

（参考文献[1]，pp195-227を基に筆者作成）

鉄則 ❷ Ca拮抗薬はグレープフルーツの摂取でAUC・Cmax上昇，ARBやACE阻害薬は腎機能障害時は少量より開始する。

プラクティス ③ 妊婦の高血圧への対応

38歳，女性。妊娠34週の妊婦健診で血圧170/85 mmHg，尿蛋白（3＋）を認めたためメチルドパ錠 1回250 mg，1日3回毎食後内服が開始となった。

Q8 妊娠高血圧症候群（PIH：pregnancy induced hypertension）での薬物療法の適応は？

A8 重症高血圧の基準を超えるものを薬物療法の適応とする

- PIHは母児双方の予後に重要な影響を与える疾患である。一般の高血圧の分類とは異なり，軽症・重症・緊急症という考え方に基づいて診断・治療が行われる（表6-16）。

表 6-16 PIH における病型分類

		軽症	重症	緊急症
血圧 (mmHg)	収縮期	140～160	160～180	180 以上
	拡張期	90～110	110～120	120 以上
尿タンパク (g/日)		0.3～2	2 以上	

(参考文献[1], p100 を基に筆者作成)

- 「高血圧治療ガイドライン 2014」では「重症」の基準を超えるものを薬物療法の適応とし,「緊急症」の場合直ちに開始すべきと提唱している。
- なお, 胎盤血流量を損なわない範囲で脳血管・心・腎などの母体臓器障害のリスクを軽減することが求められているが, 降圧目標についての明確なエビデンスはない。

Q9 PIH 治療の第 1 選択薬と, 使用できない薬剤は？

A9 下記①および②の 1 剤から開始し, 十分な降圧が得られない場合は異なる作用機序の 2 剤ないしは 3 剤を選択する。なお, ARB, ACE 阻害薬は原則として禁忌, 他の β 遮断薬, Ca 拮抗薬に関しては患者に説明しインフォームド・コンセントをとり, 医師の責任のもと使用する

- 以下に妊婦に用いる薬剤を示す。
  ①妊娠 20 週未満：メチルドパ錠, ヒドララジン錠, ラベタロール錠のいずれかを用いる。
  ②妊娠 20 週以降：上記 3 剤にニフェジピン錠（長時間作用型の使用を基本とする）を加えたいずれかを用いる。

Q10 降圧が不十分な場合に使用する薬は？

A10 静注薬（ニカルジピン注, ニトログリセリン注, ヒドララジン注）へ切り替えを考慮。なお, 児の状態に留意し, 胎児心拍モニタリングが必要である

鉄則 ③ PIH ではメチルドパ, ヒドララジン, ラベタロールなどを用い, ARB や ACE 阻害薬は原則禁忌。

最終チェック

1 治療ステップは？
→まずは生活習慣の修正。それでも治療目標に達しない場合，薬物治療を開始する。

2 薬物治療は？
→各薬剤には積極的適応・禁忌となる病態が存在し，複数の薬剤を併用する場合が多い。アドヒアランスが維持できるよう指導を行う。

3 妊婦に対する薬物治療は？
→母児双方への影響を考慮しながら治療を行う。使用できる薬剤・禁忌となる薬剤を理解する。

参考文献
1) 日本高血圧学会高血圧治療ガイドライン作成委員会：高血圧治療ガイドライン 2014．ライフ・サイエンス出版，2014
2) Bangalore S, et al：Fixed-dose combinations improve medication compliance：a meta-analysis. Am J Med 120：713-719, 2007

（土肥麻貴子）

7 消化器疾患

7-1 消化性潰瘍

> **鉄則**
> ① 一般用医薬品も含め，NSAIDs および LDA の常用の有無を確認。服用患者の消化性潰瘍予防には PPI の投与が有効。
> ② *H. pylori* の 1 次除菌は，PPI または P-CAB，アモキシシリン，クラリスロマイシンの 3 剤併用療法。アドヒアランスが不安な患者にはパック製剤を提案する。
> ③ PPI の種類により，CYP2C19 が関与する相互作用の影響が異なる。併用薬によっては，影響の少ない薬剤への変更を提案する。

プラクティス 1

NSAIDs 消化性潰瘍
46 歳，女性。出血性胃潰瘍のため入院。狭心症の既往歴あり。経皮的冠動脈形成術後であり，低用量アスピリン錠とクロピドグレル錠を定期内服していた。

Q1 消化性潰瘍とは？

A1 胃液に曝露する消化管壁が粘膜筋層を越えて深く欠損した病態の総称のこと。一般的には胃潰瘍と十二指腸潰瘍を指す

Q2 消化性潰瘍の原因は？

A2 ストレスや喫煙，アルコールおよび刺激性食物の過剰摂取なども挙げられるが，発症の多くは NSAIDs 内服と *H. pylori* 感染に起因する
- 海外のメタアナリシスでは，*H. pylori*（−）/NSAIDs（−）の潰瘍リスクを 1 とすると，リスク比は *H. pylori*（＋）では 18.1，NSAIDs（＋）では 19.4，両者

とも（＋）であれば 61.1 と著明に増大する。
- 近年では低用量アスピリン（LDA：low dose aspirin）を常用している患者も多く，易出血性のため，出血性消化性潰瘍に特に注意が必要である。

Q3 消化性潰瘍の治療はどうするか？

A3 「消化性潰瘍診療ガイドライン 2015」のフローチャート（図 7-1）に基づいて治療する。治療の目的は，自覚症状の消失，潰瘍の治癒，出血・穿孔・狭窄などの合併症の防止および治癒後の再発防止である

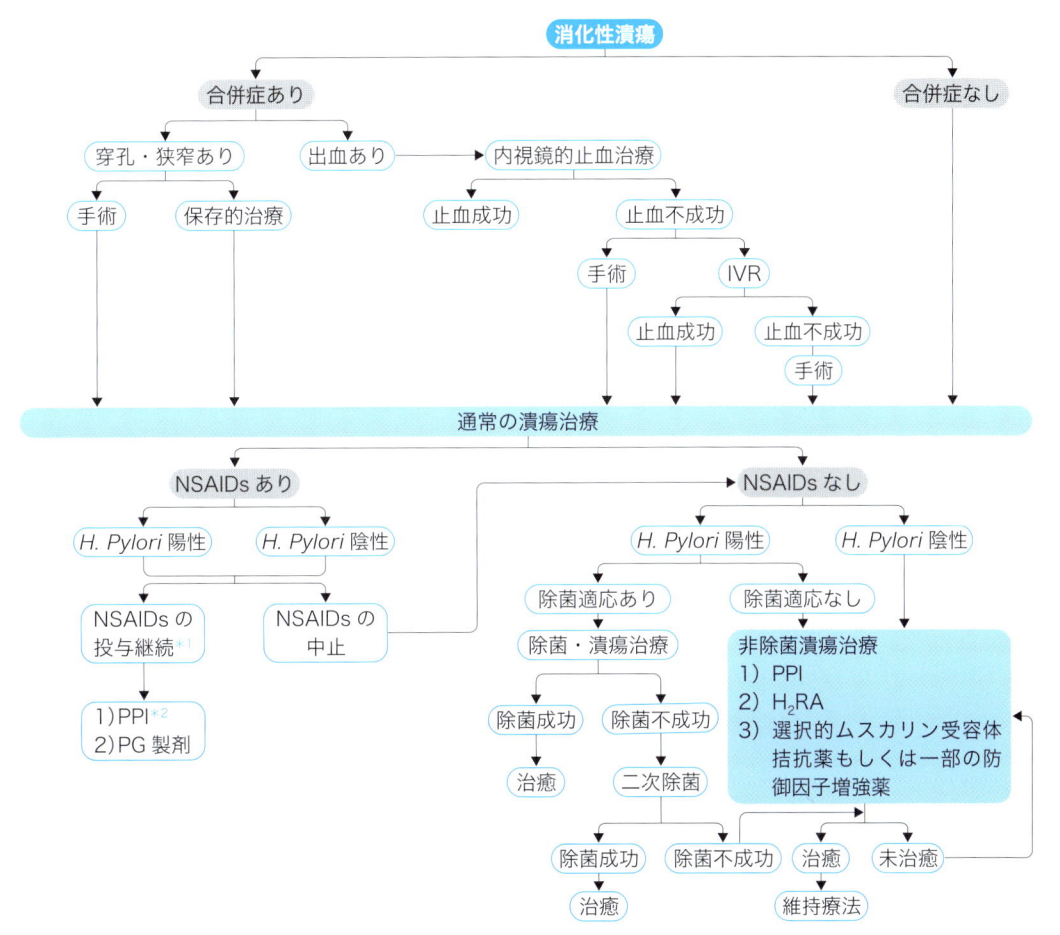

図 7-1　消化性潰瘍診療のフローチャート
＊1：禁忌である。中止不能のため止むを得ず投与する場合。
＊2：LDA 潰瘍は PPI を選択。
IVR：interventional radiology，H₂RA：ヒスタミン H₂ 受容体拮抗薬
PG：プロスタグランジン，PPI：プロトンポンプ阻害薬
（「日本消化器病学会 編：消化性潰瘍ガイドライン 2015，改訂第 2 版，p.xvii，2015，南江堂」より許諾を得て転載）

Q4 NSAIDs潰瘍に対する予防は？

A4 短期投与（3か月未満）および長期投与（3か月以上）の1次予防*について，表7-1に示す

＊：1次予防とは疾病の発生そのものを予防することであり，この場合，初発のNSAIDs潰瘍を指す。

表7-1　NSAIDs潰瘍に対する予防

短期投与 （3か月未満）	・PG製剤（ミソプロストール 800 µg/日） ・PPI（オメプラゾール 20 mg/日） ・H₂ブロッカー＊（ラニチジン 300 mg/日）
長期投与 （3か月以上）	・PG製剤（ミソプロストール 400〜800 µg/日） ・PPI（オメプラゾール 20，40 mg/日，ランソプラゾール 15，30 mg/日） ・高用量H₂ブロッカー（ファモチジン 80 mg/日）

＊：H₂ブロッカーは特に十二指腸潰瘍予防に対して有用とされている。　　　　　　（筆者作成）

- ただし，潰瘍の1次予防に対する投薬は，保険適用となっていないことに注意。一方で，高齢者や心血管イベントを有する症例では，プロトンポンプ阻害薬（PPI：proton pump inhibitor）投与で潰瘍合併症のリスクを2/3に低減したとの報告もある。

Q5 LDA服用患者における消化性潰瘍の予防は？

A5 LDA服用患者の消化性潰瘍再発予防にはPPIの投与が有効である

- この症例においても，LDA服用による潰瘍予防のため，PPIを投与しておくことが望ましい。NSAIDsあるいはLDA投与時における各PPIの胃潰瘍または十二指腸潰瘍の再発抑制に対する保険適用の有無を**表7-2**に示す。

表7-2　NSAIDs/LDA投与時における各PPIの潰瘍再発抑制に対する保険適用の有無

	オメプラゾール	ランソプラゾール	ラベプラゾール	エソメプラゾール
NSAIDs投与時	—	15 mg：○ 30 mg：—	—	10 mg：○ 20 mg：○
LDA投与時			5mg：○ 10mg：○ 20mg：—	

○：保険適用あり，—：保険適用なし。　　　　　　　　　　　（各添付文書より筆者作成）

鉄則 ❶ 一般用医薬品も含め，NSAIDs および LDA の常用の有無を確認。服用患者の消化性潰瘍予防には PPI の投与が有効。

もっと知りたい　鉄剤による黒色便とタール便

- 上部消化管出血の早期発見において，観便は重要であり，患者へ黒色便について説明しておく必要がある。
- ただし，消化管出血のある患者では，貧血に対して鉄剤を投与されることが多く，鉄剤服用によっても黒色便となる。上部消化管出血による黒色便はいわゆる「タール便」であり，粘性のあることが特徴的であるため，その点について患者に説明しておく。

プラクティス ❷　*H. pylori* 除菌

50歳，女性。胃の不調を主訴に消化器内科を受診。検査により *H. pylori* 感染陽性が判明。

Q6 *H. pylori* の 1 次除菌治療および除菌率は？

A6 PPI，アモキシシリン，クラリスロマイシンの 3 剤併用療法を行う（表 7-3）。除菌率は，年々低下してきており，2000 年までは 90％以上であった除菌率が 2007 年以降は 75％以下に低下しているとの報告もある

表 7-3　*H. pylori* に対する 1 次除菌

PPI	ランソプラゾール 30 mg オメプラゾール 20 mg ラベプラゾール 10 mg エソメプラゾール 20 mg のいずれか	左記 3 剤を 1 日 2 回 7 日間服用
アモキシシリン	750 mg	
クラリスロマイシン	200 mg もしくは 400 mg	

（各添付文書を基に筆者作成）

- その原因として，クラリスロマイシンに対する耐性菌，アドヒアランスの低下などが挙げられる。
- なお，PPI の種類あるいはクラリスロマイシンの用量によって除菌率に差はないとされている。
- 2015 年に販売されたカリウムイオン競合型アシッドブロッカー（P-CAB：

potassium-competitive acid blocker）ボノプラザンを PPI の代わりに用いることで，除菌率の向上が期待されている。

Q7 *H. pylori* の 2 次除菌治療および除菌率は？

A7 1 次除菌に失敗した場合，2 次除菌を行う。薬剤としては，1 次除菌のクラリスロマイシンをメトロニダゾール 1 回 250 mg 1 日 2 回投与に変更する。2 次除菌による除菌率は 80％以上との報告がある

・注意点としては，ジスルフィラム様作用を生じることがあるので，飲酒を避けること，また妊婦（妊娠 3 か月以内）は禁忌であることが挙げられる。

Q8 *H. pylori* の 3 次除菌のレジメンは？

A8 2 次除菌に不成功の場合は，PPI または P-CAB，アモキシシリン，レボフロキサシンあるいはシタフロキサシンの 3 剤併用療法が行われるが，保険適用外であり，確立されたレジメンではないことに注意が必要である

Q9 ペニシリンアレルギーのある患者への除菌はどうするか？

A9 ペニシリンアレルギーのある患者へは，アモキシシリンが使用できないケースがあるので，1 次除菌でアモキシシリンの代わりにメトロニダゾールを用いることがある。ただし，この組み合わせは保険適用外である。

鉄則 ❷ *H. pylori* の 1 次除菌は，PPI または P-CAB，アモキシシリン，クラリスロマイシンの 3 剤併用療法。アドヒアランスが不安な患者にはパック製剤を提案する。

プラクティス 3

PPI の代謝
58 歳，男性。慢性心房細動を合併しておりワルファリン錠を内服している。出血性胃潰瘍のためラベプラゾール錠が開始された。

Q10 代謝酵素の遺伝子多型とは？

A10 多くの薬物が肝のチトクローム P450（CYP）により代謝される。PPI の主な代謝酵素は CYP2C19 である。CYP2C19 には遺伝的多型性があり，PPI の効果に個人差があるとされる（表 7-4）

表 7-4 CYP2C19 の遺伝子多型および日本人における割合

遺伝子多型	SNP	日本人における割合（%）
rapid metabolizer（RM）	*1/*1	35
intermediate metabolizer（IM）	*1/*2, *1/*3	49
poor metabolizer（PM）	*2/*2, *2/*3, *3/*3	16

（参考文献[5]，p523 より改変）

- 日本人の poor metabolizer は exon5 と exon4 に存在する一塩基多型（SNP）である *CYP2C19*2/*2* と *CYP2C19*3/*3* の組み合わせによる。

Q11 遺伝子多型による PPI の血中濃度の違いは？

A11 PPI の血中濃度（CYP2C19 の遺伝子多型別）を図 7-2 に示す

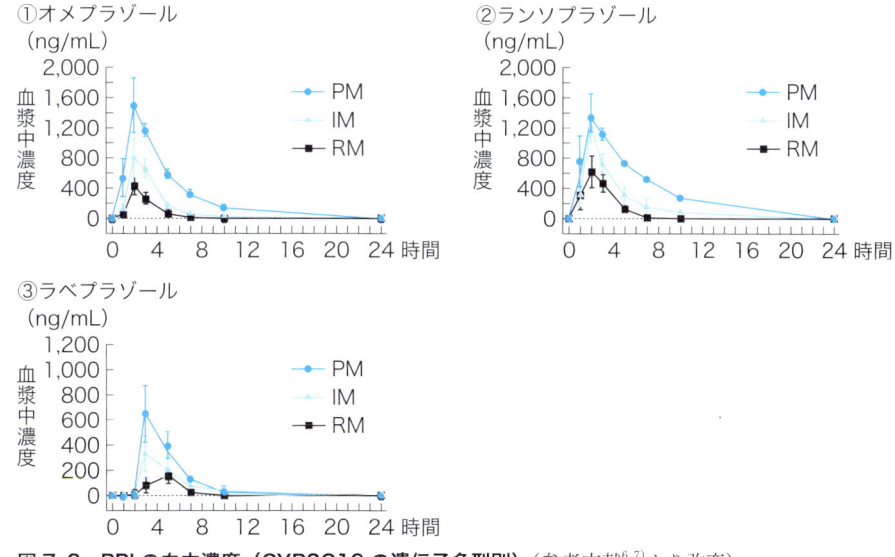

図 7-2 PPI の血中濃度（CYP2C19 の遺伝子多型別）（参考文献[6,7] より改変）

- いずれの PPI においても，RM で血中濃度が低く，PM で高い。

Q12 相互作用で注意すべき薬剤は？

A12 PPI と相互作用を起こす機序としては，CYP2C19 による代謝あるいは胃内 pH が上昇し併用薬の吸収に影響を及ぼすことが挙げられる（表 7-5）

表 7-5　PPI との相互作用に注意すべき薬剤

CYP2C19 の代謝に関与する薬剤	ワルファリン，クロピドグレル，フェニトイン，ジアゼパムなど
胃内 pH 上昇により影響を及ぼす薬剤	ジゴキシン，ニロチニブ，ゲフィチニブ，エルロチニブ，イトラコナゾール，レジパスビルなど

（各添付文書より筆者作成）

- なお，ラベプラゾールの主要な代謝経路は非酵素的であり，CYP2C19 の遺伝子多型の影響を受けにくいとされている。しかしながら，まったく注意しなくてよいわけではなく，ワルファリン投与患者においては，定期的に PT-INR 値をモニタリングし適切に用量調節することが重要である。

鉄則 ❸ PPI の種類により，CYP2C19 が関与する相互作用の影響が異なる。併用薬によっては，影響の少ない薬剤への変更を提案する。

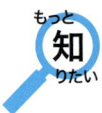

もっと知りたい

PPI と汎血球減少
- いずれの PPI にも，重大な副作用に汎血球減少，無顆粒球症，溶血性貧血および血小板減少が挙げられている。
- 血球減少は造血サイクルの短い順（白血球→血小板→赤血球）の順に現れるので，最初に無顆粒球症に注意する。溶血性貧血以外については，発症までの期間は服薬開始後 1 週間〜数か月とされている。

最終チェック

1. 消化性潰瘍患者において，確認すべきことは？
 → 一般用医薬品も含め，NSAIDs や LDA の常用の有無。
2. *H. pylori* 除菌療法での注意点は？
 → ペニシリンアレルギーの有無を確認する。また，高齢者などアドヒアランスに不安のある患者には，積極的にパック製剤を提案する。

3 PPIによる薬物相互作用の注意点は？

➡ 機序として CYP2C19 の代謝および胃内 pH 上昇によるものがある。

参考文献

1) 日本消化器病学会 編：消化性潰瘍診療ガイドライン 2015．南江堂，2015
2) 日本ヘリコバクター学会ガイドライン作成委員会：*H. pylori* 感染の診断と治療のガイドライン 2009 改訂版．http://www.jshr.jp/pdf/journal/guideline2009_2.pdf
3) 胃潰瘍ガイドラインの適用と評価に関する研究班 編：EBM に基づく胃潰瘍診療ガイドライン 第 2 版．じほう，2007
4) Furuta T, et al：Pharmacogenomics of proton pump inhibitors. Pharmacogenomics 5：181-202, 2004
5) Furuta T, et al：Pharmacogenomics-based tailored versus standard therapeutic regimen for eradication of H. pylori. Clin Pharmacol Ther 81：521-528, 2007
6) Furuta T, et al：Effect of high-dose lansoprazole on intragastic pH in subjects who are homozygous extensive metabolizers of cytochrome P4502C19. Clin Pharmacol Ther 70：484-492, 2001
7) Shirai N, et al：Effects of CYP2C19 genotypic differences in the metabolism of omeprazole and rabeprazole on intragastric pH. Aliment Pharmacol Ther 15：1929-1937, 2001

（山本晴菜）

7 消化器疾患

7-2 クローン病（CD）・潰瘍性大腸炎（UC）

鉄則

① サラゾスルファピリジンの用量依存性の副作用として、アレルギー、無顆粒球症、再生不良性貧血など。非用量依存性の副作用として、食欲不振・嘔気・嘔吐などの消化器症状、頭痛など。

② 5-ASA 製剤の効果がない場合、ステロイド薬（プレドニゾロン）、免疫調整薬（アザチオプリン、6-MP）、免疫抑制薬（タクロリムス）の順に検討する。

③ インフリキシマブとアダリムマブはいずれも UC と CD に適応あり。使用前には結核や B 型肝炎ウイルスの既往感染について確認する。

プラクティス 1

5-ASA 製剤

36 歳、女性。潰瘍性大腸炎に対し、メサラジン錠 1 回 1 g を 1 日 3 回、毎食後約 30 分で処方されている。腹痛、頻回の下痢を主訴に受診。メサラジン錠を 1 日 2 回しか服用できていなかったことが判明した。

Q1 潰瘍性大腸炎（UC：ulcerative colitis）およびクローン病（CD：Crohn's disease）の治療で用いる主な薬剤は？

A1 5-ASA 製剤、ステロイド薬、免疫調節薬、免疫抑制薬および抗 TNF-α 抗体製剤など

- 病変部位や病期（活動期または寛解期）、重症度などによって用量は異なるが、使用する薬剤は同じであり、5-アミノサリチル酸（5-ASA：5-aminosalicylic acid）製剤、ステロイド薬、免疫調節薬、免疫抑制薬および抗 TNF-α 抗体製剤がある。さらに、CD においては小腸病変に対し、経腸栄養による栄養療法も行

寛解導入療法

		軽症	中等症	重症	劇症
左側大腸炎型／全大腸炎型		経口剤：5-ASA 製剤 注腸剤：5-ASA 注腸，ステロイド注腸 ※中等症で炎症反応が強い場合や上記で改善ない場合はプレドニゾロン経口投与 ※さらに改善なければ重症またはステロイド抵抗例への治療を行う ※直腸部に炎症を有する場合はペンタサ®坐剤が有用	・プレドニゾロン経口あるいは点滴静注 ※状態に応じ以下の薬剤を併用 　経口剤：5-ASA 製剤 　注腸剤：5-ASA 注腸，ステロイド注腸 ※改善なければ劇症またはステロイド抵抗例の治療を行う ※状態により手術適応の検討	・緊急手術の適応を検討 ※外科医と連携のもと，状況が許せば以下の治療を試みてもよい。 ・ステロイド大量静注療法 ・血球成分除去療法 ・シクロスポリン持続静注療法[*] ※上記で改善なければ手術
直腸炎		経口剤：5-ASA 製剤 坐　剤：5-ASA 坐剤，ステロイド坐剤 注腸剤：5-ASA 注腸，ステロイド注腸　　　　　　※安易なステロイド全身投与は避ける			
難治例		ステロイド依存例 免疫調節薬：アザチオプリン，6-MP[*1] ※（上記で改善しない場合）：血球成分除去療法・タクロリムス経口・インフリキシマブ点滴静注・アダリムマブ皮下注射を考慮してもよい		ステロイド抵抗例 中等症：血球成分除去療法・タクロリムス経口・インフリキシマブ点滴静注・アダリムマブ皮下注射 重　症：血球成分除去療法・タクロリムス経口・インフリキシマブ点滴静注・アダリムマブ皮下注射・シクロスポリン持続静注療法[*1] ※アザチオプリン・6-MP[*1]の併用を考慮する ※改善がなければ手術を考慮	

寛解維持療法

非難治例	難治例
5-ASA 経口製剤 5-ASA 局所製剤	5-ASA 製剤（経口・局所製剤） 免疫調節薬（アザチオプリン，6-MP[*1]），インフリキシマブ点滴静注[*2]，アダリムマブ皮下注射[*2]

＊1：現在保険適用には含まれていない。　　＊2：インフリキシマブ・アダリムマブで寛解導入した場合。
5-ASA 経口製剤（ペンタサ®錠，アサコール®錠，サラゾピリン®錠）
5-ASA 局所製剤（ペンタサ®注腸，ペンタサ®坐剤，サラゾピリン®坐剤）
ステロイド局所製剤（プレドネマ®注腸，ステロネマ®注腸，リンデロン®坐剤）

図 7-3　潰瘍性大腸炎の内科治療指針　　　　　　　　　　　　　　　　　　　　　　　　（参考文献[1] より引用）

われる。図 7-3 に UC，図 7-4 に CD の治療指針を示す。

Q2 5-ASA 製剤の用量は？

A2 活動期の UC で副作用あるいは抵抗性を認めなければ 1 日 4 g の初回投与が推奨されている

・軽症の寛解導入療法においては，メサラジン錠を用いる場合の経口剤の投与量は 1 日 1.5〜4.0 g とされているが，国内臨床試験において，1 日 2.25 g と比較して 4 g のほうが有効性は高く，副作用の発現頻度にも差がないことが示されてい

	軽症	中等症	重症	劇症
	5-ASA製剤 （SASPは大腸病変） 抗菌薬*（大腸病変） 経腸栄養剤(小腸病変)	経口ステロイド 経腸栄養剤	原則入院のうえ，全身管理 完全静脈栄養療法 経静脈ステロイド 外科的治療も考慮	

肛門部病変（痔瘻）
・腸管病変への治療
・免疫調節薬
・抗菌薬*
・抗TNF-α抗体薬
・Seton法

寛解維持
・5-ASA製剤
・経腸栄養剤
・免疫調整薬
・抗TNF-α抗体薬

難治例
・抗TNF-α抗体製剤
　（ステロイド抵抗例）
・免疫調節薬
　（ステロイド依存例）
・外科的治療も考慮

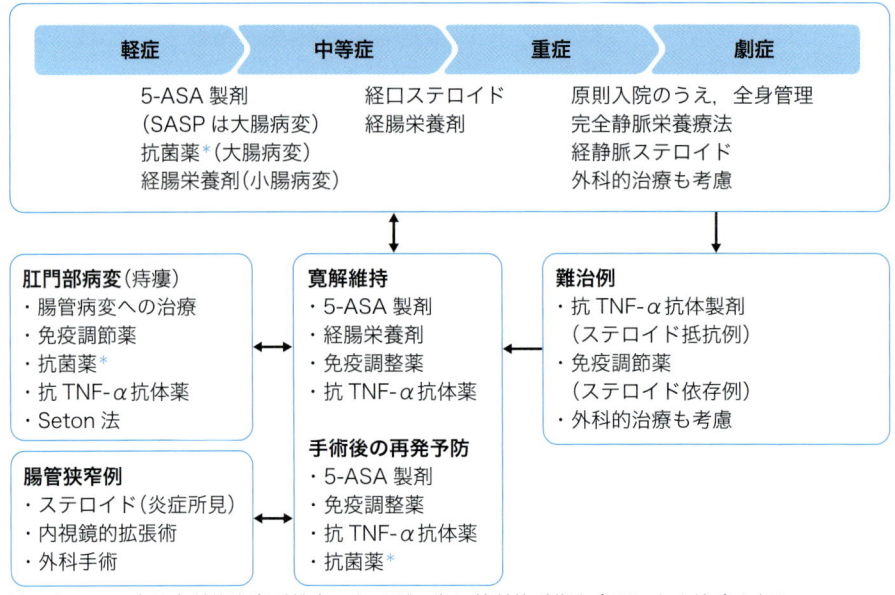

手術後の再発予防
・5-ASA製剤
・免疫調整薬
・抗TNF-α抗体薬
・抗菌薬*

腸管狭窄例
・ステロイド（炎症所見）
・内視鏡的拡張術
・外科手術

注：クローン病は内科的治療が基本であるが，常に外科的手術を念頭におき治療を行う。
＊：保険適用外

図7-4 クローン病内科治療指針
（「日本消化器病学会 編：クローン病診療ガイドライン．p.xvii，2010，南江堂」より許諾を得て転載）

る。したがって，活動期のUCでメサラジン錠への不耐を認めない症例では，寛解導入目的の初回投与量は1日4gからが推奨されている。

・なお，CDの寛解導入においては，UCの場合ほど5-ASA製剤の有効性が明確となっていない。

Q3 5-ASA製剤は1日何回投与か？

A3 アドヒアランス向上のため1日2回投与を選択する場合が多い

・UCの再燃における重要な因子は病態自体よりも，アドヒアランスの低下である。服薬遵守群では2年後の寛解維持率が89％であったのに対し，非服薬遵守群グループでは39％であり，再燃リスクが5.5倍も増加するといわれている（図7-5）。

Q4 5-ASA製剤の種類とドラッグデリバリーは？

A4 表7-6，7-7に示す

・サラゾスルファピリジンの副作用は，スルファピリジンの遊離に起因することが

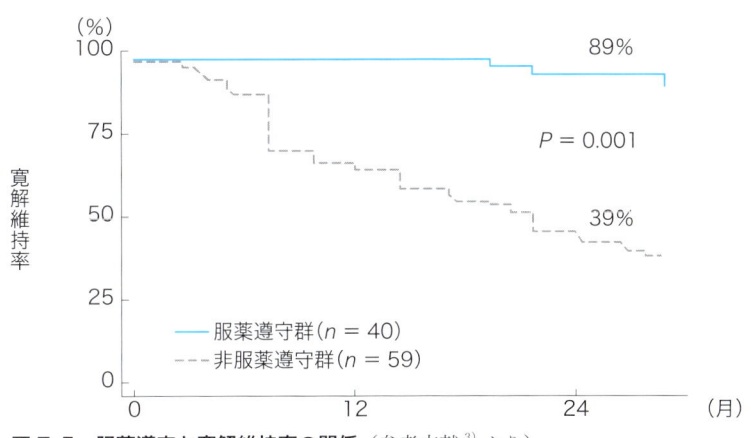

図7-5 服薬遵守と寛解維持率の関係（参考文献3)より）

表7-6 5-ASA製剤（経口剤）一覧

一般名		サラゾスルファピリジン	メサラジン	
主な商品名		サラゾピリン	ペンタサ	アサコール
適応	UC	○	○（重症を除く）	○（重症を除く）
	CD	×	○	×
作用部位		大腸	小腸〜大腸	回腸末端〜大腸
1日投与量		2〜4 g	1.5〜4 g	2.4〜3.6 g
指導ポイント		・体液の橙色化 ⇒心配無用，ソフトコンタクトレンズ着用患者には，着色することを説明 ・挙児希望の男性には計画妊娠の少なくとも2〜3か月前には他の5-ASA製剤への切り替えを提案	・かまずに服用 ・排泄物に白いコーティングが混じることがある	・分割しない ・かまずに服用 ・排泄物に茶色のコーティングが混じることがある
副作用		他の5-ASA製剤と同様 特徴的な副作用として，可逆性の精子減少，形態異常	下痢，発熱，発疹，嘔気，膵炎，肝機能障害，無顆粒球症，再生不良性貧血，間質性肺炎など	

（参考文献3)，p7-12より改変）

多い．用量依存性の副作用として，アレルギー，無顆粒球症，再生不良性貧血などがある．一方，非用量依存性に起こる副作用は食欲不振・嘔気・嘔吐などの消化器症状，頭痛などである．下痢や発熱などはUC自体が増悪した場合にも出現するため，副作用との鑑別が必要となる．5-ASA製剤を服用開始後，短期間で症状が出現した場合は副作用の可能性が高い．

鉄則 ❶ サラゾスルファピリジンの用量依存性の副作用として，アレルギー，無顆粒球症，再生不良性貧血など．非用量依存性の副作用として，食欲不振・嘔気・嘔吐などの消化器症状，頭痛など．

表7-7 UC治療薬のドラッグデリバリー

薬剤	投与経路	盲腸〜下行結腸	S状結腸	直腸
メサラジン	経口	◎	○	△
	注腸	×	◎	◎
	坐剤	×	×	◎
サラゾスルファピリジン	経口	◎	◎	○
	坐剤	×	×	◎
ベタメタゾン	坐剤	×	×	◎
	注腸	×	◎	◎
プレドニゾロン	注腸	×	◎	◎

◎：十分なドラッグデリバリー，○：比較的良好なドラッグデリバリー，
△：ドラッグデリバリーやや不良，×：ドラッグデリバリー不良　　（参考文献[4]より引用改変）

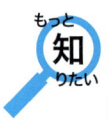

もっと知りたい

潰瘍性大腸炎の重症度分類（表7-8）

表7-8 潰瘍性大腸炎の重症度分類

	軽症	中等症	重症
1. 排便回数	4回以下	重症と軽症との中間	6回以上
2. 顕血便	(+)〜(−)		(+++)
3. 発熱	(−)		37.5℃以上
4. 頻脈	(−)		90/分以上
5. 貧血	(−)		Hb10g/dL以下
6. 赤沈	正常		30 mm/時以上

上記分類で「重症」とされた患者で，下記項目①〜④をすべて満たす場合は「劇症」に分類される。「劇症」は非常な危険な状態で，すみやかな対応が必要である。
① 15回/日以上の血性下痢が続いている
② 38℃以上の発熱
③ 10,000/mm³以上の白血球増多
④ 強い腹痛がある

（参考文献[8]より改変）

メサラジン注腸

- 脾彎曲部より遠位の軽症から中等症の病変に対しては，5-ASA注腸製剤が最も効果的かつ安全性の高い治療法とされている。しかしながら，直腸の不快感，滞留感，漏れによる下着汚染などの理由から，患者が注腸を好まないことがある。
- 使用方法については，注入前に体温程度に温めること，保持できる量から少しずつ慣らすことを指導する。

プラクティス 2

ステロイド薬，免疫調節薬，免疫抑制薬

30歳，女性。メサラジン錠を1日4g服用していたが，熱発，腹痛および頻回の下痢を主訴に受診。

Q5 ステロイド薬の適応と副作用は？

A5 適応は高度の炎症反応を認める軽症，中等症で5-ASA製剤の効果がない場合。副作用は不眠症，胃酸過多，耐糖能異常，満月様顔貌，骨粗鬆症，緑内障など

- 高度の炎症反応を認める軽症から中等症のUC，CDで，2週間の5-ASA製剤投与で効果がない場合は，プレドニゾロン1日30〜40 mgを経口投与する。重症例では，入院のうえプレドニゾロンを1日1〜1.5 mg/kg経口あるいは点滴静注で投与する。副作用として，不眠症，胃酸過多，耐糖能異常，満月様顔貌，骨粗鬆症，緑内障などがあり，合併症の増悪にも注意する。

Q6 免疫調節薬の適応と副作用は？

A6 5-ASA製剤やステロイド薬で効果不十分の場合，あるいはステロイド薬の離脱の際である。主な副作用は，悪心・嘔吐，食欲不振，発熱，筋肉・関節痛，脱毛，膵炎，骨髄抑制，間質性肺炎，肝機能障害などである。B型肝炎の再活性化にも注意を要する

- アザチオプリンまたは6-メルカプトプリン（6-MP）が使用されている。なお，6-MPはUCおよびCDいずれにも保険適用外である。
- アザチオプリン，6-MPの使用時は，活性代謝物である赤血球中6-チオグアニンヌクレオチドの血中濃度測定が望ましいが，保険適用外であり，平均赤血球容積が指標として用いられる。

Q7 免疫抑制薬の適応と副作用は？

A7 タクロリムスは，ステロイド依存・抵抗性の中等度から重症活動期UCに対して，強力な寛解導入効果を発揮する。副作用として，感染症，発疹，手指振戦，白血球減少，肝機能障害などがある

- 保険適用外であるが，シクロスポリンも劇症あるいはステロイド抵抗性活動期UCに対する寛解導入療法に用いられることがある。24時間持続点滴静注が

基本であり，原則 14 日間の投与とし，他の治療法も併用する．副作用としては，腎・肝機能障害，感染症，高血圧，手指振戦などがある．両薬とも代謝酵素である CYP3A4 の相互作用に注意を要する．
・血中濃度の目標としては，それぞれ以下の通りである．
タクロリムス：初期投与量として 1 回 0.025 mg/kg を 1 日 2 回経口投与し，トラフ値を 10～15 ng/mL を目標に用量調節（なお，臨床効果の早期発現を目的とし 1 回 0.05 mg/kg から開始することも可能）．投与 2 週以降は，トラフ値を 5～10 ng/mL とし用量調節．
シクロスポリン：初期投与量として 2 mg/kg/日で開始，血中濃度 200～400 ng/mL 前後を目標に投与量調節．

鉄則 ❷ 5-ASA 製剤の効果がない場合，ステロイド薬（プレドニゾロン），免疫調整薬（アザチオプリン，6-MP），免疫抑制薬（タクロリムス）の順に検討する．

もっと知りたい

ステロイド抵抗性とステロイド依存性
・ステロイド抵抗性とは，ステロイド投与開始後 2 週間以内に改善がない場合のこと．ステロイド依存性とは，ステロイド減量中に再燃をきたす場合のこと．

サイトメガロウイルス腸炎
・サイトメガロウイルス（CMV：cytomegalovirus）の再活性化により腸管に炎症が生じる疾患である．UC や CD においては，ステロイドや免疫抑制薬投与症例で発症することがある．治療薬は，ガンシクロビルあるいはバルガンシクロビルを第 1 選択とし，ホスカルネットを代替薬として使用する．ガンシクロビルでは骨髄抑制に，ホスカルネットでは腎障害に注意する．

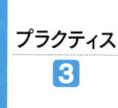

プラクティス 3

抗 TNF-α 抗体製剤
40 歳，女性．小腸狭窄型クローン病に対し，メサラジン錠 1 日 3 g を処方されていたが，強い狭窄が複数箇所にあり，インフリキシマブ注導入となった．

Q8 抗 TNF-α 抗体製剤（インフリキシマブ，アダリムマブ）の違いは？

A8 いずれも UC および CD に適応を有する．表 7-9 に各製剤の違いについて示す
・インフリキシマブは，ACCENT Ⅰ試験にて CD の寛解導入のみならず，寛解維持にも有効であることが示され，ステロイド依存性などステロイドの減量ができ

ない症例も含め，ステロイドの離脱が可能であり離脱後も高い緩解維持効果を示していた。また，ACT 1，ACT 2 試験で難治性 UC に有効であること，およびステロイド抵抗性 UC の急性増悪において手術回避に有効であることが示された。
- アダリムマブは，CLASSIC-Ⅰ試験などにより CD に対する有効性が示されている。ただし，抗体療法を新規に開始する場合のインフリキシマブとアダリムマブの使い分けについてはエビデンスが乏しい。

表 7-9　抗 TNF-α 抗体製剤

一般名（商品名）	インフリキシマブ（レミケード®）	アダリムマブ（ヒュミラ®）
構造	キメラ型抗 TNF-α 抗体	ヒト型抗 TNF-α 抗体
投与量	5 mg/kg。ただし，CD での効果減弱時には 10 mg/kg へ増量可	（維持量）40 mg/2 週
投与方法	点滴静注	皮下注射
維持投与時の投与間隔	8 週間に 1 回	2 週間に 1 回
自己注射	不可	可
副作用	肝機能障害，発疹，感染症，白血球減少などインフリキシマブでは特に Infusion reaction に注意	
中和抗体産生率	UC：9.6%[*1] CD：3.2%[*1]	UC：7.8%[*2] CD：6.1%[*2]
注意点	・予防接種のうち，生ワクチンは禁忌。 ・治療開始前に，結核や B 型肝炎ウイルスの既往感染の有無について検査が必要	

*1：インタビューフォーム記載の産生率
*2：添付文書記載の国内臨床試験における産生率

（各添付文書，インタビューフォームを基に筆者作成）

鉄則 3　インフリキシマブとアダリムマブはいずれも UC と CD に適応あり。使用前には結核や B 型肝炎ウイルスの既往感染について確認する。

もっと知りたい　中和抗体

- 抗体製剤に対する抗体を指す。特にインフリキシマブではマウス由来の抗体成分が含まれるため高率に出現しうる。中和抗体の生じた患者では，抗体製剤への過敏反応が生じやすいことがわかっている。
- また，中和抗体の生じた患者では，インフリキシマブによって導入された寛解期間が有意に短くなるとの報告もある。なお，免疫調節薬や免疫抑制薬を併用していると中和抗体が生じにくいとされている。

最終チェック

1 潰瘍性大腸炎の再燃における因子は？
→ 最も重要なこととして，5-ASA 製剤のアドヒアランス低下がある。アドヒアランス確保の重要性について指導する。

2 免疫調節薬・免疫抑制薬使用時の注意点は？
→ 相互作用による血中濃度の変動には特に注意する。

3 生物学的製剤における注意点は？
→ B 型肝炎ウイルスおよび結核の既往感染を投与開始前に確認する。

参考文献

1) 厚生労働科学研究費補助金 難治性疾患克服研究事業「難治性炎症性腸管障害に関する研究」班（渡辺班）：潰瘍性大腸炎・クローン病診断基準・治療指針．厚生労働科学研究費補助金難治性疾患克服研究事業難治性炎症性腸管障害に関する調査研究報告書 平成 25 年度分担研究報告書．pp437-443, 2014
2) 日本消化器病学会 編：クローン病診療ガイドライン．南江堂, 2010
3) 辻川知之, 他：IBD 治療のための 5-アミノサリチル酸製剤の知識．IBD res 4：7-12, 2010
4) 矢島知治：潰瘍性大腸炎の内科的治療．診断と治療 96：2484-2490, 2008
5) 山口 徹, 他 監：今日の治療指針 2014．医学書院, 2014
6) Kane S, et al：Medication nonadherence and the outcomes of patients with quiescent ulcerative colitis. Am J Med 114；39-43, 2003
7) Velayos FS, et al：Effect of 5-aminosalicylate use on colorectal cancer and dysplasia risk：a systematic review and metaanalysis of observational studies. Am J Gastroenterol 100：1345-1353, 2005
8) 厚生科学研究費補助金特定疾患対策研究事業難治性炎症性腸管障害に関する調査研究班（下山 孝）：「難治性炎症性腸管障害に関する調査研究」班研究報告書．2000

（山本晴菜）

7 消化器疾患

7-3 C型慢性肝炎

> **鉄則**
>
> ① C型肝炎の治療法には，抗ウイルス療法と肝がん進展抑制療法がある。Genotype，肝発がんリスクに応じた治療法を検討する。
>
> ② IFNフリー治療において注意すべき相互作用に，DAAsの血中濃度を低下させるCYP3A誘導作用およびP糖タンパク誘導作用。発現しやすい副作用に，鼻咽頭炎，頭痛，肝機能障害などがある。
>
> ③ IFN療法では，特に中止基準のある血球減少に注意しながら，時期に応じた副作用を確認する。初期のインフルエンザ様症状は高率に出現するので，事前にNSAIDsやアセトアミノフェンの処方を提案する。

プラクティス 1

C型肝炎の治療対象

72歳，男性。C型慢性肝炎と診断。肝生検でA2F3と高度線維化進展例の所見を認めた。採血でHCV Genotype 1bと判明。5.3 logIU/mLと高ウイルス量であり，治療開始。

Q1 C型肝炎の治療目標は？

A1 C型肝炎ウイルス（HCV：Hepatitis C Virus）持続感染により惹起される慢性肝疾患の長期予後の改善，肝発がんならびに肝疾患関連死を抑止すること

・この治療目標を達成するため抗ウイルス療法を行い，HCVの排除を目指す。ウイルス学的著効（SVR：sustained virological response）を達成すれば，肝発がん率は有意に低下する（図7-6）。

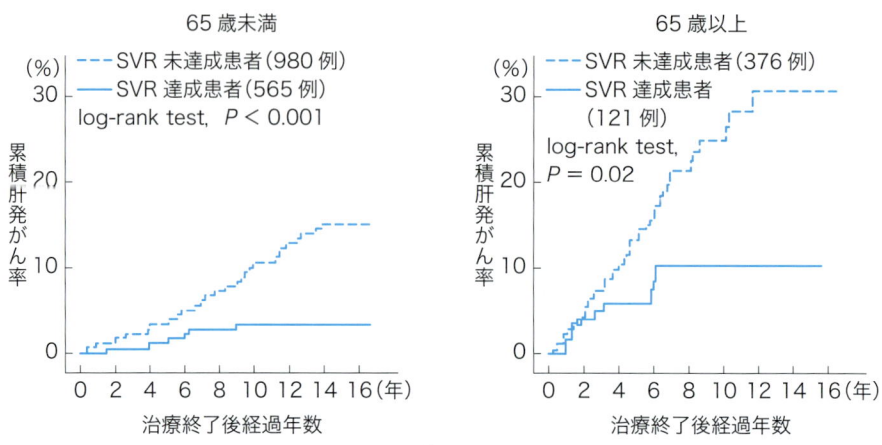

図 7-6　SVR と肝発がん率の関係（参考文献 5) より引用）

Q2 C 型肝炎の治療法は？

A2 抗ウイルス療法および肝がん進展抑制療法がある。肝硬変の場合は代償性肝硬変のみが治療対象となり，使用できる薬剤にも限りがあることに注意する

- 抗ウイルス療法はインターフェロン（INF：interferon）に対する感受性が異なるため，HCV の Genotype で分けられる。日本人の各 Genotype の割合および IFN に対する感受性を**表 7-10** に示す。

表 7-10　HCV の Genotype と IFN に対する感受性

セログループ	Genotype	日本人における割合	IFN に対する感受性
Ⅰ	1a	非常にまれ	—
	1b	70%	効きにくい
Ⅱ	2a	20%	効きやすい
	2b	10%	

（参考文献 3) より改変）

- Genotype 1 型の治療法について図 7-7〜7-9 に示す。

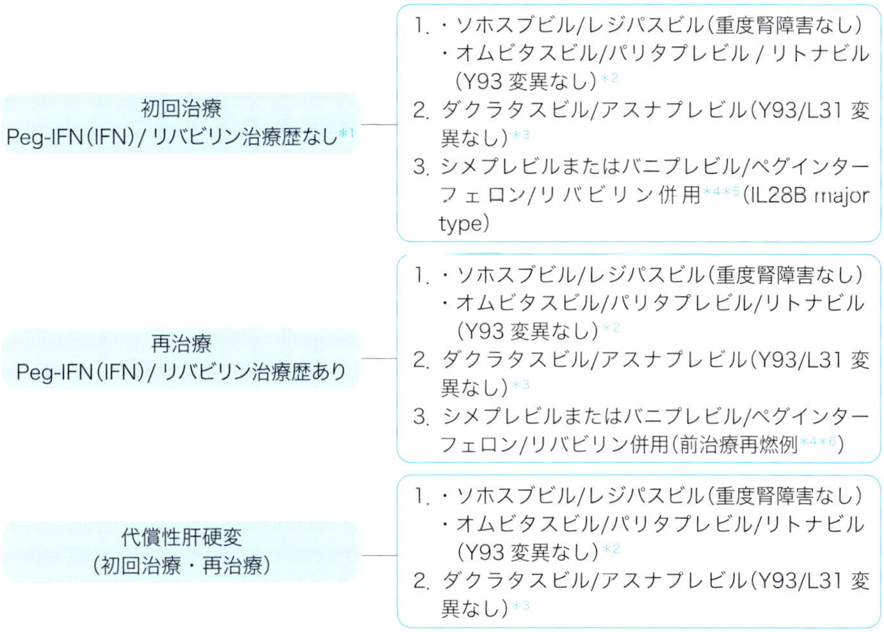

7-3 C型慢性肝炎

初回治療
Peg-IFN(IFN)/リバビリン治療歴なし[*1]
1. ・ソホスブビル/レジパスビル(重度腎障害なし)
   ・オムビタスビル/パリタプレビル/リトナビル (Y93変異なし)[*2]
2. ダクラタスビル/アスナプレビル(Y93/L31変異なし)[*3]
3. シメプレビルまたはバニプレビル/ペグインターフェロン/リバビリン併用[*4,*5] (IL28B major type)

再治療
Peg-IFN(IFN)/リバビリン治療歴あり
1. ・ソホスブビル/レジパスビル(重度腎障害なし)
   ・オムビタスビル/パリタプレビル/リトナビル (Y93変異なし)[*2]
2. ダクラタスビル/アスナプレビル(Y93/L31変異なし)[*3]
3. シメプレビルまたはバニプレビル/ペグインターフェロン/リバビリン併用(前治療再燃例[*4,*6])

代償性肝硬変(初回治療・再治療)
1. ・ソホスブビル/レジパスビル(重度腎障害なし)
   ・オムビタスビル/パリタプレビル/リトナビル (Y93変異なし)[*2]
2. ダクラタスビル/アスナプレビル(Y93/L31変異なし)[*3]

図7-7 Genotype1型(DAAs治療歴なし)の治療

[*1]: リバビリンを併用しないペグインターフェロン(インターフェロン)単独の既治療例は初回治療に含む。

[*2]: Genotype1aに対する有効性は確立していない。治療前には,極力Y93変異を測定し,変異がないことを確認する。オムビタスビル/パリタプレビル/リトナビル治療が非著効となった場合に惹起される多剤耐性ウイルスに対しては,現時点で確立された有効な治療法はないことを考慮に入れる。

[*3]: Genotype1bはダクラタスビル/アスナプレビルも選択肢となる。ただし,治療前には,極力Y93/L31変異を測定し,変異がないことを確認する。また,ダクラタスビル/アスナプレビル治療が非著効となった場合に惹起される多剤耐性ウイルスに対しては,現時点で確立された有効な治療法はないことを考慮に入れる。

[*4]: 治療法の選択においては,IFN-based therapyには発癌抑制のエビデンスがあることを考慮する。

[*5]: インターフェロン未治療の低ウイルス量例は適応外である。

[*6]: ペグインターフェロン(インターフェロン)単独療法ならびにリバビリン併用療法の再燃例。

(参考文献[1])より改変)

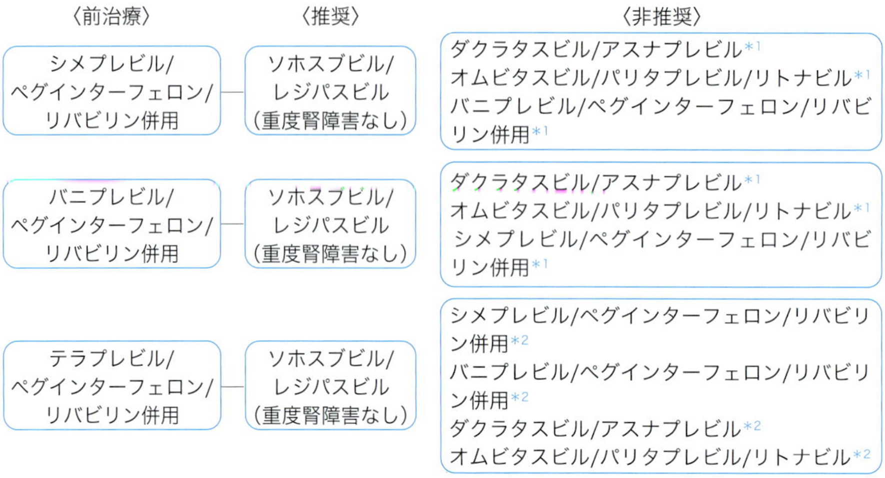

```
〈前治療〉              〈推奨〉                    〈非推奨〉
┌─────────────┐   ┌─────────────┐   ダクラタスビル/アスナプレビル*1
│シメプレビル/     │   │ソホスブビル/    │   オムビタスビル/パリタプレビル/リトナビル*1
│ペグインターフェロン/│───│レジパスビル     │   バニプレビル/ペグインターフェロン/リバビ
│リバビリン併用    │   │(重度腎障害なし)  │   リン併用*1
└─────────────┘   └─────────────┘

┌─────────────┐   ┌─────────────┐   ダクラタスビル/アスナプレビル*1
│バニプレビル/     │   │ソホスブビル/    │   オムビタスビル/パリタプレビル/リトナビル*1
│ペグインターフェロン/│───│レジパスビル     │   シメプレビル/ペグインターフェロン/リバビ
│リバビリン併用    │   │(重度腎障害なし)  │   リン併用*1
└─────────────┘   └─────────────┘

┌─────────────┐   ┌─────────────┐   シメプレビル/ペグインターフェロン/リバビリ
│テラプレビル/     │   │ソホスブビル/    │   ン併用*2
│ペグインターフェロン/│───│レジパスビル     │   バニプレビル/ペグインターフェロン/リバビリ
│リバビリン併用    │   │(重度腎障害なし)  │   ン併用*2
└─────────────┘   └─────────────┘   ダクラタスビル/アスナプレビル*2
                                  オムビタスビル/パリタプレビル/リトナビル*2
```

図7-8 Genotype 1 型（プロテアーゼ阻害薬/ペグインターフェロン/リバビリン前治療の非著効例）の治療

*1：前治療により誘導された D168 変異をもつ症例ではダクラタスビル/アスナプレビル療法の著効率が低いことが想定され，またバニプレビルあるいはシメプレビル/ペグインターフェロン/リバビリン併用療法に対する D168 変異の影響についてのエビデンスがないため，原則として推奨されない．

*2：再治療の効果についてのエビデンスがないため，推奨されない．ただし，テラプレビル併用療法の副作用のため薬剤投与量が不十分であった症例では選択肢となる．

(参考文献[1] より改変)

```
┌───────────┐   シメプレビル/ペグインターフェロン/リバビリン併用*3
│ IFN 適格*2  │─── バニプレビル/ペグインターフェロン/リバビリン併用*3
└───────────┘

┌──────────────────┐
│ IFN 不適格・不耐容*4*5 │─── ソホスブビル/レジパスビル（Y93・L31 多重変異なし）*6
└──────────────────┘
```

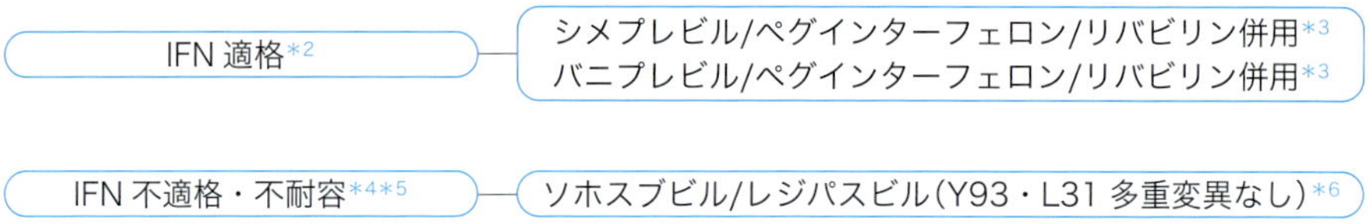

図7-9 Genotype 1 型（ダクラタスビル/アスナプレビル前治療の非著効例）の治療*1

*1：ダクラタスビル/アスナプレビル治療の非著効例で，すでに Y93/L31 変異が惹起されている症例への対応には，難易度が高い総合的な判断を要するため，このような症例の適応判断ならびに治療方針は，ウイルス性肝疾患の治療に十分な知識・経験をもつ医師によって検討される必要がある．

*2：インターフェロン投与が可能である場合には，薬剤耐性変異の存在が問題とならない IFN-based therapy を行う．

*3：シメプレビルまたはバニプレビル/ペグインターフェロン/リバビリン治療を行う場合には，D168 変異を測定し，変異がないことを確認する．

*4：インターフェロンが使用できない場合には，さらなる複雑な薬剤耐性変異の出現を防ぐため，詳細な薬剤耐性を精査しその結果を踏まえたうえで適切な治療を選択する．

*5：ダクラタスビル/アスナプレビル治療と同部位に変異が惹起される可能性があるオムビタスビル/パリタプレビル/リトナビル治療は推奨されない．

*6：ソホスブビル/レジパスビル治療を選択する場合には，Y93/L31 変異を含めた耐性変異を詳細に測定し，少なくとも L31・Y93 多重変異がないことを確認する．ダクラタスビル/アスナプレビル治療により誘導された L31・Y93 多重変異をもつ症例ではソホスブビル/レジパスビル治療の有効性は確認されておらず，再治療の効果についてのエビデンスがない．このような症例の適応判断ならびに治療方針は，発癌リスクならびに変異例に対してソホスブビル/レジパスビル治療を行う場合の著効率とさらなる複雑な多剤耐性獲得のリスクを十分に勘案して方針を決定する．

(参考文献[1] より改変)

- Genotype 2 型の治療について表 7-11 に示す。

表 7-11　Genotype 2 型の治療[*1]

初回	再治療[*3]
1. ソホスブビル/リバビリン（重度腎障害なし） 2. ペグインターフェロン/リバビリン[*2]，ペグインターフェロンアルファ2a またはインターフェロン（未治療・低ウイルス量）	1. ソホスブビル/リバビリン（重度腎障害なし） 2. テラプレビル/ペグインターフェロン/リバビリン（前治療再燃[*4]）

*1：代償性肝硬変症例においては，ソホスブビル/リバビリンあるいはペグインターフェロン/リバビリン併用が選択肢となる。
*2：インターフェロン未治療・高ウイルス量の保険適用はペグインターフェロンアルファ2b/リバビリンのみである。
*3：前治療がテラプレビル/ペグインターフェロン/リバビリン療法の場合，推奨治療はソホスブビル/リバビリンである。
*4：ペグインターフェロン（インターフェロン）単独療法ならびにリバビリン併用療法の再燃例。

(参考文献[1] を基に筆者作成)

- 抗ウイルス療法が困難である場合，炎症および線維化を抑え，肝がんへの進展を抑制する治療を行う。表 7-12 の治療によって，ALT を 30 U/L 以下に保つことを目標とする。特に，高発がんリスク群では，厳密な ALT コントロールが必要である。

表 7-12　肝がん進展抑制療法

肝がん進展抑制療法	治療内容
肝庇護療法	ALT が 30 U/L 超の場合は，ウルソデオキシコール酸あるいはグリチルリチン製剤を投与し炎症を抑える。
ペグインターフェロン少量長期投与	肝炎鎮静化を目指す治療法。なお，6 か月以内に ALT 値改善（40 U/L 以下）あるいは AFP 値改善（10 ng/mL 以下）を認めない場合は，中止する。
瀉血療法	上記の治療で十分な効果が得られず，鉄過剰が疑われる場合に併用あるいは同療法への変更を考慮する。

(参考文献[1] を基に筆者作成)

Q3 抗ウイルス療法の治療対象は？

A3 ALT 値が上昇（30 U/L 超）している症例，血小板数が低下（15 万/μL 未満）している症例。また高齢（66 歳以上），線維化進展例（線維化進展例は肝線維化 F2 以上または血小板数 15 万/μL 未満），男性の 3 因子を多くもつ場合は，早期に抗ウイルス療法の導入を考慮すべきである

- HCV 持続感染者の肝病変は，ALT 上昇を伴って緩徐に進み，線維化の進展とともに発がんリスクも高率になる。一方，炎症や線維化のない正常肝からの発がんはほとんど認めない。
- したがって，ALT 値が上昇（30 U/L 超）している症例，あるいは，血小板数が低下（15 万/μL 未満）している症例は，原則として全例 C 型肝炎に対する抗ウイルス療法の治療対象となる。特に，高発がんリスク群では早期のウイルス排除が必要である。
- また，C 型肝炎では高齢（66 歳以上），線維化進展例（線維化進展例は，肝線維化 F2 以上または血小板数 15 万/μL 未満），男性の 3 因子が肝発がんに対する独立した危険因子であることが明らかになっている。これらの因子を多くもつ場合は，早期に抗ウイルス療法の導入を考慮する。
- この症例は，高齢，男性かつ肝生検で F3 との結果であり，すみやかな抗ウイルス療法開始が望ましい。

Q4 ペグインターフェロンアルファ-2a とペグインターフェロンアルファ-2b で有効性・安全性に差はあるか？

A4 有効性および安全性においてはほぼ同等と考えられ，いずれかの製剤を推奨するという明確なエビデンスはない

- 現在わが国では，ペグインターフェロン＋リバビリン併用療法に対してペグインターフェロンアルファ-2a とペグインターフェロンアルファ-2b の 2 種類が使用可能である。これら 2 剤の有効性および安全性を比較した研究は，国内外で多数報告されている。
- ペグインターフェロンアルファ-2b はリバビリンとの併用のみが保険適用であるので単独療法では用いない。

鉄則 ① C 型肝炎の治療法には，抗ウイルス療法と肝がん進展抑制療法がある。Genotype，肝発がんリスクに応じた治療法を検討する。

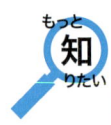

IFN 治療効果予測因子

- ウイルス，患者，薬剤それぞれにおいて，IFN が効きやすい因子を以下に示す。
  ウイルス側：Genotype（1a/2a/2b），HCV RNA 量（低ウイルス量），Core70 番変異，インターフェロン感受性領域（ISDR，変異数 2 以上）
  患者側：年齢（非高齢者），性別（男性），初回治療，肝線維化軽度，IL28B
  薬剤側：2 剤併用時のリバビリン総投与量，3 剤併用療法（インターフェロン療法）

7-3 C型慢性肝炎

プラクティス 2

インターフェロンフリー治療

79歳，男性。過去にペグインターフェロン，リバビリン療法を行ったが，再燃。D168，L31，Y93に耐性がなかったため，ダクラタスビル，アスナプレビル併用療法が開始となった。

Q5 現在可能なIFNフリー治療は？

A5 表7-13に示す

表7-13 IFNフリー治療

Genotype 1型	ダクラタスビル（NS5A阻害薬）・アスナプレビル（NS3/4Aプロテアーゼ阻害薬），レジパスビル（NS5A阻害薬）・ソホスブビル（NS5Bポリメラーゼ阻害薬），オムビタスビル（NS5A阻害薬）・パリタプレビル（NS3/4Aプロテアーゼ阻害薬）・リトナビル（パリタプレビルのブースター）
Genotype 2型	ソホスブビル（NS5Bポリメラーゼ阻害薬）・リバビリン（抗ウイルス薬）

（参考文献[1]を基に筆者作成）

- ダクラタスビル・アスナプレビル治療は内服期間24週，それ以外は12週である。
- レジパスビル・ソホスブビルの国内第Ⅲ相臨床試験の結果は，SVR 24 100％という結果であり，効果が期待される。
- リトナビルは，CYP3A4阻害によりパリタプレビルの血中濃度を高める薬物動態学的ブースターとして加えられている。

Q6 NS3/4Aプロテアーゼ阻害薬およびNS5A阻害薬およびNS5Bポリメラーゼ阻害薬の注意すべき耐性変異は？

A6 表7-14に示す

- ダクラタスビル・アスナプレビル療法では，耐性変異（特にY93/L31の多重変異）を有する症例の場合，SVR達成率が激減するので，治療開始前には耐性測定をする。
- レジパスビル・ソホスブビル療法の国内第Ⅲ相臨床試験では，NS5A耐性関連変異（Y93変異など）を有していても全例でSVR12を達成した。そのため，本治療においては，治療前の耐性変異測定は必ずしも必要でない。

表 7-14　注意すべき耐性変異

NS3/4A プロテアーゼ阻害薬（アスナプレビル，パリタプレビル）	・D168（168番目のアスパラギン酸）の変異，特に D168A/E/V に注意が必要である。ただし，NS5A 阻害薬における耐性と比して，臨床上問題となる可能性は低いとされている。
NS5A 阻害薬（ダクラタスビル，レジパスビル，オムビタスビル）	・L31（31番目のロイシン）および Y93（93番目のチロシン），特に L31M/V と Y93H に注意が必要である。 ・いずれか一方のアミノ酸置換の場合よりも，2 か所のアミノ酸に置換がある場合が高度耐性を示し，臨床上問題となりうる。
NS5B ポリメラーゼ阻害薬（ソホスブビル）	・in vitro アッセイにおいては，S282T 変異はソホスブビル耐性を呈することが確認されており，注意が必要である。一方で，ソホスブビルの国内・海外第Ⅲ相試験で SVR を達成しなかった症例においても S282T 変異は検出しなかったため，臨床上問題となる可能性は低いとされている。

（参考文献[1]）を基に筆者作成）

・オムビタスビル・パリタプレビル療法の国内第Ⅲ相臨床試験において，Y93 の遺伝子変異（Y93H）が検出された患者では，83.0％の SVR 12 達成率であったのに対し，Y93H が検出されなかった患者では 99.0％の SVR 12 達成率との結果もあることから，治療開始前には Y93 変異を有しているかを確認する。なお，L31 の単独変異については治療効果に影響する因子ではないとされている。

Q7 注意すべき相互作用は？

A7 特に直接作用型抗ウイルス薬（DAAs：direct acting antiviral agents）の血中濃度を低下させる CYP3A 誘導作用および P 糖タンパク質誘導作用

・各薬剤で特に注意すべき薬物相互作用について表 7-15 に示す。

表 7-15　IFN フリー治療における注意すべき相互作用

	併用薬	注意事項
ダクラタスビル・アスナプレビル療法	タクロリムス Ca 拮抗薬 など	アスナプレビルの CYP3A 誘導作用による効果減弱の可能性がある。モニタリングを継続して行い，必要に応じて併用薬の用量調節を提案する。
レジパスビル・ソホスブビル療法	PPI 制酸剤 など	添付文書上，併用注意に該当するが，間隔など明記されていない。国内第Ⅲ相臨床試験においては PPI は併用禁止薬とされており，制酸剤はハーボニーの前後 4 時間以上空けて投与されていた点に注意する。
オムビタスビル・パリタプレビル・リトナビル療法	Ca 拮抗薬	重大な副作用として「体液貯留」がある。末梢性浮腫は国内第Ⅱ相・第Ⅲ相臨床試験において Ca 拮抗薬併用例では，90.0％と高率であったので特に注意する。

- DAAs 投与前に患者の常用薬を確認し，治療に影響を及ぼさないように支援する。
- アスナプレビルは CYP2D6，OATP1B1，1B3，2B1 および P 糖タンパク質の阻害作用，CYP3A4 の誘導作用を有するため，併用薬との相互作用にも注意を要する。例えば，タクロリムスは添付文書の相互作用の項に記載がないが，CYP3A4 で代謝されるため注意が必要である。

Q8 IFN フリー治療で注意すべき副作用は？

A8 各 DAAs によって異なる。添付文書上の重大な副作用について表 7-16 に示す

表 7-16 注意すべき副作用

薬剤名	重大な副作用	主な副作用
ダクラタスビル・アスナプレビル	肝機能障害，肝不全，多形紅斑，血小板減少，間質性肺炎	好酸球増多症，発熱，倦怠感，頭痛，下痢，悪心，ALT 増加，AST 増加など
レジパスビル・ソホスブビル	記載なし	貧血，頭痛，悪心，便秘，口内炎，腹部膨満感，瘙痒症，発疹など
オムビタスビル・パリタプレビル・リトナビル	体液貯留（末梢性浮腫，浮腫，顔面浮腫，肺水腫），肝機能障害，肝不全	腹部・心窩部不快感，便秘，胃炎，悪心，口内炎，動悸，頭痛，貧血，脱毛症，皮脂欠乏性湿疹，紅斑，瘙痒症，発疹，鼻咽頭炎，AST 上昇，ALP 上昇，血圧低下，クレアチニンクリアランス減少など
ソホスブビル・リバビリン	貧血	頭痛，リバビリンによる瘙痒症，発疹，貧血をはじめとする血球減少など

- ダクラタスビル・アスナプレビル療法においては，投与開始 12 週目までは少なくとも 2 週ごと，それ以降は 4 週ごとに肝機能検査を行うことが添付文書に示されている。なお，代償性肝硬変とそれ以外の症例の間で安全性に有意な差は認められていない。

鉄則 ② IFN フリー治療において注意すべき相互作用に，DAAs の血中濃度を低下させる CYP3A 誘導作用および P 糖タンパク誘導作用。発現しやすい副作用に，鼻咽頭炎，頭痛，肝機能障害などがある。

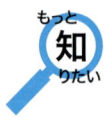

> **もっと知りたい**
>
> **Child-Pugh 分類**
> - 肝硬変の程度を表すために用いる。評価項目は，脳症および腹水の程度，血清ビリルビン値，血清アルブミン値，プロトロンビン活性値がある。各項目でのポイントを加算し，その合計点で分類される。
>   Child-Pugh A：5〜6 点，Child-Pugh B：7〜9 点，Child-Pugh C：10〜15 点

> **プラクティス 3**
>
> **副作用マネジメント**
> 42 歳，女性。HCV Genotype 1b 型高ウイルス量に対してシメプレビル，ペグインターフェロン，リバビリンの 3 剤併用療法が開始された。皮疹を主訴に受診。屋外で長時間過ごす日が続いていた。

Q9 インターフェロン（IFN）の副作用は？

A9 時期によって，出現する副作用が異なる（表 7-17）。うつ症状など IFN-α 不耐応の患者では，IFN-β の投与を考慮する

- インフルエンザ様症状は高率に出現しうるため，事前に NSAIDs やアセトアミノフェンの処方を提案する。

表 7-17　時期別のインターフェロンの副作用

初期（初日〜2 週）	インフルエンザ様症状，皮膚症状，消化器症状など
中期（3 週〜3 か月）	不眠，抑うつ，汎血球減少，間質性肺炎，網膜症，代謝・内分泌異常，自己免疫疾患，循環器症状など
後期（2〜3 か月以降）	甲状腺機能障害，脱毛など

Q10 リバビリンの副作用は？

A10 主な副作用は溶血性貧血であり，特に血中濃度が安定する 4〜12 週目にみられる。貧血や心疾患を有する患者においては，適応を慎重に検討する必要がある

- 他の副作用としては，リンパ球減少，高尿酸血症，皮疹などがある。
- また，催奇形性があるので，治療中はもちろんのこと，治療終了後 6 か月間は男女ともに避妊が必要である。

Q11 IFNと併用されるDAAsの副作用および注意点は？

A11 表7-18に示す

表7-18 IFNと併用されるDAAsの特徴的な副作用と注意点

	テラプレビル	シメプレビル	バニプレビル
副作用	・皮膚症状（Stevens-Johnson症候群や薬剤性過敏症症候群を含む） ・貧血 ・血中クレアチニン増加 ・高尿酸血症　など	・血中ビリルビン上昇（一過性） ・光線過敏症　など	・胃腸障害　など
副作用マネジメント	皮膚障害：抗ヒスタミン薬，状況に応じてステロイド含有外用剤を提案	光線過敏症：状況に応じて抗ヒスタミン薬やステロイド含有外用剤を提案	制吐薬の提案
指導時の注意点	空腹時に服用した場合，十分な血中濃度が得られない→必ず食後に服用するよう指導。 患者の生活習慣を聞き取り，アドヒアランス向上に努める。	過剰な太陽光線への曝露を避け，高い紫外線防御指数（SPF）を有する紫外線防止剤を塗布するなど，光曝露に対する防護策を講じるよう指導。	胃腸障害が出現することがあるが，制吐薬などで早期に対応できることを説明。自己判断での中止を避けるよう指導。

鉄則 ❸ IFN療法では，特に中止基準のある血球減少に注意しながら，時期に応じた副作用を確認する。初期のインフルエンザ様症状は高率に出現するので，事前にNSAIDsやアセトアミノフェンの処方を提案する。

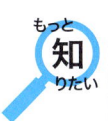

もっと知りたい

小柴胡湯とIFN
- 併用すると間質性肺炎のリスクが高まるため，併用禁忌となっていることは既知の事実である。臨床試験においては，1か月の休薬期間を設けてからIFNが開始されていたため，臨床試験に準じ，小柴胡湯を内服している患者がIFN療法を導入する場合，最低1か月は休薬することが望ましい。

最終チェック

1. 治療法はどのように選択するか？
→ ウイルスのGenotype，ウイルス量，肝発がんリスク，治療歴などを基に選択される。

2. IFNフリー治療での注意点は？
→ 特に薬物相互作用による血中濃度の低下に注意する。また，アドヒアランス確保の重要性についても十分指導する。

3 副作用で注意すべきことは？

→時期により出現しうる副作用は異なる．対症療法可能な副作用に対しては積極的に処方提案し，中止基準となりうる血球減少には特に注意する．

参考文献

1) 日本肝臓学会 編：C 型肝炎の治療ガイドライン（第 4.1 版）．
http://www.jsh.or.jp/files/uploads/HCV_GL_ver4%201_Dec01.pdf
2) 平成 25 年度厚生労働省厚生科学研究費肝炎等克服緊急対策研究事業（肝炎分野）科学的根拠に基づくウイルス性肝炎診療ガイドラインの構築に関する研究班：平成 26 年 B 型 C 型慢性肝炎・肝硬変治療のガイドライン．
https://ds-pharma.jp/product/sumiferon/pdf/h26_guideline.pdf
3) 日本肝臓学会 編：慢性肝炎・肝硬変の診療ガイド 2013．文光堂，2013
4) Fridell RA, et al：Resistance analysis of the hepatitis C virus NS5A inhibitor BMS-790052 in an in vitro replicon system. Antimicrob Agents Chemother 54：3641-3650, 2010
5) Asahina Y, et al：Effect of aging on risk for hepatocellular carcinoma in chronic hepatitis C virus infection. Hepatology 52：518-527, 2010

（山本晴菜）

8 腎泌尿器疾患

8-1 慢性腎臓病（CKD）

鉄則

1. CKD 進行抑制のためタンパク尿，高血圧に対しては早期介入する。降圧薬は尿タンパク抑制効果を併せ持つ薬剤を第1選択。
2. 腎機能障害の重症度を把握し，腎排泄型薬剤使用時は，適切な投与量の確認を行う。合併症には適切な薬物療法に加えて食事療法が不可欠。
3. CIN の発症危険因子を把握し，腎毒性物質の中止・休薬，適切な輸液療法を行う。

プラクティス 1

CKD は早期発見・早期介入が重要！

40歳，男性。検診で尿タンパク陽性・高血圧を指摘され受診。来院時の収縮期血圧 150 mmHg，尿タンパク/クレアチニン比 0.2（g/gCr），推算糸球体濾過率（eGFR）：50 mL/分/1.73 m^2 であった。

Q1 慢性腎臓病の主な症状は？

A1 タンパク尿，血尿，高血圧，貧血，骨障害，浮腫。進行期には尿毒症症状がある

- 以下の①，②のいずれか，または両方が3か月以上持続する場合，慢性腎臓病（CKD：chronic kidney disease）と診断する。
  ① 尿異常・画像診断・血液・病理で腎障害の存在が明らか。特に 0.15 g/gCr 以上のタンパク尿（30 mg/gCr 以上のアルブミン尿）の存在が重要。
  ② GFR 60 mL/分/1.73 m^2 未満。
- CKD の重症度分類を**表 8-1** に示す。重症度は原疾患・GFR 区分・尿タンパク区分を合わせたステージにより評価する。CKD の重症度の死亡・末期腎不全・心血管死亡発症のリスクがステージが上昇する（表内の青色が濃くなる）ほど上昇する。

表 8-1　CKD の重症度分類

原疾患	尿蛋白区分		A1	A2	A3
糖尿病	尿アルブミン定量（mg/日） 尿アルブミン/クレアチニン比（mg/gCr）		正常 <30	微量アルブミン尿 30〜299	顕性アルブミン尿 300≦
高血圧・腎炎・多発性囊胞腎・移植腎・その他	尿タンパク定量（g/日） 尿タンパク/Cr 比（g/gCr）		正常 <0.15	軽度タンパク尿 0.15〜0.49	高度タンパク尿 0.50≦
GFR 区分 （mL/分/ 1.73 m²）	G1	正常または高値	>90		
	G2	正常または軽度低下	60〜89		
	G3a	軽度〜中等度低下	45〜59		
	G3b	中等度〜高度低下	30〜44		
	G4	高度低下	15〜29		
	G5	末期腎不全（ESRD）	<15		

（参考文献[4]を基に筆者作成）

Q2 CKD の危険因子は？

A2 蛋白尿，アルブミン尿，高血圧など

- CKD の危険因子として，タンパク尿，アルブミン尿，高血圧との関連が報告されている。また，CKD は脳血管障害を含む心血管系疾患の危険因子でもあり，これらを予防するうえでもタンパク尿抑制・降圧が最も重要な治療となる。血尿は CKD の危険因子ではあるが，タンパク尿と比較してリスクは低い。

Q3 降圧目標は？

A3 糖尿病非合併例ではすべての A 区分において 140/90mmHg 未満が推奨されるが，A2，A3 区分ではより低値の 130/80mmHg 未満が推奨される。糖尿病合併例ではすべての A 区分において 130/80mmHg 未満が推奨される

Q4 降圧薬の選択は？

A4 ACE 阻害薬，ARB，長時間作用型 Ca 拮抗薬や利尿薬が推奨される。特に，A2，A3 区分では第 1 選択薬として ACE 阻害薬，ARB が推奨される

- ACE 阻害薬，ARB…降圧作用だけでなくタンパク尿抑制効果を併せ持つため推

奨される。腎輸出細動脈を拡張させ，糸球体内圧が下がることにより糸球体濾過量が低下し，Cr（クレアチニン）が上昇するため腎機能低下例では少量から開始し，投与開始 3 か月後までの時点で前値の 30％未満の eGFR 減少であれば継続可能である。一方，30％以上の eGFR の減少や，血清カリウム値が 5.5 mEq/L 以上に上昇する場合，低血圧症状や臓器虚血症状がみられる場合は該当降圧薬の減量や変更を検討する。また，腎動脈狭窄がある場合は投与を避けるのが望ましい。

・抗アルドステロン薬…ACE 阻害薬や ARB に本剤を追加することによりさらにタンパク尿が抑制されるという報告があるが，高カリウム血症に注意が必要であり，エプレレノンは糖尿病性腎症および Ccr 50 mL/分未満の CKD 患者には禁忌である。

・レニン阻害薬…腎血流増加作用があり，A3 区分の CKD に ARB と併用することで eGFR を減少させることなくタンパク尿を減少させる効果があることが報告されている。ACE 阻害薬または ARB を投与中の糖尿病患者には条件付きで禁忌とされている。

・長時間作用型 Ca 拮抗薬…eGFR を減少させることなく厳格な降圧と血圧変動の抑制が可能となり，CKD の進行抑制に有効である。特に，動脈硬化の程度の強い症例や重度の高血圧の症例に推奨される。また，エホニジピン，ベニジピン，シルニジピンはタンパク尿抑制効果を併せ持つとされており，タンパク尿抑制目的としても推奨される。

・利尿薬…CKD の多くが食塩感受性高血圧を呈するため，尿中ナトリウム排泄を促進する利尿薬は，体液過剰の食塩感受性高血圧例に有効である。G1〜G3 区分ではサイアザイド系利尿薬（サイアザイド類似薬を含む），G4〜G5 区分ではループ利尿薬の投与が適宜推奨される。サイアザイド系利尿薬の効果は少量で発揮され，副作用は用量依存性に増加するため，可能な限り低用量で使用する。ループ利尿薬使用時も少量から開始し，急激な eGFR の低下や低カリウム血症に注意する。

鉄則 ❶ CKD 進行抑制のためタンパク尿，高血圧に対しては早期介入する。降圧薬は尿タンパク抑制効果を併せ持つ薬剤を第 1 選択。

プラクティス 2

CKD 合併症に対する薬物療法

50 歳，男性。高血圧・タンパク尿の既往があり，ロサルタン錠 50 mg で加療中。最近下腿浮腫を認め，来院時収縮期血圧 150 mmHg と血圧コントロール不良であった。血液検査は，尿素窒素 40 mg/dL，クレアチニン 2.0 mg/dL，カリウム 5.5 mEq/L，尿酸 8.5 mg/dL，アルブミン 2.5 g/dL，カルシウム 9.0 mg/dL，リン 5.5 mg/dL，重炭酸濃度 20 mEq/L，ヘモグロビン 9.0 g/dL であった。

Q5 CKD 合併症に対する薬物療法は？

A5 腎機能障害の程度に応じて以下のようにさまざまな症状を合併するため，これらを適切にコントロールする。また，合併症の発現には食事療法も大きく影響するため，適宜栄養指導を勧める

- **浮腫**…利尿効果の強さからループ利尿薬が選択される場合が多いが，急激な脱水による腎機能悪化の可能性があり，少量から開始するのが望ましい。また，抗アルドステロン薬の使用時は高カリウム血症に注意が必要である。サイアザイド系利尿薬やバソプレシン受容体拮抗薬は重度の腎機能障害時にはあまり効果が期待できない。

- **高尿酸血症**…腎機能低下による尿酸排泄の低下やループ利尿薬使用などが原因となる。高尿酸血症自体が腎への尿酸沈着を介さずに腎血管障害や間質障害をもたらすとの報告もあり，血清尿酸値 6.0 mg/dL 以下にコントロールするのが望ましい。まずは食事などの生活習慣を修正し，コントロールが不十分の場合は薬物療法を行う。アロプリノールは，腎機能低下時には減量が必要である。フェブキソスタットは中等度までの腎機能低下患者にも通常用量使用できる。また，尿アルカリ化薬としてクエン酸ナトリウム・クエン酸カリウム配合剤を使用時は，高カリウム血症に注意する。高用量のループ利尿薬併用による尿酸値の上昇にも注意する。

- **高カリウム血症**…腎機能低下によるカリウム排泄低下や ACE 阻害薬・ARB・抗アルドステロン薬使用などが原因となる。まずはカリウム制限などの食事療法を行い，コントロールが不十分な場合にポリスチレンスルホン酸カルシウムまたはポリスチレンスルホン酸ナトリウムを使用し，血清カリウム値 4.0〜5.5 mEq/L を目標にコントロールする。散剤やゼリー製剤があり，服薬しやすい剤形を選ぶことが重要である。また，水分制限がある場合はゼリー製剤が推奨される。

- **高リン血症**…腎機能低下によるリンの排泄低下・過剰なリン摂取が原因となる。特に食品添加物に多用される無機リンの吸収率は 90％以上と，自然食品に含まれる有機リンの吸収率の 40〜60％に比べて高いため，加工食品などの摂取を控

える指導を行うことも重要である。食事療法でコントロールが不十分な場合は，炭酸カルシウムや炭酸ランタンなどのリン吸着薬を食直後に服用し，血清リン値 2.5〜4.5 mg/dL の基準値内にコントロールするのが望ましい。炭酸ランタンはカルシウム非含有のため，高カルシウム血症時にも使用できる。炭酸ランタンの錠剤はよくかみ砕いて服用する必要があるが，咀嚼能力が低下している場合は顆粒製剤が望ましい。

- **低カルシウム血症**…アルファカルシドールまたはカルシトリオールなどの活性型ビタミン D 製剤を使用し，血清カルシウム値 8.6〜10.2 mg/dL の基準値内にコントロールすることが望ましい。また，低アルブミン血症（血清アルブミン値 4 g/dL 未満）では以下の Payne の補正式を用いて計算される補正カルシウム濃度を目安とする。

> 補正カルシウム濃度(mg/dL)＝
>   実測カルシウム濃度(mg/dL)＋〔4－血清アルブミン濃度(g/dL)〕

- カルシトリオールはアルファカルシトリオールの半量で同等の効果があるとされている。炭酸カルシウムとの併用時や活性型ビタミン D 製剤の過剰投与による高カルシウム血症には注意が必要である。

- **腎性貧血**…ヘモグロビン（Hb）値 10 g/dL 以下で治療開始が推奨されており，エリスロポエチン製剤の皮下注を行う。各製剤の半減期の違いにより推奨される投与間隔が異なる。ただし，目標 Hb 値＞12〜13 g/dL 群では，Hb 値 9〜11.5 g/dL 群と比較して心血管イベントを増加させる可能性があり，Hb 値 12 g/dL を超えないようにすることが推奨されている。鉄欠乏があれば適宜鉄剤の併用を検討する。わが国ではトランスフェリン飽和度（TSAT）20％以下およびフェリチン値 100 ng/mL 以下では鉄補充を行うことが推奨されている。ただし，フェリチン値は 250 ng/mL 以上には意図的に増加させない。

●その他の主な CKD 合併症

高尿素窒素血症・尿毒症
- 球形吸着炭は CKD ステージ G4〜G5 で使用することにより，CKD の進行抑制効果と全身倦怠感などの尿毒症症状の改善が得られる可能性があるため，適宜使用を考慮する。他の薬剤の吸着を避けるため食間に服用するのが望ましい。

代謝性アシドーシス
- 静脈血の重炭酸濃度が 20 mEq/L 以下の場合，炭酸水素ナトリウムまたはクエン酸ナトリウム・クエン酸カリウム配合剤などで治療を開始するが，過剰補正とならないように注意する。また，後者使用時は高カリウム血症に注意する。

便秘
- 高カリウム血症，高リン血症，尿毒症などの治療薬による便秘を合併する可能性があり，早期から下剤の併用を検討する。ただし，酸化マグネシウムの使用は最小限にとどめ，大腸刺激薬の使用が望ましい。

胃腸障害
- 尿毒症による嘔気・食欲不振の可能性がある場合は，球形吸着炭などによる尿毒症の改善が優先されるが，胃薬が併用される場合も多く，マグネシウムやアルミニウムを含む胃薬には蓄積の可能性があり注意が必要である。また，H_2 ブロッカーは腎機能に応じて減量が必要である。ただし，ラフチジンは腎機能低下時にも常用量で使用できる。

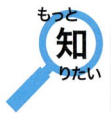

もっと知りたい FGF 23 (fibroblast growth factor 23)
- 近年同定された骨細胞由来のホルモンで，腎臓でリン利尿を促進するとともに，活性型ビタミン D の産生を抑制する。CKD の早期から血清リン値に先立って上昇し，生命予後や腎機能予後と相関することが報告されている。CKD 患者では，リン負荷に反応して FGF 23 濃度が上昇することにより，初期には血清リン値は正常範囲に保たれる。しかし，FGF 23 は腎臓での活性型ビタミン D の産生も抑制するため，PTH 分泌亢進の要因となる。このような状態が続くと，血清リン値が上昇し始め，活性型ビタミン D 低下により低カルシウム血症が出現する。さらに，PTH 分泌が持続的に刺激されるため，副甲状腺過形成を伴う 2 次性副甲状腺機能亢進症を発症することとなる。

> **鉄則 ②** 腎機能障害の重症度を把握し，腎排泄型薬剤使用時は，適切な投与量の確認を行う。合併症には適切な薬物療法に加えて食事療法が不可欠。

プラクティス 3 造影剤腎症
75 歳，男性。糖尿病・高血圧の既往あり。最近，労作時呼吸苦を自覚して受診。狭心症の疑いで冠動脈造影による精査を勧められた。来院時の血清クレアチニン 1.2 mg/dL，尿中アルブミン 100 mg/gCr。常用薬は，シタグリプチン錠 1 回 50 mg を 1 日 1 回，朝，メトホルミン錠 1 回 250 mg を 1 日 3 回，イルベサルタン錠 1 回 100 mg を 1 日 1 回，朝であった。また，最近膝関節痛に対してロキソプロフェン錠 1 回 60 mg を 1 日 3 回常用していた。

Q6 造影剤腎症（CIN：contrast induced nephropathy）とは？

A6 ヨード造影剤投与後，72 時間以内に血清クレアチニン値が前値より 0.5 mg/dL 以上または 25％以上増加するもの

Q7 発症の危険因子は？

A7 主に，血清クレアチニン値の上昇，糖尿病性腎症，脱水，うっ血性心不全，高齢，腎毒性物質（NSAIDs など）

- CKD ステージ G3b 以降は造影 CT により，CKD ステージ G3a 以降は冠動脈造影により，造影剤腎症を発症するリスクが高いとの報告がある。

Q8 造影剤使用時に休薬が望ましい薬剤は？

A8 ビグアナイド系糖尿病薬は乳酸アシドーシスを起こすことがあるため，可能な限り造影剤開始前に休薬し，造影終了 48 時間以降に再開することが推奨される。また，造影剤使用前後 24 時間は NSAIDs の使用は控えるのが望ましい

Q9 CIN 発症の予防の目安とその方法は？

A9 造影 CT などの静脈からの造影では eGFR 45 mL/分未満，冠動脈造影（CAG）などの動脈からの造影では eGFR 60 mL/分未満で輸液療法を検討する

- 一般的には，造影前後 12 時間に生理食塩液を 1 mL/kg/時で経静脈投与を推奨する。心機能や全身状態により適宜輸液量を調節する。重炭酸ナトリウム液の経静脈投与は，短時間輸液療法においては生理食塩液よりも CIN 発症予防に優れている可能性があるが，透析や死亡リスクが有意に減少することはなく，使用は必須ではないとされている。
- 造影剤は透析により除去されるが，造影剤検査後の血液透析に CIN の発症予防効果は認められていない。しかし，心不全発症予防などの CIN 発症予防以外の目的で造影剤検査後に血液透析が施行される場合がある。

Q10 CIN の治療法は？

A10 乏尿を伴わない一般の CIN 患者に対する血液浄化療法のエビデンスはないが，乏尿を伴う全身状態不良な CIN による急性腎障害（AKI）患者では血液浄化療法が死亡率および腎機能障害を含む主要合併症を減少させる可能性がある

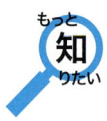

> **もっと知りたい**
>
> **腎性全身性線維症（NSF：nephrogenic systemic fibrosis）**
> - ガドリニウム造影剤の投与数日から数か月後，時に数年後に皮膚の腫脹や硬化，疼痛などで発症する疾患。進行すると四肢関節の拘縮を生じて活動が著しく制限される。現時点で確立された治療法はなく，死亡例も報告されている。CKD ステージ G4，G5 の患者では，ガドリニウム含有 MRI 造影剤による NSF のリスクが増加するため，MRI の使用は避ける。やむを得ず MRI を使用しなければならない場合は，NSF 発症頻度の低いガドリニウム造影剤を選択する。これまでの報告の中では，Gadodiamide に最も NSF 発症の報告が多く，次いで Gadopentetate dimeglumine である。一方，Gadoteridol と Gadoterate による報告はほとんどないが，MRI 使用にあたっては必要最小量を投与する。

鉄則 ❸ CIN の発症危険因子を把握し，腎毒性物質の中止・休薬，適切な輸液療法を行う。

最終チェック

1 CKD における降圧薬の選択は？
➡ タンパク尿抑制効果を併せ持つ薬剤を第 1 選択とする。

2 合併症対策は？
➡ 適切な薬物療法に加えて食事療法も不可欠である。

3 造影剤腎症のポイントは？
➡ 発症予防が重要！ 危険因子や予防法を把握する。

参考文献

1) 日本腎臓学会 編：CKD 診療ガイド 2012．東京医学社，2012
2) 日本腎臓学会 編：エビデンスに基づく CKD 診療ガイドライン 2013．東京医学社，2013
3) 日本腎臓学会，他 編：腎障害患者におけるヨード造影剤使用に関するガイドライン 2012．東京医学社，2012
4) KDIGO：CKD Guideline 2012．http://www.kdigo.org/clinical_practice_guidelines/pdf/CKD/KDIGO_2012_CKD_GL.pdf

（登佳寿子）

8 腎泌尿器疾患

8-2 透析

鉄則

1. 血漿タンパク結合率の高い薬物，脂溶性薬物・分布容積の大きな薬物は透析で除去されにくい。
2. 心負荷軽減のため適切な血圧コントロールを行い，HD間のドライウェイト（DW）の増加は最小限にする。
3. 腹膜透析患者で腹痛・排液混濁などの腹膜炎症状がみられる場合は早急な受診を勧める。PD継続は8年程度。除水不足が続けば早めにHDへ切り替える。

プラクティス 1

血液浄化法の種類と透析時の薬物療法

60歳，男性。10年来の高血圧で加療していたが，最近，嘔気，倦怠感，呼吸苦，下腿浮腫が強くなり受診。収縮期血圧180 mmHg，血液検査で尿素窒素（BUN）80 mg/dL，クレアチニン（Cr）8.0 mg/mL，ヘモグロビン（Hb）9.0 g/dLを認め，全身浮腫著明であった。

Q1 透析導入の基準は？

A1 慢性腎不全患者の透析導入基準の1つを表8-2に示す。急性期では患者の病態に合わせて検討する

- ただし，表8-2は25年前の基準であり，最近はeGFR＜15 mL/分/1.73 m^{2}になった時点で，腎不全症候，日常生活の活動性，栄養状態を総合的に判断し，それらが透析療法以外に回避できないときに透析の導入が推奨されている。また，腎不全症候がみられても，eGFR＜8 mL/分/1.73 m^{2}まで保存的治療での経過観察が可能であれば，血液透析導入後の生命予後は良好であったとされている。ただし，腎不全症候がなくとも，透析後の生命予後の観点からeGFR 2 mL/分/1.73 m^2

表 8-2　透析導入の基準

		該当項目	点数
臨床症状	・体液貯留（全身性浮腫，高度の低タンパク血症，肺水腫） ・体液異常（管理不能の電解質，酸塩基平衡異常） ・消化器症状（悪心嘔吐，食欲不振，下痢など） ・循環器症状（重篤な高血圧，心不全，心膜炎） ・神経症状（中枢・末梢神経障害，精神障害） ・血液異常（高度の貧血症状，出血傾向） ・視力障害（尿毒性網膜症，糖尿病網膜症）	3個以上	30
		2個	20
		1個	10
腎機能 Cr（mg/mL） Ccr（mL/分）	・Cr≧8（Ccr＜10） ・5≦Cr＜8（10≦Ccr＜20） ・3≦Cr＜5（20≦Ccr＜30）		30 20 10
日常生活障害度	・尿毒症状のため起床できない ・日常生活が著しく制限される ・通勤通学あるいは家庭内労働が困難		30 20 10

合計 60 点以上で透析を導入する
注：年少者（10 歳未満），高齢者（65 歳以上），全身性血管合併症がある場合は 10 点加算

（参考文献[1]より一部改変）

までには血液透析を導入することが望ましい。

Q2　臨床で頻用される血液浄化法は？

A2　血液透析（HD），持続的携行式腹膜透析（CAPD），持続的血液透析濾過（CHDF）

- 血液透析（HD：hemodialysis）…待機的に導入する場合は上肢にシャントや人工血管を用いたブラッドアクセスの作成が必要。緊急時は内頸静脈，鎖骨下静脈，大腿静脈などへ透析用カテーテルを挿入し行う。透析導入初期に不均衡症候群がみられる場合がある。主に分子量＜500 の小分子物質が除去される。

- 腹膜透析（PD：peritoneal dialysis）…持続的携行式腹膜透析（CAPD：continuous ambulatory peritoneal dialysis）が一般的。夜間のみ自動循環装置を用いて行う自動腹膜透析（APD：automated peritoneal dialysis）も普及しつつある。腹腔内にカテーテル留置が必要。腹腔内に透析液が貯留するため，腹部膨満感あり。

- 血液濾過（HF：hemofiltration）…透析アミロイドーシスの原因となる β_2 ミクログロブリンの除去効率は高いが，小分子物質除去率が低く，特別な機械が必要であるため，長期的には使用されない。

- 血液透析濾過（HDF：hemodiafiltration）…HD と HF の両者の長所を併せ持ち，溶質除去に優れている。透析困難症や透析アミロイドーシスの患者に用いられる。また，急性血液浄化領域で 24 時間持続的かつ緩徐に行う場合を持続的血

液透析濾過（CHDF：continuous hemodiafiltration）という。CHDF は，一般的に HD より血流量，透析液流量が少ない条件で行われているため，クリアランスは HD とあまり変わらないとされているが，炎症性サイトカインや小分子〜中分子まで幅広い除去効果を示し，急激な血圧低下を起こしにくいため急性期に使用される。

- 血液吸着（DHP：direct hemoperfusion）…活性炭による直接血液灌流で，腎不全の治療には使用されず，薬物中毒などで中毒起因物質を除去する目的に使用される。
- 血漿交換（PE：plasma exchange または PP：plasmapheresis）…血漿分離膜により患者血液を血球成分と血漿成分に分離し，病因物質を除去する。全身性エリテマトーデスや悪性関節リウマチなどの自己免疫疾患の患者の血液から病態悪化に関連する自己抗体・免疫複合体・細胞成分や，他の透析では除去できないタンパクに結合した毒素を除去できる。

> ● HD・PD における薬物クリアランスの考え方
>
> **HD**
> - 週 3 回，1 回 4 時間程度行った場合，健常人のクリアランスの 1/10 程度とされる。
> - 血流量・透析液流量が多いほど除去能が高くなるが，一定以上になると頭打ちになる。
> - 小分子のクリアランスが高い。透析時間の延長により中・大分子の薬物除去率が向上する。
> - ダイアライザーの孔径・面積が大きいほど，孔の数が多いほど除去率が増える。
> - 疎水性合成高分子膜にはペプチド・タンパク質からなる薬物が付着しやすい。
> - 陽性荷電膜は酸性薬物を，陰性荷電膜（特に AN69 膜）は塩基性薬物を吸着しやすい。
> - ACE 阻害薬と AN69 膜による血液透析でアレルギー反応が生じる可能性があり，使用は避ける。
>
> **PD**
> - PD 液を 1.5〜2L/回，1 日 4 回交換した場合，4〜6 mL/分程度のクリアランスとされる。
> - PD 液にはブドウ糖含有腹膜透析液とイコデキストリン含有腹膜透析液があり，後者は血糖上昇を起こしにくく除水能が優れている。
> - PD は中〜大分子量物質の除去率が優れている。
> - 腹膜の孔径はダイアライザーより大きく，より大きな分子やタンパク質を濾過しやすいが，孔数が少なく，HD より単位時間あたりのクリアランスは劣る。しかし，PD 患者では尿量を比較的維持できている場合が多く，尿中への薬物排泄量を考慮すると 1 週間あたりのクリアランスは HD に比べてあまり差がなく，1 週間あたりの薬物総投与量は HD とほぼ同じに設定してよいと考えられる。ただし，腎外クリアランスが低く，低タンパク結合率で分布容積（Vd）も小さい薬物では，PD 中の除去率は HD 患者の非 HD 時よりも高くなるため，これらを考慮した投与設計が必要となる。

Q3 透析患者の薬物クリアランスに影響する各薬剤の要素は？

A3 分子量，Vd，タンパク結合率，透析患者の半減期，排泄経路・未変化体または活性代謝物の尿中排泄率，透析患者の腎外クリアランス

- 一般的には，タンパク結合率 90％以上，Vd≧2 L/kg の薬物は除去されにくい。また，総クリアランスが 30％以上上昇する薬物は透析後の追加投与が推奨される。

> **鉄則 ❶** 血漿タンパク結合率の高い薬物，脂溶性薬物・分布容積の大きな薬物は透析で除去されにくい。

もっと知りたい

透析患者の栄養状態

- アミノ酸は 1 回の HD で 10 g 前後，PD で 1 日 3 g 前後喪失するといわれている。タンパク質は HD では喪失しないが，PD では 1 日に 5～10 g 除去されるため，低栄養の原因になりうる。
- さらに，喪失したタンパク質を補うために，肝臓でタンパク質の合成と同時に脂肪の合成が高まり，脂質異常症を発症しやすい。
- また，筋力低下やけいれんなどとの関連性が注目されているカルニチンは，肉類や乳製品に多く含まれるが，リン制限によりこれらを十分に摂取できず，また分子量が小さいため透析時に喪失しやすい。他にビタミン B_1，B_2，B_6，C，葉酸など水溶性ビタミンも喪失しやすい。このため，透析患者の栄養状態には注意が必要である。

プラクティス 2

透析時における合併症のマネジメント

70 歳，男性。3 年前から HD 導入。高血圧に対してアムロジピン錠 5 mg 内服中。最近透析間の体重増加が大きく，透析時に血圧低下がみられる。また，セベラマー錠 3 g/分 3，ポリスチレン散 15 g/分 3 内服中で，血清リン（P）4.5 mg/dL，血清カリウム（K）4.0 mEq/L とコントロール良好であるが，血清カルシウム（Ca）10.5 mg/dL と上昇を認め，常習性便秘あり。さらに，Hb 値 9.0 g/dL と貧血を認め，全身瘙痒感あり。

Q4 透析患者に起こる主な合併症は？

A4 表 8-3 に示す

● **循環器疾患の合併症対策**

- HD 患者は内シャントや人工血管などのブラッドアクセスにより心拍出量が増加するため，心負荷が増大する。ある程度の水分貯留は HD で除去可能だが，急激な循環血流量の変動による心負荷増大は心機能低下へと繋がるため，透析間の

表 8-3　透析患者に起こる主な合併症

循環器疾患	高血圧，血管壁および心臓弁の石灰化，心不全，末梢循環障害
消化器疾患	便秘，消化管の脆弱化，味覚障害，虚血性腸炎，消化管出血
皮膚疾患	色素沈着，皮膚瘙痒感
骨関節障害	腎性骨症（二次性副甲状腺機能亢進症・骨軟化症など），手根管症候群
排泄障害	高リン血症，高カリウム血症，高アルミニウム血症，高マグネシウム血症 高窒素血症，高尿酸血症，アシドーシス
その他	腎性貧血，各臓器のアミロイドーシス

（参考文献[5]，p303 より改変）

体重増加は透析間，中2日で6％未満にするのが望ましい。このため，塩分・水分制限などを適切に行う。
- 透析患者は動脈硬化や血管の石灰化を合併している場合が多く，血圧の調節能が低下し，HDによる除水で血圧低下を起こす場合がある。この場合，透析日の降圧薬の投与量・服用時間の調節，HD前の昇圧薬服用などを行い，改善が乏しい場合は透析時の血流量減少・透析時間の延長などを行う。

●消化器疾患の合併症対策

- 便秘は患者のQOLを低下させるだけでなく，腸管穿孔を起こす可能性もあり，排便コントロールは重要である。透析間の体重増加を適正に保つために水分制限されている場合や，カリウムやリンの吸着薬を服用している場合は硬結便の原因となりやすいため，早期から適宜下剤を使用して便秘を予防することが望ましい。常習性の硬結便が存在する場合は，腸管穿孔の予防のためまずは摘便を行う。その後，センノサイドやピコスルファートなどの内服か，炭酸水素ナトリウム・無水リン酸二水素ナトリウム配合坐剤やグリセリン浣腸などの外用薬を使用する。マグネシウム製剤の使用は控えるのが望ましいが，Mg値をモニタリングしながら少量のみ使用する場合もある。

●皮膚疾患の合併症対策

- 透析患者では角質層内の水分が著明に減少しており，乾燥による瘙痒感が起きやすいと考えられている。これに対しては尿素軟膏，ヘパリン類似物質軟膏などで改善することがある。また，尿素窒素，β_2ミクログロブリン，血清カルシウム，血清リン，副甲状腺ホルモン（PTH：parathyroid hormone）の上昇，ヘマトクリット値20％未満の高度貧血も瘙痒感の要因といわれており，これらのコントロールも重要である。
- 対応として，一般的には抗ヒスタミン薬の内服・外用薬を使用するが症状が強い

場合は外用ステロイド剤を使用する場合もある。また，ナルフラフィンなども効果的な場合がある。

● **骨関節障害の合併症対策**
・維持透析下では，腎機能低下によるリン貯留やビタミンD活性化障害のために，副甲状腺からPTHが過剰に産生・分泌され，2次性副甲状腺機能亢進症が頻発する。PTHには骨からのカルシウム流出（骨吸収）を促進する作用があるため，PTHが過剰産生・分泌されると，骨痛や関節痛を伴う線維性骨炎や，異所性石灰化を引き起こす。これらを予防するため，リン・カルシウムを適正に管理することが重要となる（図8-1）。

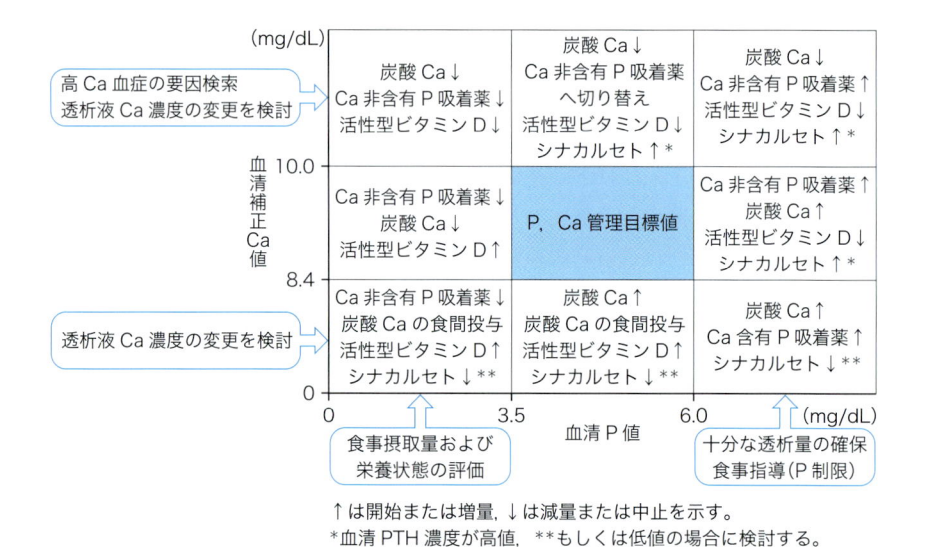

	血清P値 < 3.5	3.5 ≤ 血清P値 ≤ 6.0	血清P値 > 6.0
血清補正Ca値 > 10.0（高Ca血症の要因検索，透析液Ca濃度の変更を検討）	炭酸Ca↓ Ca非含有P吸着薬↓ 活性型ビタミンD↓	炭酸Ca↓ Ca非含有P吸着薬へ切り替え 活性型ビタミンD↓ シナカルセト↑*	炭酸Ca↓ Ca非含有P吸着薬↑ 活性型ビタミンD↓ シナカルセト↑*
8.4 ≤ 血清補正Ca値 ≤ 10.0	Ca非含有P吸着薬↓ 炭酸Ca↓ 活性型ビタミンD↑	P，Ca管理目標値	Ca非含有P吸着薬↑ 炭酸Ca↑ 活性型ビタミンD↓ シナカルセト↑*
血清補正Ca値 < 8.4（透析液Ca濃度の変更を検討）	Ca非含有P吸着薬↓ 炭酸Caの食間投与 活性型ビタミンD↑ シナカルセト↓**	炭酸Ca↑ 炭酸Caの食間投与 活性型ビタミンD↑ シナカルセト↓**	炭酸Ca↑ Ca含有P吸着薬↑ シナカルセト↓**

食事摂取量および栄養状態の評価／十分な透析量の確保 食事指導（P制限）

↑は開始または増量，↓は減量または中止を示す。
*血清PTH濃度が高値，**もしくは低値の場合に検討する。

図8-1 リン（P），カルシウム（Ca）の治療管理法「9分割図」（参考文献[4]より一部改変）

・$β_2$ミクログロブリンを前駆タンパクとするアミロイドが横手根靱帯に沈着し，靱帯が肥厚し，正中神経を圧迫することで，しびれや痛みを伴う手根管症候群が発症する。透析で$β_2$ミクログロブリンを除去し発症予防に努める。症状があれば外科的手術を考慮する。

● **腎性貧血の合併症対策**
・腎性貧血は心血管疾患の発症や生命予後，QOLの低下などとの関連が示唆されている。主因は腎臓でのエリスロポエチン（EPO）産生能の低下であるが，赤血球寿命の短縮，造血細胞のEPO反応性の低下，栄養障害，HDにおける回路内残血なども関係している。
・治療はエリスロポエチン製剤（ESA：erythropoiesis stimulating agents）の投与が第1選択となる。HD患者はHD終了時に回路内へ静脈内投与することができ

るが，PD患者では皮下投与または静脈内投与が必要となる。目標Hb値は明確には定められていないが，一般的にはHb値11〜12 g/dLを目標に調節する。Hb値13 g/dLを超えた場合は，ESAを減量または休薬する。また，ESA療法時，トランスフェリン飽和度（TSAT）20％以下およびフェリチン値100 ng/mL以下であれば鉄補充を行うことが推奨されている。ただし，フェリチン値は250 ng/mL以上には意図的に増加させない。

鉄則 2 心負荷軽減のため適切な血圧コントロールを行い，HD間のドライウェイト（DW）の増加は最小限にする。

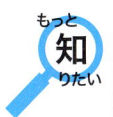

もっと知りたい ドライウェイト（DW）
- 体液量が適正であり透析中の過度の血圧低下を生ずることなく，かつ長期的にも心血管系への負担が少ない体重。一般的に採用されているDW設定の指標は，①透析中の著明な血圧低下がない，②高血圧がない（おおむね週初めの透析開始時で140/90 mmHg程度），③浮腫がない，④胸部X線にて肺うっ血がない，⑤心胸郭比≦50％（女性では53％）などがある。DWを達成するまでには通常4〜12週間が必要で，慎重に経過観察することが重要である。

プラクティス 3 PD患者の腹膜炎
45歳，男性。8年前からCAPD導入。2度の腹膜炎の既往歴あり。数日前から透析排液の混濁がみられ，腹痛が増悪し来院。腹膜炎の診断で緊急入院。

Q5 PD患者の腹膜炎のきっかけは？

A5 腹膜透析液のバッグ交換時のPDカテーテルの汚染やカテーテル出口部の汚染により発症することが多い

- 起炎菌がグラム陽性菌に対してはバンコマイシンまたは第一世代セフェム系を，グラム陰性菌に対しては第三世代セフェム系またはアミノグリコシドを腹腔内投与または静脈内投与。最短の治療期間は2週間，重症例では3週間が推奨される。
- 腹膜透析時にアゼルニジピンを服用すると排液混濁を起こす可能性があり，腹膜炎との鑑別に注意が必要である。
- PDの継続可能期間は8年程度であり，除水不足などが続く場合はHDへの切り替えを考慮する。

もっと知りたい

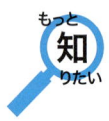

被嚢性腹膜硬化症（EPS）

- 長期の PD 継続により腹膜が硬化し，除水能の低下，さらには腸管の被嚢化により腸管閉塞が起こる。症状としては悪心，嘔吐，腹痛などを認める。治療は絶飲食による腸管の安静保持，副腎皮質ステロイドの投与を適宜行い，イレウスを起こしている場合は外科的処置も検討する。

鉄則 ③ 腹膜透析患者で腹痛・排液混濁などの腹膜炎症状がみられる場合は早急な受診を勧める。PD 継続は 8 年程度。除水不足が続けば早めに HD へ切り替える。

最終チェック

1. 透析時の薬物クリアランスの考え方は？
   → 血漿タンパク結合率の高い薬物，脂溶性薬物・分布容積の大きな薬物は除去されにくい。

2. 透析時の血圧管理の注意点は？
   → 血圧低下に対しては降圧薬を調整し，適宜昇圧薬の内服も検討する。

3. 便秘の対策は？
   → 薬物療法による早期介入が重要である。

4. 瘙痒感の対策は？
   → 保湿を基本に適宜抗アレルギー薬やナルフラフィンなどを内服する。

5. 2 次性副甲状腺機能亢進症の対策は？
   → リン・カルシウムの適正管理。

6. 腎性貧血の対策は？
   → ESA 製剤が基本で鉄欠乏があれば適宜鉄を補充する。

7. 腹膜炎対策のポイントは？
   → PD カテーテルやカテーテル出口部の清潔保持。

参考文献

1) 川口良人：慢性透析療法の透析導入ガイドラインの作成．pp125-132，平成 3 年度厚生科学研究「腎不全医療研究事業」報告書，1992
2) 日本透析医学会：わが国の慢性透析療法の現況，2011 年 12 月 31 日現在．http://docs.jsdt.or.jp/overview/index2012.html
3) 日本腎臓学会 編：エビデンスに基づく CKD 診療ガイドライン 2013．東京医学社，2013
4) 日本透析医学会：慢性腎臓病に伴う骨・ミネラル代謝異常の診療ガイドライン．透析会誌 45：301-356，2012
5) 平田純生 編著：腎不全と薬の使い方 Q＆A．じほう，2005

6) 平田純生,他 編：透析患者への投薬ガイドブック改訂2版.じほう,2009
7) 日本透析医学会：維持血液透析ガイドライン：血液透析処方.透析会誌 46：587-632, 2013
8) 日本透析医学会：血液透析患者における心血管合併症の評価と治療に関するガイドライン.透析会誌 44：337-425, 2011
9) 国際腹膜透析学会ガイドライン・勧告—腹膜透析関連感染症に関する勧告：2010年改訂 腹膜透析アクセスに関する臨床実践ガイドライン.http://www.baxter.co.jp/therapies/kidney/ctpd/2701.pdf

（登佳寿子）

9 内分泌代謝疾患

9-1 糖尿病

> **鉄則**
> 1. 重症低血糖のリスクファクターは，SU薬，インスリンの使用，高齢者，HbA1c低値，腎機能低下など．
> 2. インスリン注射の早期導入は，膵臓のβ細胞の機能を温存し，インスリン分泌能の低下を遅らせる．
> 3. インスリンを適切なタイミングで補う「インスリン療法」によって健常な血糖コントロールの実現ができる．無自覚性低血糖の患者は，緩めの血糖コントロールを心がける．
> 4. 急性高血糖患者の血糖値が安定したらスライディングスケールを併用しながらインスリンの点滴静注から皮下注射に切り替えていく．

プラクティス 1

SU薬服用時の高齢者・腎機能低下者の重症低血糖

70歳，女性．原疾患：糖尿病，合併症なし．グリベンクラミド錠2.5 mg，メトホルミン錠500 mg，シタグリプチン錠50 mgを内服していた．発熱が原因で食欲不振状態が続いていた．意識消失で救急搬送．血糖値28 mg/dLでブドウ糖持続点滴に加え，50％ブドウ糖も追加投与し，意識レベル・血糖値はいったん改善．

Q1 救急搬送される低血糖患者の傾向は？

A1 高齢

- 2008年から3年間，糖尿病治療薬による重症低血糖で神戸市立医療センター中央市民病院に搬送された2型糖尿病患者135人の解析結果では，平均年齢74.0歳で65歳以上が約8割を占めており，高齢者において重症低血糖リスクが高いことが示された．
- 高齢者の病態には個人差が大きくその患者の年齢，推定余命，全身状態，認知症

の有無，薬物治療による低血糖のリスクなどを考慮して目標血糖値を個別に設定する。

Q2 低血糖の原因薬剤は？

A2 スルホニル尿素（SU）薬（65.9％），インスリン（28.1％）など
- SU 薬はインスリンよりも低血糖が遷延し重症化しやすい傾向にある。
- SU 薬使用者で血液検査を 1 年以上されていない症例や HbA1c が 6.0％以下で用量が数年変更されず漫然と高用量が継続使用されていた症例が認められた。
- SU 薬の内訳はグリメピリドが 68.8％で用量の平均値は 2.31 mg，グリベンクラミド 29.2％で用量の平均値は 3.85 mg で比較的少量でも重症低血糖は認められている。
- インスリン使用患者の内訳は，中間型か持効型のみが 15.8％，混合型が 52.6％，速効型か超速効型のみが 7.9％，速効型（または超速効型）と中間型（または持効型）の併用が 23.9％で，インスリン使用者の 92.1％が約 12 時間以上効果の持続するインスリンを使用していた。

Q3 他に注意を要することは？

A3 腎機能低下患者への SU 薬投与と長時間の昏睡
- SU 薬使用患者の腎機能は eGFR＜60 mL/分/1.73 m^2 が 70.6％，eGFR＜30 mL/分/1.73 m^2 が 32.9％であり，従来，SU 薬の慎重投与あるいは禁忌とされている腎機能低下症例でも多く使用されていた。
- 腎機能低下が進行した場合には，少量の SU 薬でも遷延性低血糖を起こしやすく，SU 薬から他の薬剤への変更を考慮する必要がある。
- 本症例においては，常用薬も中止のままで経過観察していたが，低血糖の再度発現を繰り返し，その都度ブドウ糖の静脈内投与で対応した。3 日後には血糖値 200 mg/dL を超えるまでに回復した。

Q4 SU 薬との併用に特に注意すべき薬剤は？

A4 DPP-4 阻害薬，SGLT 2 阻害薬

- 近年の新薬である DPP-4 阻害薬・SGLT 2 阻害薬は低血糖を起こしにくい特徴があるが，SU 薬と併用する場合は重症低血糖を起こす可能性があり，経過中の SU 薬の減量を常に検討する必要がある。
- 表 9-1 に recommendation の一例を掲げたので参照されたい。

表 9-1　インクレチン（GLP-1 受容体作動薬と DPP-4 阻害薬）の適正使用について

＊重篤な低血糖を起こすケースには以下の特徴がある。
(1)高齢者（65 歳以上）
(2)軽度腎機能低下（Cr 1.0 mg/dL 以上）
(3)SU 薬の高用量内服
(4)SU 薬ベースで他剤併用
(5)インクレチン製剤の追加後早期に低血糖が出現
（追加）
・GLP-1 受容体作動薬はインスリンの代替とはならないため，インスリン治療中の患者では，インスリン依存状態にあるか，非依存状態にあるかについて評価を行ったうえで本剤使用の可否を判断する（インスリン依存状態にある患者への本剤切り替えは行われるべきではない）。
＊SU 薬ベースの患者にインクレチン製剤を追加併用時の留意点（SU 薬は減量が望ましい）。
(1)グリメピリド 2 mg/日を超えて使用している場合⇒ 2 mg/日以下に減量
　　グリベンクラミド 1.25 mg/日を超えて使用している場合⇒ 1.25 mg/日以下に減量
　　グリクラジド 40 mg/日を超えて使用している場合⇒ 40 mg/日以下に減量
　　SU 薬を上記のように減量して追加するようにする。
　　血糖コントロールが不十分ならば SU 薬を漸増し，低血糖が発現すれば SU 薬を減量する。
　　SU 薬を上記の量以下で使用していて血糖コントロールが不十分な場合にはそのまま追加併用し，必要に応じて SU 剤を増減する。
(2)SU 薬を使用する場合には低血糖を起こす可能性があることを念頭におく。
　　患者への低血糖教育など注意喚起が必要である。
(3)上記の点を考慮すると，投与量の設定が難しい場合には専門医へのコンサルトを強く推奨する。

（参考文献[3]より筆者作成）

鉄則 ❶ 重症低血糖のリスクファクターは，SU 薬，インスリンの使用，高齢者，HbA1c 低値，腎機能低下など。

プラクティス 2

職場の健康診断で高血糖の指摘

58 歳，女性。身長 160.0 cm，体重 75.0 kg，BMI 29.3，腹囲 95 cm。健康診断で随時血糖値が 205 mg/dL，HbA1c 12.4 %で受診勧奨。糖尿病内科を受診し教育入院となった。以前から糖尿病の疑いとの指摘はあったが放置。父親が糖尿病でインスリン治療している。総コレステロール 180 mg/dL，中性脂肪 210 mg/dL。糖尿病性の合併症はなし。

Q5 医師からインスリン注射で治療するとの説明を受けたが，「注射はこわい」「他人に知られるのは嫌です」「食事には気をつけていたのに，なぜ？」などの訴えがあった．どのように対応したらよいのか？

A5 血糖コントロールの不良は，生活習慣などの環境因子と遺伝的素因が深く関わっている．まず，患者が意思決定するための十分な情報を提供する．患者の話をしっかり聴いたうえで，同意のもとに治療に取り組んでもらう．それをサポートする糖尿病エンパワーメントのスキルをもって対応することが重要である

- 糖尿病と診断された時点で，すでにインスリンの分泌能は正常時にくらべて半分以下に低下しているとも言われており，インスリン不足の状態に陥っている．
- 本症例においては，父親が糖尿病であることより遺伝的素因による影響が強いことが考えられる．またインスリン抵抗性が高いことも強く疑われ，膵臓が疲弊し糖毒性の強い状態が予想されるので，まずは血中・尿中のCペプチド（CPR）を測定しインスリン分泌能の現状を見極め，インスリン強化療法により糖毒性の解除を行うこととなった．
- インスリン注射を用いた急激な血糖コントロールにより一時的に糖尿病網膜症が悪化する可能性があるとの報告があるので，糖尿病性網膜症がないことを確認し，コントロール状況を正常な状態に近づけていく．糖毒性が解除されたのち，グルカゴン負荷試験を行い今後の治療方針を検討する．

Q6 インスリン注射を「使い出したらやめられない」というのは本当？

A6 治療の早期にインスリン療法を導入し，膵臓のβ細胞の機能が回復すれば，インスリン療法から離脱することも可能である

- 必要十分量のインスリンをタイミングよく補うことで高血糖状態を是正し，糖毒性を解消すれば，インスリン抵抗性も改善する．すると，体内の各所でインスリンが正常に働くようになる可能性も高くなる．
- 実地臨床の現場では，インスリン注射のメリットは十分理解されているが，2型糖尿病患者へのインスリン導入のタイミングに大きな遅れがあることが示唆されている．

Q7 インスリン注射を続けても大丈夫なの？

A7 長い目で見れば，インスリン注射早期導入・継続するメリットは大きいと考えられる

- 経口血糖降下薬は，膵臓のインスリン分泌能がある程度残っている状態でなけれ

ば効果が期待できないものが主体であり，糖尿病の初期から中期の段階が主な適応である。患者の膵臓のインスリン分泌能が鍵となる。
- 経口血糖降下薬は，根本的には異物であるので身体に対しては何らかの負担をかける。一方インスリンはもともと体の中で分泌されるものなので類似のインスリン注射は，妊婦・授乳婦・小児などにも安心して使えるものである。
- 最近では，インスリン分泌能の低下を少しでも遅らせるために，基礎インスリン（24時間継続的に必要とされる生理的なインスリン）注射と経口血糖降下薬との併用（BOT：basal supported oral therapy）療法も治療の選択肢として定着している。

> **鉄則 2** インスリン注射の早期導入は，膵臓のβ細胞の機能を温存し，インスリン分泌能の低下を遅らせる。

Q8 インスリン療法での注意事項は？

A8 低血糖時，シックデイ時についての理解と対策が必要である
- 低血糖はインスリン作用が相対的に過剰になったときに生じる。低血糖の症状は，自律神経の活動の亢進による手足の震え，発汗，動悸，不安感，空腹感であり，血糖値の低下への警告症状ともいえる。
- ただし，患者ごとにその症状は異なるので，低血糖時の状態を理解してもらい素早く対応できるようにしてもらう。
- 警告症状を越えて血糖値が低下すると中枢神経症状が発現し頭痛，かすみ眼，めまい，眠気，思考困難などがあらわれ，さらに低下すると異常行動，意識低下，傾眠などを呈し最終的に昏睡となる。

Q9 低血糖時の対策は？

A9 低血糖の症状は短時間で進行することもあるので，低血糖時の状態を理解してもらい素早く対応してもらうよう指導する。軽症の場合には，食事で対応してもよい
- 低血糖時の対応としては，経口摂取が可能な場合は，一般的にはブドウ糖（10 g）またはブドウ糖を含む飲料水（150〜200 mL）を摂取させる。ショ糖では少なくともブドウ糖の倍量（砂糖で20 g）が望ましいが効果発現は少し遅延する。
- 低血糖予防のために，低血糖が起こることが予想される場合には事前に軽食を摂

取する補食も必要である．
・運動する前や運動中，睡眠中に低血糖の心配のある患者には，上手な補食の取り方の指導も必要である．

もっと知りたい

無自覚性低血糖について
・重度の低血糖の経験後，低血糖を繰り返している患者や神経障害のある患者は，警告症状である自律神経症状が出にくいことがある．自覚症状に気がつかないので無自覚性低血糖とよばれ，日常生活上においてきわめて危険な状態である．
・無自覚性低血糖では突然，異常行動や意識低下，昏睡に陥る中枢神経症状が発現することがある．
・危険性を考慮して頻回に自己血糖測定（SMBG）を行い確認することを指導し，低血糖を起こさないよう緩めに血糖コントロールすることが必要である．

シックデイとは？
・シックデイとは，糖尿病患者が発熱，風邪（感染症），下痢，嘔吐などの病気によって食欲不振により食事ができない状態のことで，脱水状態から高血糖を引き起こす恐れがある．
・食事がまったくできない状態のときは，インスリンの調整が困難をきたし入院治療を検討することもある．
・シックデイの状態ではインスリン抵抗性の増大，食事摂取不足などによる血糖変動がみられ，インスリン注射の調整が困難になる．

シックデイのときの対策は？
・シックデイのとき，インスリン治療中の患者は食事がとれなくても自己判断でインスリン注射を中断してはならない．発熱，消化器症状が強いときは必ず医療機関を受診するよう指導する．
・シックデイ対策については事前に主治医から指導を受けておき，その内容をお薬手帳や糖尿病手帳に記載し，医療関係者や家族などと共に情報を共有することが重要である．

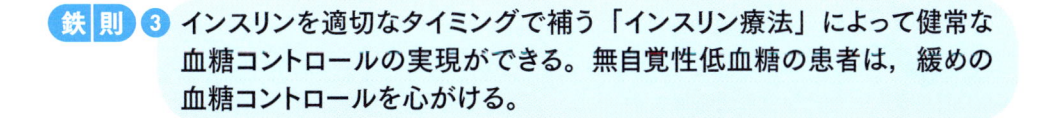

> **鉄則 ③** インスリンを適切なタイミングで補う「インスリン療法」によって健常な血糖コントロールの実現ができる．無自覚性低血糖の患者は，緩めの血糖コントロールを心がける．

プラクティス ③

急性合併症
25歳，男性．170 cm，60 kg．20歳時発症の1型糖尿病で，インスリン強化療法を継続中．忘年会の翌日，嘔気・嘔吐が止まらず意識障害も出現したため救急搬送された．血糖値 850 mg/mL，尿ケトン体強陽性．

Q10 高血糖を伴う意識障害とは？

A10 糖尿病の急性合併症で，インスリン作用が極度に不足して生じる糖尿病昏睡（高血糖昏睡）

- インスリン作用不足により急性の代謝失調が起こり，ブドウ糖が細胞に取り込まれず高血糖となる。糖尿病性ケトアシドーシスと，高血糖高浸透圧症候群がある。いずれも種々の程度の意識障害をきたし，重度の場合には昏睡に陥る。

Q11 糖尿病昏睡（高血糖昏睡）の原因と主な症状は？

A11 主な原因には，インスリン注射の中止，感染症，ストレス，過労，暴飲暴食などがあげられる

- **糖尿病性ケトアシドーシス**…極度のインスリン欠乏と，コルチゾールやアドレナリンなどのインスリン拮抗ホルモンの増加により，高血糖（≧300 mg/dL），高ケトン血症（β-ヒドロキシ酪酸の増加），アシドーシス（pH 7.3 未満）をきたした状態である。直ちに初期治療を開始し，同時に専門医のいる医療機関への移送を図る必要性がある。主な症状としては，激しい口渇，多飲，多尿，体重減少があり，悪心・嘔吐・腹痛などの消化器症状もみられる。
- **高血糖高浸透圧症候群**…著しい高血糖（≧600 mg/dL）と高度な脱水に基づく高浸透圧血症により循環不全をきたした状態である。ただし，著しいアシドーシスは認めないことが多い。高齢の 2 型糖尿病患者が，感染症，脳血管障害，手術，高カロリー輸液，利尿剤やステロイドホルモン投与により高血糖をきたした場合に発症しやすく，発症まで数日の期間がある。初期症状として特徴的なものには乏しいが，倦怠感・頭痛・消化器症状がみられる。

> **もっと知りたい**
>
> **清涼飲料水ケトーシス（ケトアシドーシス），ペットボトル症候群**
> - 喉の渇き（口渇）を癒すために，糖分を含有する清涼飲料水の多飲により高血糖（1,000 mg/dL 前後）を引き起こすケースがある。スポーツドリンクの多量摂取，ミカンの缶詰やアイスクリームなどの糖分の多い食品の大量摂取によりさらに高血糖を助長する。この悪循環によりアシドーシスとなり，さらに亢進するとケトアシドーシスが発症する。これが清涼飲料水ケトーシス（ケトアシドーシス），ペットボトル症候群などとよばれるものである。インスリン療法により糖毒性が解除されればインスリン非依存状態に戻る場合が多い。

Q12 糖尿病昏睡（高血糖昏睡）の治療は？

A12 治療の基本はインスリンの適切な投与，十分な輸液による脱水の補正，電解質の補正である

- 主な治療は①速効型インスリンの点滴静注を行う，②生理食塩液を中心とした十分な輸液（脱水の補正），③電解質補正，④昏睡の誘因を検索し対応する，⑤合併症の予防および治療（脳浮腫，脳梗塞，心筋梗塞，急性腎不全など）である。
- インスリンは少量持続静注法が原則である。

(1) 速効型インスリンを生理食塩液に混注して 0.1 単位/kg/時の速度で点滴静注を開始する。

(2) 50〜75 mg/dL/時の速度で血糖が低下することを目的とするが，血糖の低下が不十分もしくは過度の場合はインスリン点滴の速度を調節する。

(3) 当初は高カリウム血症を呈することが多いが，インスリン補充により血清カリウム値は急速に低下するので注意を要する。また低リン血症にも注意が必要である。

Q13 インスリンの点滴静脈内注射で血糖値が低下したら？

A13 血糖値が 300 mg/dL 未満に低下すれば，補液を 5％ブドウ糖含有液に変更し低血糖リスクを低減する。血糖値の管理目標としては 180 mg/dL とする

- 循環動態，血糖値が安定したらインスリン皮下注射による血糖スライディングスケール🔍を併用しながらインスリンの点滴静脈内注射から皮下注射に切り替えていく。食事摂取が可能になったら皮下注射による治療を組み立てる。

もっと知りたい

インスリン・スライディングスケールとは？

- 生理的インスリン分泌に近づけるために測定した血糖値に応じて，超速効型または速効型インスリンを皮下注射する方法。一例を**表 9-2** に示す。

患者ごとに血糖値の目標やインスリンの効き方が異なるので，設定は 1 人ひとり変わる。適応となる対象例は，下記の血糖値の予測が困難な場合などに使われる。

- 周術期
- シックデイ時
- 妊娠時
- 糖尿病性ケトアシドーシスや高血糖高浸透圧症候群

＊あくまでも，緊急措置と考え，妊娠時に用いる場合を除き短期間での使用が望ましい。

責任インスリン法（アルゴリズム法）とは？

- 血糖値に最も影響を与える時間帯のインスリン（責任インスリン）の量を調整する各食前のインスリン投与の指示量に対して追加・減量の指示を行う方法のこと。一例を**表 9-3** に示す。
- 場合によっては食事の摂取量に応じたものや，病態・状況に応じて用いられるスケールもある。スライディングスケールは病態や血糖値の変動幅をできるだけ収束させる目的で使われる。

表9-2 スライディングスケールの1例

血糖値（mg/dL）	超速効型または速効型インスリンの皮下注射量
＜70	0単位。さらにブドウ糖10gを経口摂取
70～199	0単位
200～249	2単位
250～299	4単位
300～349	6単位
350＜	8単位

現在の血糖値をもぐらたたきのように低下させることを目的にする。

表9-3 責任インスリン法の1例

血糖値（mg/dL）	超速効型または速効型インスリンの皮下注射量
＜80	投与をスキップする
80～99	指示量より2単位減量
100～199	指示量
200～249	指示量より2単位増量
250～299	指示量より3単位増量
300＜	指示量より4単位増量

Q14 強化インスリン療法とは？

A14 膵臓からのインスリン分泌には，1日中ほぼ一定量が分泌される「基礎分泌」と食事などの血糖値の上昇に応じて分泌される「追加分泌」がある。強化インスリン療法とは，基礎分泌を補うインスリン注射と追加分泌を補うインスリン注射を併用するインスリンの頻回注射，または持続皮下インスリン注入（CSII）療法により良好な血糖コントロールを目指す治療法である

- 「基礎分泌」を補う基礎インスリン製剤：持効型溶解インスリン，中間型インスリン
- 「追加分泌」を補う追加インスリン製剤：超速効型インスリン，速効型インスリン

Q15 食事を食べられないからインスリンは打たなくてもいいの？

A15 基礎分泌は，食事と無関係に必要なものなので，それを補う持効型溶解インスリンや中間型インスリンは食事をしなくても必ず打つ必要がある

> **鉄則 ④** 急性高血糖患者の血糖値が安定したらスライディングスケールを併用しながらインスリンの点滴静注から皮下注射に切り替えていく。

最終チェック

1 重症低血糖のリスクファクターは？
→重症低血糖のリスクファクターは，SU薬，インスリンの使用，高齢者，HbA1c低値，腎機能低下などがあげられる．特に高齢者の糖尿病患者へはきめ細やかな対応が必要．

2 早期からのインスリン導入の効果は？
→膵臓のβ細胞の疲弊の回復やインスリン分泌能の低下を遅らせるためにも有効である．

3 低血糖やシックデイへの対応は？
→低血糖やシックデイの状態の理解と対策の指導を事前に十分に行う（転ばぬ先の杖）．事前に主治医の指導を受けておき，対策をお薬手帳や糖尿病手帳などに記載しておくことも重要である．

4 急性の高血糖症状の患者への対応は？
→急性の高血糖症状時のケトーシスやケトアシドーシスに対しては適切に診断されないと生命に関わる．適切な時期に適切な治療を行えば，生命が脅かされることはない．

参考文献

1) 岩倉敏夫，他：糖尿病治療薬による重症低血糖を発症した2型糖尿病患者135人の解析．糖尿病 55：857-865，2012
2) 日本糖尿病学会 編著：糖尿病治療ガイド 2014-2015．文光堂，2014
3) 日本糖尿病学会：インクレチン（GLP-1受容体作動薬とDPP-4阻害薬）の適正使用に関する委員会から．
http://www.fa.kyorin.co.jp/jds/uploads/photos/797.pdf
4) 岩倉敏夫，他：シタグリプチンをグリメピリドに追加投与し，3日後に重症低血糖症を起こした2型糖尿病の一例．糖尿病 53：505-508，2010
5) 岡崎研太郎：「かなづちを捨てよ！」糖尿病エンパワーメントの理念とは．YAKUGAKU ZASSHI 135：351-355，2015

（奥貞　智）

10 神経疾患

10-1 てんかん

> **鉄則**
> 1. 初回発作時でも，再発率が高いと考えられる症例に対しては，単剤から治療を開始する。
> 2. AED服用時は，併用薬剤による相互作用の有無を確認する。また，必要に応じてTDMを実施し治療効果や副作用をモニタリングする。
> 3. AEDの副作用のうち，アレルギー機序が関与した汎血球減少，骨髄抑制，肝障害などは，投与開始1週間から3か月以内に生じる。投与初期のモニタリングは重要。

プラクティス 1

抗てんかん薬の選択

80歳，男性。既往歴なし。顔，手，足のけいれんがあり救急外来を受診した。病歴聴取，身体的診察よりてんかんを疑い，脳波検査，MRIが実施された。

Q1 てんかんの診断条件は？

A1 2回以上の発作

- 十分に病歴を収集すること，および発作の現場を目撃することがてんかんの診断に最も有用である。主訴は多くの場合，けいれん発作であるが，てんかんと診断するためには少なくとも2回以上の発作を要する。
- 初回発作（孤発発作）後の再発率は5年以内に35％とされており，1回だけの発作であっても発作再発の可能性を説明しておくことが重要である。

Q2 どの時点での薬物治療開始が望ましいか？

A2 原則として2回目以降の発作から薬物療法を開始する

- 孤発発作でも神経学的異常，脳波異常ないしはてんかんの家族歴が陽性の症例では，再発率が高いため治療を開始する。
- 一方，若年者と比較して高齢者では孤発発作後の再発率が高い（66〜90％）ことから孤発発作後に治療を開始することが多い。

Q3 薬剤の選択基準は？

A3 患者にとって発作と副作用が最も少なくコントロールできる薬剤を選択する（表10-1）

- てんかんは，確定診断後に治療が開始され，抗てんかん薬（AED：antiepileptic drug）療法が中心となる。AED療法の目標は，最も発作が少なく，副作用がない状態で，その患者が最も機能できる状態を保つことである。
- 患者の発作型・症候群に応じて適切なAEDを選択する。また，AED治療は単剤治療が原則であるが，発作が抑制できない患者では異なる作用機序を組み合わせた合理的な多剤併用を行う。

表10-1 治療薬の選択

てんかん症候群	第1選択薬	第2選択薬	その他，併用	避けるべき薬剤
特発性部分てんかん	バルプロ酸（B） カルバマゼピン（B）	スルチアム（B） ガバペンチン（B）	フェニトイン（C） フェノバルビタール（C）	
小児欠神てんかん	バルプロ酸（B）	ラモトリギン（B） エトスクシミド（B）		カルバマゼピン（D） フェニトイン（D）
若年ミオクロニーてんかん	バルプロ酸（B）	トピラマート（B） ラモトリギン（B） クロナゼパム（C）		カルバマゼピン（D） ガバペンチン（D） フェニトイン（D）
覚醒時大発作てんかん	バルプロ酸（C）	フェノバルビタール（C）		

・括弧内のA〜Dは推奨レベルを示す。　　　　　　　　　　　　　　（参考文献[5]，p62より一部改変）

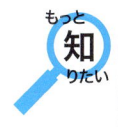

AEDとアドヒアランス

- AEDのノンアドヒアランス率は約30〜50％である。アドヒアランスに影響を与える因子として発作頻度，発作重症度，服用抗てんかん薬の薬剤数，副作用，年齢，性別などがある。
- 薬剤指導において，AED療法はてんかんを根治するものではなく発作を抑制し，その結果服薬をしなくてもよい状態へ近づけるために実施していること，良性てんかん以外は長期内服になることを，患者に理解してもらう。

鉄則 ❶ 初回発作時でも，再発率が高いと考えられる症例に対しては，単剤から治療を開始する。

プラクティス 2

抗てんかん薬の TDM

80歳，男性。現病歴：肺結核。併用薬：リファンピシンカプセル，イソニアジド錠，ピラジナミド原末，エタンブトール錠。
特発性部分てんかんの診断を受け，カルバマゼピン錠を継続内服している。発作が継続するため，カルバマゼピンの血中濃度測定を実施した。

Q4 AED の血中濃度測定はどのような場合に行うか？

A4 血中濃度測定はルーチンに行うのではなく，表 10-2 のような臨床上の必要性があるときに行うことが推奨される

表 10-2　AED の血中濃度測定が必要な場合

・副作用がみられたとき	・他の薬剤との相互作用の可能性があるとき
・発作抑制効果がないとき	・妊娠予定，妊娠中，肝障害・腎障害合併時
・服用状況確認が必要なとき	

（参考文献[1]をもとに筆者作成）

Q5 AED の治療域血中濃度が確立している薬剤は？

A5 フェニトイン，フェノバルビタール，カルバマゼピン，バルプロ酸
・「有効濃度」とよばれる濃度は，多くの患者で副作用もなく，発作抑制効果があることを示しているが，すべての患者に適応できるわけではない。「有効濃度」以下でも発作抑制効果を示していれば，投与量を増やす必要はないことを理解しておく。

Q6 AED の TDM 実施時の留意点は？

A6 採血のタイミング，半減期，採血時期，有効血中濃度。各薬剤について表 10-3 に示す

表 10-3　抗てんかん薬の TDM

	採血のタイミング	半減期	採血時期	有効血中濃度
フェニトイン	投与直前	濃度依存的に変化（約 22 時間）	投与開始 6〜7 日後以降	10〜20 mg/L
フェノバルビタール	投与直前	約 5 日（成人） 約 2.5 日（小児）	投与開始 2〜3 週間後	10〜25 mg/L
カルバマゼピン	投与直前	初回投与 30〜40 時間 繰り返し投与 11〜27 時間	投与開始 2〜3 週間後	4〜12 mg/L
バルプロ酸	投与直前	6〜17 時間（成人） 4〜14 時間（小児）	速放錠：投与開始 3〜4 日後 徐放錠：投与開始 4〜5 日後以降	40〜120 mg/L

(参考文献[6]より一部改変)

● AED の特徴

フェニトイン

- ある一定の投与量を超えると代謝に飽和が起こり，急に血中濃度が上昇する（非線形の薬物動態）。また代謝の飽和は個人差が大きいため，血中濃度・患者の全身状態を随時確認し，投与量を設定する。
- タンパク結合率は約 90％と非常に高いため，アルブミン値の低下時は総血中濃度の低下が認められる。しかし，遊離型血中濃度は一定に保たれているため，下記に示す式を用いて総血中濃度の補正を行い，評価する。

$$補正後血中濃度 = \frac{実測血中濃度}{0.48 \times (1-\alpha) \times \dfrac{血清アルブミン値}{4.4} + \alpha}*$$

＊：α＝遊離型分率

カルバマゼピン

- 自らを代謝する酵素を誘導するため（自己誘導），繰り返し投与すると半減期が短くなる。よって投与開始約 10 日目までは投与量と比較して高い血中濃度が得られるが，その後血中濃度が徐々に下降し，2〜3 週間で定常状態に達する。

Q7 AED の相互作用は？

A7 表 10-4 に示す

表10-4 抗てんかん薬の相互作用—血中濃度の変化

追加薬	元の抗てんかん薬の血中濃度											
	バルプロ酸	フェノバルビタール	プリミドン	カルバマゼピン	フェニトイン	ゾニサミド	クロナゼパム	クロバザム	エトスクシミド	ガバペンチン	トピラマート	ラモトリギン
バルプロ酸		↑↑	↑*1	↓*3,6	↓*2	→		↓	↑	→	↓	↑↑
フェノバルビタール	↓			↓	→*4	↓	↓	↓	↓	↑	↓	↓
プリミドン	↓			↓	↓					↑	↓	↓
カルバマゼピン	↓	→↑	↓*5		↑	→↓	↓	↓	↓	↑	↓↓	↓
フェニトイン	↓↓	↑→	↓*5	↓↓		↓→	↓	↓	↓	↑	↓↓	↓
ゾニサミド	↑→			→*6	→							↑
クロナゼパム		→	↑	↓	→							
クロバザム	↑↑	↑		↑	↑↑							
エトスクシミド	↑	↑	→	↓	↑							
アセタゾラミド		↑↓	↓→	↑	↑							
ガバペンチン	→	→	→	→	→						→	
トピラマート	↓	→	→	→	↑							→
ラモトリギン	↓	→	→	→	→					→		

血中濃度：↑上昇，↑↑著増，↓減少，↓↓著減，→不変．
＊1：一過性，＊2：一過性に減少するが不変，＊3：総濃度は減少，非結合型は上昇，＊4：少し増減，実質的には不変，＊5：プリミドン増加→フェノバルビタールを促進，プリミドン減少→フェノバルビタール増加，＊6：カルバマゼピンエポキシドは増加．

(参考文献[1], p111より引用)

●主な相互作用

代謝酵素阻害
- バルプロ酸は，UDP-グルクロン酸転移酵素（UGT）を強く阻害するため，UGTが代謝に関与するラモトリギンの血中濃度を大きく上昇させる．

薬物代謝酵素誘導
- フェノバルビタール，カルバマゼピン，フェニトインはCYPおよびUGTを誘導することが知られている．よってこれら代謝酵素の寄与率が高い薬剤（バルプロ酸，ゾニサミド，トピラマート，ラモトリギン）は併用時，血中濃度の低下に注意する．

もっと知りたい 相互作用を受けにくい薬剤

- ガバペンチンおよびレベチラセタムは腎排泄率が高く，代謝に CYP が関与しない。そのため相互作用を受けにくく，併用薬に与える影響も少ないと考えられている。

Q8 他の薬と AED の相互作用のうち，特に注意するものは？

A8 ①バルプロ酸×カルバペネム系薬剤，②カルバマゼピン×ボリコナゾール，③フェニトイン，カルバマゼピンなど×リファンピシンなど

- バルプロ酸×カルバペネム系薬剤…カルバペネム系薬剤併用により，バルプロ酸の血中濃度が大幅に低下する。なお相互作用の機序は明らかになっていない。
- カルバマゼピン×ボリコナゾール…カルバマゼピンがボリコナゾールの代謝酵素である CYP3A4 を誘導することで，ボリコナゾールの血中濃度が大幅に低下する。
- フェニトイン，カルバマゼピンなど×リファンピシン…リファンピシンは，CYP3A4 をはじめとする肝薬物代謝酵素，P 糖タンパク質を誘導する。よって併用する場合は，適宜 AED の血中濃度を確認し投与量を調節する。

鉄則 ❷ AED 服用時は，併用薬剤による相互作用の有無を確認する。また，必要に応じて TDM を実施し治療効果や副作用をモニタリングする。

プラクティス ❸ 抗てんかん薬の副作用

80 歳，男性。既往歴なし。フェニトイン散を追加 1 週間後より発熱，全身の皮疹が出現し救急外来を受診。診察後フェニトインは被疑薬として中止。

Q9 AED の副作用はどのようなものがあるか？

A9 薬剤に対する特異体質による反応，用量依存性の副作用，長期投与に伴う副作用がある。主な副作用について表 10-5 に示す

表 10-5 抗てんかん薬の主な副作用

薬剤名	特異体質による副作用	用量依存性副作用	長期服用に伴う副作用
カルバマゼピン	皮疹，肝障害，汎血球減少，血小板減少，SJS，TEN，DIHS	複視，眼振，めまい，運動失調，眠気，嘔気，低Na血症，心伝導系障害，心不全，認知機能低下	骨粗鬆症
クロバザム	まれ	眠気，失調，行動異常，流涎	
クロナゼパム	まれ	眠気，失調，行動異常，流涎	
エトスクシミド	皮疹，汎血球減少	眠気，行動異常	
ガバペンチン	まれ	めまい，運動失調，眠気，ミオクローヌス	体重増加
ラモトリギン	皮疹，肝障害，汎血球減少，血小板減少，SJS，TEN，DIHS	眠気，めまい，複視	
レベチラセタム	まれ	眠気，行動異常	
フェノバルビタール	皮疹，肝障害，汎血球減少，血小板減少，SJS，TEN，DIHS	めまい，運動失調，眠気，認知機能低下	骨粗鬆症
フェニトイン	皮疹，肝障害，汎血球減少，血小板減少，SJS，TEN，DIHS	複視，眼振，めまい，運動失調，眠気，末梢神経障害，心伝導系障害・心不全，固定姿勢保持困難	小脳萎縮，多毛，歯肉増殖，骨粗鬆症
プリミドン	皮疹，肝障害，汎血球減少，血小板減少，SJS，TEN，DIHS	めまい，運動失調，眠気	骨粗鬆症
バルプロ酸	膵炎，肝障害	血小板減少，振戦，低Na血症，アンモニアの増加，パーキンソン症候群	体重増加，脱毛，骨粗鬆症
トピラマート	まれ	食欲不振，精神症状，眠気，言語症状，代謝性アシドーシス，発汗減少	尿路結石，体重減少
ゾニサミド	まれ	食欲不振，精神症状，眠気，言語症状，代謝性アシドーシス，発汗減少，認知機能低下	尿路結石

SJS：Stevens-Johnson syndrome，TEN：toxic epidermal necrolysis，DIHS：drug-induced hypersensitivity syndrome

(参考文献1)，p71 より引用)

●副作用の分類

薬剤に対する特異体質による副作用

- アレルギー機序が関与しており皮疹をはじめ，汎血球減少，骨髄抑制，肝障害などがみられることがある．まれではあるが，重篤な皮膚の副作用として Stevens-Johnson 症候群（SJS），中毒性表皮融解壊死症（TEN：toxic epidermal necrolysis），薬剤性過敏性症候群（DIHS：drug-induced hypersensitivity syndrome）があり，これらの病態が疑わしい場合は直ちに皮膚科にコンサルトが必要である．またこれらは多くの場合，投与開始1～2週間から2～3か月以内に生じるので，投与開始初期のモニタリングが重要である．

用量依存性の副作用

- 神経系への抑制による副作用は用量依存的であり，適量を超えると出現する．症状として鎮静作用および平衡感覚障害（めまい，眼振，複視，眠気，嘔気，食欲低下，小脳性運動失調，精神症状など）がみられる．特に嘔気，食欲低下などの消化器症状は服用直後に出現しやすいため，注意が必要である．

長期投与に伴う副作用

- 数か月から年単位を経過した時点でみられる長期服用による副作用としては体重変化，多毛・脱毛，尿路結石，小脳萎縮，歯肉増殖などがある．
- また，酵素誘導薬（フェニトイン，フェノバルビタール，プリミドン，カルバマゼピン），バルプロ酸は骨粗鬆症のリスクファクターである．

鉄則 ❸ AED の副作用のうち，アレルギー機序が関与した汎血球減少，骨髄抑制，肝障害などは，投与開始1週間から3か月以内に生じる．投与初期のモニタリングは重要．

最終チェック

1 てんかんに対する薬物治療では？
→患者背景に応じた薬剤を選択する．発作コントロールのために服薬アドヒアランスの維持が不可欠．

2 AED の TDM における留意点は？
→有効血中濃度以下でも臨床効果があれば投与量の変更は不要．効果・副作用に応じて適宜調節していく．

3 AED の副作用モニタリングで注意すべきことは？
→各薬剤の副作用の特徴だけでなく，発現時期もおさえておく．特に薬疹は早期発見が重症を回避するために不可欠．

参考文献

1) 日本神経学会 監：てんかん治療ガイドライン2010. 医学書院, 2010
2) Hauser WA, et al：Seizure recurrence after a first unprovoked seizure. N Engl J Med 307：522-528, 1982
3) Ramsay RE, et al：Diagnosing epilepsy in the elderly. Int Rev Neurobiol 81：129-151, 2007
4) Ettinger AB, et al：Prevalence and cost of nonadherence to antiepileptic drugs in elderly patients with epilepsy. Epilepsy Behav 14：324-329, 2009
5) Buck D, et al：Factors influencing compliance with antiepileptic drug regimens. Seizure 6：87-93, 1997
6) 木村利美：よくわかるTDM, 第3版. じほう, 2014

（小曳恵里子）

10 神経疾患

10-2 脳血管障害

> **鉄則**
> 1. 心原性脳塞栓症にはワルファリンまたは NOAC。アテローム血栓性脳梗塞，ラクナ梗塞には抗血小板薬。
> 2. NOAC 導入時は腎機能・年齢・患者背景に注目して監査する。
> 3. 抗凝固薬・抗血小板薬の効果は併用薬だけではなく，遺伝子多型や患者背景によっても大きく影響を受けるので注意する。

プラクティス 1

治療ステップの理解

70歳，男性。既往歴に高血圧，脂質異常症，一過性脳虚血発作（TIA）。喫煙は15本/日。意識障害を主訴に救急外来を受診。アテローム血栓性脳梗塞と診断され，入院となった。

Q1 脳梗塞の病型は？

A1 ラクナ梗塞，アテローム血栓性脳梗塞，心原性脳塞栓症，その他に分類される
- ラクナ梗塞は脳内小動脈病変が原因である。アテローム血栓性脳梗塞は頸部〜頭蓋内の比較的大きな動脈のアテローム硬化が原因である。

Q2 脳梗塞の病型に応じた治療法は？

A2 図10-1に示すように，入院時は心房細動などの有無を確認し，非心原性では抗血小板薬をすみやかに開始する
- ただし，ラクナ梗塞は脳出血の可能性が高いため，血圧管理を十分に行ったうえで，抗血小板療法を行う必要がある。一方，心原性脳塞栓症には抗血小板療法の有用性は乏しく，出血性梗塞に注意しながら抗凝固薬を開始する。

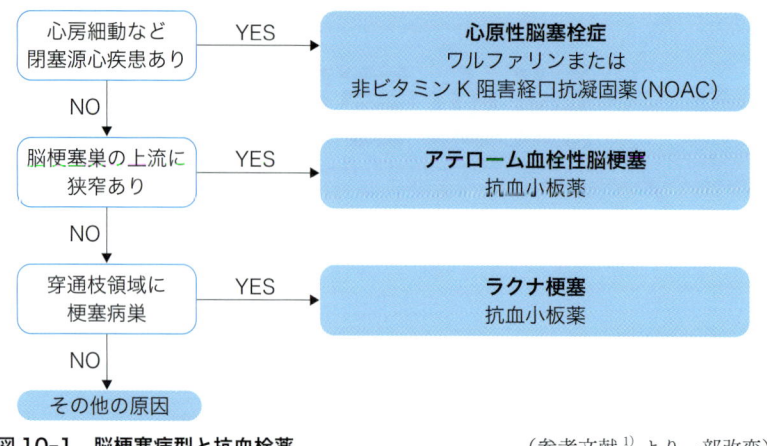

```
┌─────────────────┐ YES  ┌──────────────────────────┐
│ 心房細動など     │─────▶│ 心原性脳塞栓症            │
│ 閉塞源心疾患あり │      │ ワルファリンまたは        │
└─────────────────┘      │ 非ビタミン K 阻害経口抗凝固薬(NOAC) │
        │ NO             └──────────────────────────┘
        ▼
┌─────────────────┐ YES  ┌──────────────────────────┐
│ 脳梗塞巣の上流に │─────▶│ アテローム血栓性脳梗塞    │
│ 狭窄あり         │      │ 抗血小板薬                │
└─────────────────┘      └──────────────────────────┘
        │ NO
        ▼
┌─────────────────┐ YES  ┌──────────────────────────┐
│ 穿通枝領域に     │─────▶│ ラクナ梗塞                │
│ 梗塞病巣         │      │ 抗血小板薬                │
└─────────────────┘      └──────────────────────────┘
        │ NO
        ▼
   その他の原因
```

図 10-1　脳梗塞病型と抗血栓薬　　　　　　　　　　　　　　　　（参考文献[1]）より一部改変）

もっと知りたい

無症候性の脳梗塞でも治療は必要？

- MRI で脳梗塞が見つかっても，めまい症状，四肢のしびれ，頭痛など脳卒中と関連しない非特異的な経過・症状であり脳梗塞と考えにくい場合，「無症候性脳梗塞」として扱う。無症候性脳梗塞に対して原則抗血栓療法は不要である。しかし心房細動があれば抗凝固薬を，脳梗塞巣の上流に狭窄があれば抗血小板薬を単剤で開始する。

鉄則 ❶　心原性脳塞栓症にはワルファリンまたは NOAC。アテローム血栓性脳梗塞，ラクナ梗塞には抗血小板薬。

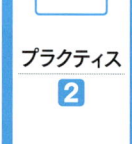

プラクティス 2

抗凝固薬の選択

75 歳，女性。体重 65 kg。Scr：0.8 mg/dL。既往歴：高血圧，心房細動。喫煙：10 本/日。上下肢の運動麻痺を主訴に救急外来を受診。心原性脳塞栓症と診断され，ヘパリン注を精密持続点滴後，アピキサバン錠へ変更となった。

Q3　抗凝固薬にはどのような種類があるか？

A3　ワルファリンのほか，非ビタミン K 阻害経口抗凝固薬（NOAC：non-vitamin K antagonist oral anticoagulants）であるリバーロキサバン，アピキサバン，ダビガトラン，エドキサバンがある（表 10-6）

・抗凝固薬の作用部位を図 10-2 に示す。

表 10-6 NOAC

一般名	リバーロキサバン	アピキサバン	ダビガトラン	エドキサバン
商品名	イグザレルト®	エリキュース®	プラザキサ®	リクシアナ®
阻害標的因子	Xa	Xa	トロンビン	Xa
半減期	5〜9 時間（若年者）11〜13 時間（高齢者）	12 時間	12〜17 時間	9〜11 時間
生物学的利用率	66%（空腹時）100%（食後）	50%	3〜7%	62%
腎排泄率	35%	27%	80%	50%
常用量	15 mg×1 回	5 mg×2 回	150 mg×2 回	60 mg×1 回[*]
低用量	10 mg×1 回	2.5 mg×2 回	110 mg×2 回	30 mg×1 回[*]
低用量基準	以下の場合に考慮 ・75 歳以上 ・50 kg 未満 ・Ccr 15〜49	以下のうち 2 項目 ・80 歳以上 ・60 kg 以下 ・Scr が 1.5 以上	以下の場合に考慮 ・70 歳以上 ・Ccr 30〜50 ・P 糖タンパク阻害剤（経口剤）を併用 ・消化管出血既往	以下の場合に考慮 ・60 kg 以下 ・Ccr 15〜50 ・P 糖タンパク阻害剤（経口剤）を併用
禁忌	Ccr 15 未満	Ccr 15 未満	Ccr 30 未満	Ccr 15 未満

※：非弁膜症性心房細動患者における虚血性脳卒中および全身性塞栓症の発症抑制における用法・用量を示す（2014 年 9 月適応追加）

（参考文献[3]を基に筆者作成）

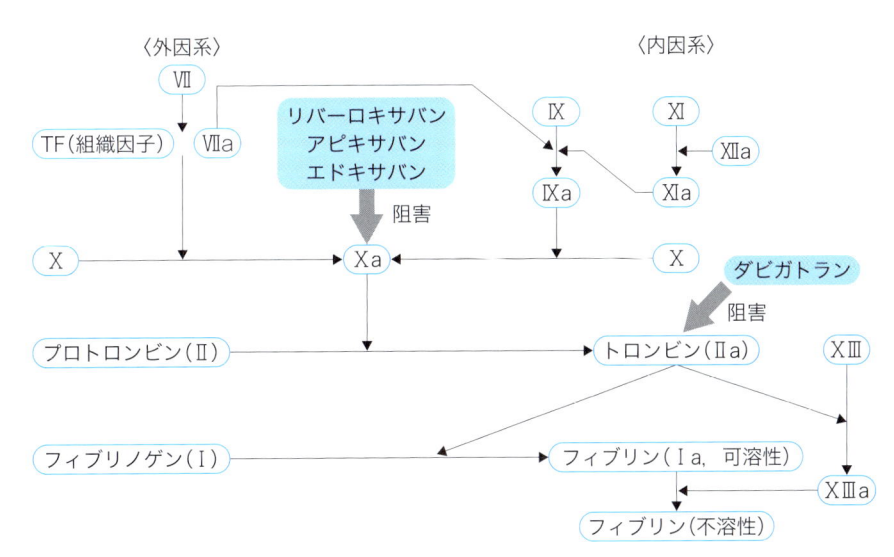

図 10-2 抗凝固薬の作用部位

Q4 抗凝固薬の特徴は？

A4 ワルファリンはビタミンK依存性のⅡ・Ⅶ・Ⅸ・Ⅹ因子を阻害する。一方で，NOACはトロンビンまたはXa因子を直接阻害する

- ワルファリンはビタミンKを多く含む食物との相互作用があることが特徴である。
- NOACは腎機能，年齢および体重などに応じて低用量基準があり，適宜調節が求められる。
- ダビガトランは腎排泄率が80％と高く，腎障害の患者に対して注意が必要である。

Q5 患者背景に応じた抗凝固薬の選択は？

A5 服薬コンプライアンス不良患者では，1日1回投与であるワルファリン，リバーロキサバン，エドキサバンが推奨される。またダビガトランは吸湿性が高く，一包化が不適であることに注意が必要である

- 経管投与中の患者では，ダビガトランは脱カプセルにより血中濃度が変動することが報告されている。また簡易懸濁も不適のため，経管投与時の使用は推奨されない。

Q6 出血以外に注意しなければいけない副作用は？

A6 リバーロキサバンによる間質性肺炎。服用中の咳嗽，血痰，呼吸困難，発熱などの症状に注意する

- ダビガトランは，副作用として胃部不快感，上腹部痛などの消化器症状が多く報告されているため，十分量（コップ1杯程度）の水とともに服用することが推奨されている。

鉄則 ❷ NOAC導入時は腎機能・年齢・患者背景に注目して監査する。

もっと知りたい ヘパリンの副作用：HITって？

- ヘパリン起因性血小板減少症（HIT：heparin-induced thrombocytopenia）はヘパリン投与により血小板減少と動静脈血栓症が引き起こされる病態である。HITは表10-7のようにⅠ型とⅡ型に分類されるが，臨床的に問題となるのがⅡ型である。

表10-7 HIT分類

	Ⅰ型	Ⅱ型
発症	ヘパリン投与後1〜3日後	ヘパリン投与後5〜10日後（初回投与）過去100日以内にヘパリンを使用している場合，ヘパリン再使用後24時間以内
機序	非免疫学的機序（軽度の血小板凝集作用による）	HIT抗体（ヘパリン-血小板第Ⅳ因子複合体に対する抗体，抗PF4/ヘパリン抗体）の出現
合併症	なし	血栓塞栓症
治療	原則として不要	ヘパリンをすべて中止 代替薬としてアルガトロバンを投与

（参考文献[4]を基に筆者作成）

プラクティス 3 薬理効果に影響を与える因子

85歳，男性。既往歴：心房細動。心原性脳塞栓症に対して，ワルファリン錠を内服継続中。数日下痢・食思不振が継続しており，PT-INRを測定した結果，3.5と過延長となっていた。

Q7 抗凝固薬・抗血小板薬の薬理効果に影響を与える因子は？

A7 ワルファリンはフルオロウラシル系薬剤の影響を受ける。NOACはCYP3A4やP糖タンパク質の活性に影響を与える薬剤の併用に注意する

●ワルファリンに影響を与える因子
抗腫瘍薬

ワルファリンはカペシタビンとの併用により，ワルファリンの作用が増強し，出血が発現，死亡に至ったとの報告がある。また，同じくフルオロウラシル系薬剤であるテガフール・ギメラシル・オテラシルカリウムは，ワルファリン併用中止後も，ワルファリンの作用が遷延し，出血やPT-INR上昇に至ったとの報告もあるので，十分注意してモニタリングを継続する。

抗菌薬

(1) **ビタミンK欠乏症の誘因**…ビタミンK欠乏症の危険因子として，①広域スペクトル抗菌薬，②胆汁移行性のよい薬剤，③肝・腎毒性の強い抗菌薬，④NMTT基（N-メチルチオテトラゾール側鎖）を有する抗菌薬がある。

(2) **代謝酵素活性の増減**…ワルファリンの代謝に関与する主な肝薬物代謝酵素CYPの分子種はCYP2C9（光学異性体のS体を代謝）であり，CYP1A2，CYP3A4（光学異性体のR体を代謝）も関与することが報告されている。代謝酵素を阻害する薬剤としてメトロニダゾール，アゾール系抗真菌薬（イトラコナゾール，フルコナゾールなど），マクロライド系抗菌薬（エリスロマイシン，クラリスロマイシンなど），ST合剤，フルオロキノロンなどが挙げられる。一方，代謝酵素を誘導する薬剤としてリファンピシンなどがあり，注意が必要である。

患者背景

患者側の影響因子としてビタミンKの摂取量低下，利用障害がある。

●NOACに影響を与える因子

リバーロキサバン，アピキサバンはCYP3A4およびP糖タンパク質の基質であり，ダビガトラン，エドキサバンはP糖タンパク質の基質である。よってCYP3A4やP糖タンパク質の活性に影響を与える薬剤の併用について注意が必要である。

特にダビガトランは生物学的利用率が約7%と低く，P糖タンパク質の阻害作用および誘導作用がある薬剤の併用により血中濃度が大きく変動する。相互作用の程度は投与量に依存せず，阻害作用の強さによると考えられている。阻害作用のある薬剤としてアミオダロン，イトラコナゾール，キニジン，ベラパミルなどが，誘導作用のある薬剤としてカルバマゼピン，リファンピシンなどが報告されており，適宜投与量の増減を考慮する。

●クロピドグレルに影響を与える因子

クロピドグレルの肝酸化型代謝に関与するチトクロームP450分子種は，主にCYP3A4，CYP1A2，CYP2C19，CYP2B6である（*in vitro*）。遺伝子多型および代謝過程でCYP2C19の関与が大きいオメプラゾールとの併用でクロピドグレルの血小板凝集作用を減弱させることが示唆されている。

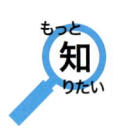

もっと知りたい

ビタミンKの摂取低下・利用障害はどのような患者で起きている？

- 経口摂取不可能（ビタミンK摂取不足）
- 下痢（ビタミンK吸収阻害）
- 高齢者（ビタミンK利用障害）
- 肝障害（代謝阻害，ビタミンK利用障害）

NMTT基とは？

- 抗菌薬の中で一般的に用いられているセファマンドール，セフォペラゾン，セフメタゾール（図10-3），ラタモキセフなどは構造式にNMTT基を有している。NMTT基はワルファリンと同様，ビタミンKサイクルの代謝を抑制しビタミンK依存性凝固因子を阻害するため，ワルファリンの効果を増強する。

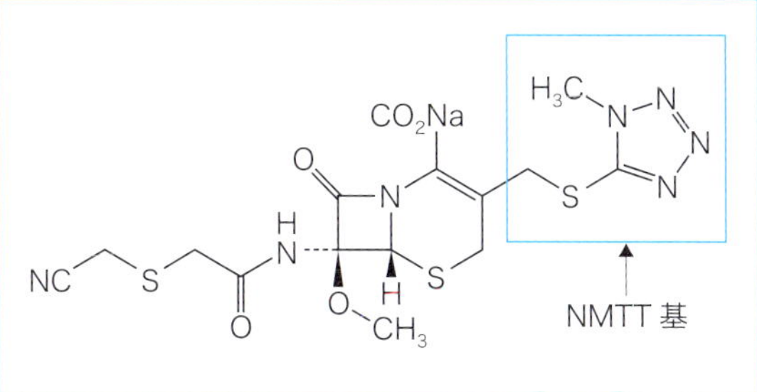

図10-3　セフメタゾールの構造式

鉄則 ③　抗凝固薬・抗血小板薬の効果は併用薬だけではなく，遺伝子多型や患者背景によっても大きく影響を受けるので注意する．

最終チェック

1. 脳梗塞の病型に応じた治療法は？
   → 心原性脳塞栓症はワルファリンまたはNOAC，アテローム血栓性脳梗塞・ラクナ梗塞は抗血小板薬を選択する．

2. NOAC導入時に注意すべき点は？
   → 腎機能・年齢・患者背景に注目し薬剤を選択する．また，減量基準の該当有無について，適切に監査を実施する．

3. 抗凝固薬・抗血小板薬の効果に影響を与える因子は？
   → 併用薬による相互作用のほか，遺伝子多型・患者背景による影響も考慮する．

参考文献

1) 北　徹 監：抗血栓薬クリニカルクエスチョン100．診断と治療社，2013
2) 篠原幸人，他 編：脳卒中治療ガイドライン2009．協和企画，2010
3) Hein Heidbuchel, et al：European Heart Rhythm Association Practical Guide on the use of new oral anticoagulants in patients with non-valvular atrial fibrillation. Europace 15：625-651, 2013
4) 日本循環器学会，他：循環器疾患における抗凝固・抗血小板療法に関するガイドライン（2009年改訂版）．http://www.j-circ.or.jp/guideline/pdf/JCS2009_hori_h.pdf
5) 厚生労働省：重篤副作用疾患別対応マニュアル―ヘパリン起因性血小板減少症．
   http://www.pmda.go.jp/files/000144347.pdf
6) 日本ベーリンガーインゲルハイム：医薬品インタビューフォーム―プラザキサカプセル．
   http://www.bij-kusuri.jp/products/attach/pdf/pxa_cap75_if.pdf
7) 青﨑正彦，他 監：Warfarin適正使用情報，第3版．
   http://www.eisai.jp/medical/products/warfarin/proper-use/WF_T_AUI.pdf
8) サノフィ：医薬品インタビューフォーム―プラビックス錠．
   http://www.pmda.go.jp/PmdaSearch/iyakuDetail/GeneralList/3399008F1

（小曳恵里子）

11 精神疾患

11-1 うつ病

鉄則

1. 抗うつ薬は作用発現まで週単位の時間がかかるが，副作用はすぐに現れる。
2. 抗うつ薬は副作用の問題がなければ症状改善後も急性期と同用量で維持する。性急な中止・減量は再燃・再発の危険性を高める。
3. 抗うつ薬は代謝酵素であるCYPの誘導・阻害による相互作用に注意が必要。
4. 抗うつ薬の増強療法（オーグメンテーション）に気分安定薬，非定型抗精神病薬，T3/T4製剤が使用される。

プラクティス 1

薬物治療導入期
20歳，男性。抑うつ症状に対し抗うつ薬が開始となった。

Q1 抗うつ薬について患者説明するポイントは？

A1 抗うつ薬の効果発現には2週間以上かかるといわれているが，副作用の発現は服用直後より起こる可能性があること

- 服薬の継続により症状の改善が見込まれることを患者に説明する必要がある。
- 抗うつ薬による副作用は受容体への作用により特徴がある（表11-1）。

表 11-1　薬理作用と主な副作用

ヒスタミン H₁ 受容体遮断	眠気，めまい，体重増加
ムスカリン受容体遮断	口渇，便秘，排尿障害，かすみ目，洞性頻脈，記憶障害
アドレナリン α₁ 受容体遮断	起立性低血圧，めまい，QT 延長
ノルアドレナリン受容体刺激	排尿障害，頭痛，頻脈，血圧上昇
5-HT₂ 受容体刺激	不眠，性機能障害
5-HT₃ 受容体刺激	悪心・嘔吐，下痢

（参考文献[8, 9]を基に筆者作成）

- 抗うつ薬の受容体への作用を表 11-2 に示す。

表 11-2　抗うつ薬の薬理作用

		NRI	SRI	α₂	DRI	H₁	5HT₂	M	α₁
三環系（TCA）		○	○	○		○		○	○
四環系	マプロチリン	○				○		○	○
	ミアンセリン セチプチリン			○					
SSRI			○						
SNRI		○	○		○				
NaSSA	ミルタザピン			○		○	○		
トラゾドン			○	○		○	○		

　　は抗うつ作用を示す。
*注意：抗うつ作用は上記だけによるものではないことに留意すること。
　　NRI：ノルアドレナリン再取り込み阻害作用　　H₁：ヒスタミン受容体遮断
　　SRI：セロトニン再取り込み阻害作用　　5HT₂：5-HT₂ 受容体遮断
　　α₂：α₂ 受容体遮断　　M：ムスカリン性アセチルコリン受容体遮断
　　DRI：ドパミン再取り込み阻害作用　　α₁：α₁ 受容体遮断

（参考文献[5]を基に筆者作成）

- うつ病治療に汎用される選択的セロトニン再取り込み阻害薬（SSRI：selective serotonin reuptake inhibitor）ではセロトニンが起因となり，嘔気・嘔吐，下痢などの副作用が発現しやすいが，服薬継続で軽減することが多い。
- 副作用発現による服薬の自己中断を防ぐため，また医療への不信感を生じさせないためにも，患者へはあらかじめ可能性のある副作用を説明しておく。
- 抗うつ薬の投薬初期や増量時にはアクチベーションの発現にも注意する。
- 日本うつ病学会の提言では，アクチベーションをきたした症例において，因果関係は明らかではないが，基礎疾患の悪化，自殺念慮，自殺企図，他害行為が報告

されているとの記載がある．アクチベーションが疑われる場合には，すみやかに医師に報告し，抗うつ薬の減量，漸減中止を要請しなければならない．
- 自殺念慮や自殺企図のリスク増加，アクチベーションについては家族など患者に接する人々にも情報提供し，注意喚起を行う．
- 抗うつ薬の添付文書には「24歳以下の患者では自殺念慮や自殺企図の発現のリスクが抗うつ薬の投与群でプラセボ群と比較して高かった」と記載があり，若年者への投与では特に注意が必要である．

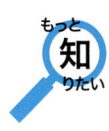

アクチベーション

- アクチベーションとは抗うつ薬の投与開始初期や増量時などにみられる症状で，米国食品安全局（FDA）では次の11の症状を挙げている．
不安，焦燥，パニック発作，不眠，易刺激性，敵意，攻撃性，衝動性，アカシジア（じっとしていられない状態，静座不能），軽躁，躁
- わが国ではアクチベーションという用語は使われていないが，上記の症状に加えて「興奮」，アカシジアに替えて「アカシジア／精神運動不穏」とし，すべての抗うつ薬の添付文書に記載され注意喚起されている．
- 三環系抗うつ薬（TCA：tricyclic antidepressants）も含めすべての抗うつ薬で起こる可能性がある．

抗うつ薬の薬理作用（図11-1）

- 抗うつ薬の効果は，主にシナプス間隙のモノアミン（セロトニン：5-HT，ノルアドレナリン：NA）量を増加させることにより発現する．
- TCAでは5-HT再取り込み阻害・NA再取り込み阻害にて抗うつ作用を示すが，抗コリン作用，心毒性などが問題となることが多かった．
- 四環系のミアンセリン・セチプチリンではNA神経終末でのα_2自己受容体を遮断し，ネガティブフィードバックを解除することでNAの放出促進により効果を発現する．
- SSRIは選択的に5-HTの再取り込みを阻害しシナプス間隙の5-HT量を増加させる．
- セロトニン・ノルアドレナリン再取り込み阻害薬（SNRI：serotonin noradrenaline reuptake inhibitor）は選択的に5-HTとNAの再取り込みを阻害しシナプス間隙の5-HT，NA量を増加させる．
- ノルアドレナリン作動性・特異的セロトニン作動性抗うつ薬（NaSSA：noradrenergic and specific serotonergic antidepressant）の場合，四環系のミアンセリン・セチプチリンに準ずるが，下記（1）と（2）を特徴として併せ持つ．
(1) 5-HT神経シナプス前α_2ヘテロ受容体を遮断することによる5-HTの遊離促進．
(2) シナプス後5-HT_2および5-HT_3受容体を遮断することにより，遊離された5-HTは抗うつ作用のある5-HT_1受容体を特異的に刺激．

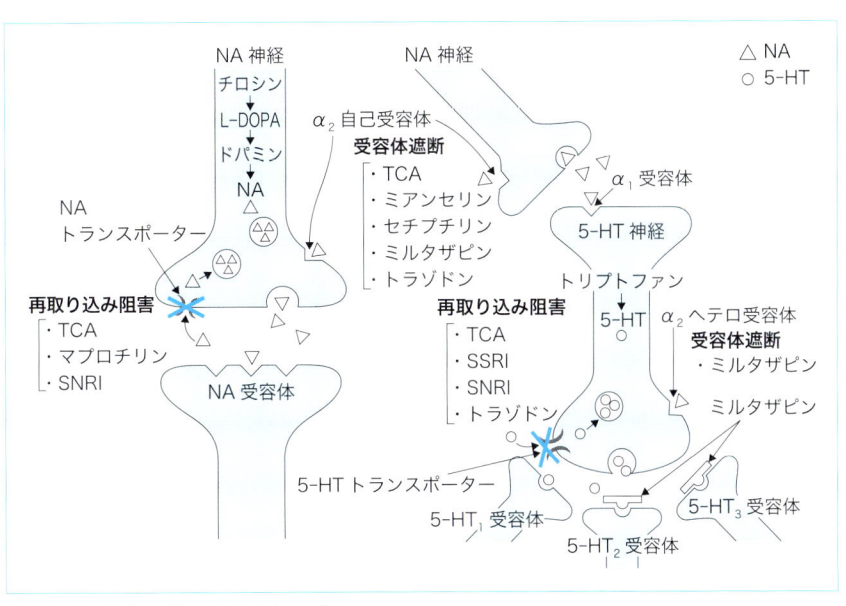

図11-1　抗うつ薬の作用メカニズム

> **鉄則 ❶** 抗うつ薬は作用発現まで週単位の時間がかかるが，副作用はすぐに現れる。

プラクティス 2

抗うつ薬の再燃再発予防効果
30代，女性。抗うつ薬の投与により抑うつ症状が寛解した。

Q2 いつまで抗うつ薬を飲まないといけないの？

A2 初発例では寛解後4～9か月，再発例では2年以上

- 早期にうつ病薬を中止・減量すると症状の再燃の危険性が高まる。
- 欧米のガイドラインは，初発例では副作用の問題がなければ寛解後4～9か月，またはそれ以上の期間，急性期と同量で維持すべきとしている。
- 再発例では2年以上の抗うつ薬の維持療法が強く勧められる。
- 寛解後に抗うつ薬を減量・中止する場合，中止後症状に注意しながら緩徐に漸減する。

もっと知りたい　中止後症状

- 中止後症状とは薬物の減量・中止に伴い，一過性に生じる症状で，TCA を含めすべての抗うつ薬で起こる可能性がある。症状としてはめまい，知覚障害，睡眠障害，不安，焦燥，興奮，嘔気・嘔吐，頭痛などがあり，減量・中止前の用量に戻すことで，通常数日で症状は軽快する。抗うつ薬の添付文書では減量・中止に関し注意することとされている。

鉄則 ❷ 抗うつ薬は副作用の問題がなければ症状改善後も急性期と同用量で維持する。性急な中止・減量は再燃・再発の危険性を高める。

プラクティス ❸　抗うつ薬の薬物動態学的相互作用

乳がん術後の 60 代，女性。うつ症状のため入院しパロキセチン錠による治療が開始された。

Q3 入院時にまずすべきことは？

A3 現在の服薬状況の確認とその評価を行う

● 服薬状況の確認
- お薬手帳は，薬剤師が患者の服薬状況を把握するための重要な手段だが，その落とし穴を十分理解したうえで利用することが重要となる。
- 例えば，慢性疾患では長期投薬が日常的に行われており，長期投薬後にお薬手帳が更新されていれば，更新されたお薬手帳に患者の常用薬剤が記載されていない可能性がある。また，お薬手帳は 1 冊であることが前提となるが，患者によっては複数冊所持していることもある。

● 服薬状況の評価
CYP による相互作用
- プラクティス 3 にあるような乳がん術後患者で，そのタイプがホルモン受容体陽性であれば 5 年間はタモキシフェンを服用していると推定される。
- 抗うつ薬のほとんどは肝代謝であり，CYP（シトクロム P450）によるところが大きく，パロキセチンも CYP を介した多くの薬物相互作用が確認されている（表 11-3）。

- パロキセチンの併用注意薬剤としては，タモキシフェンが挙げられる。タモキシフェンはCYP2D6により4-OH-タモキシフェンおよびエンドキシフェンに代謝されるが，これらの代謝物の抗エストロゲン活性はタモキシフェンの30～100倍であるため，CYP2D6による代謝物がタモキシフェン投与における主な抗エストロゲン作用を担っている。
- このCYP2D6はパロキセチンにより阻害を受けるので，タモキシフェンが4-OH-タモキシフェンおよびエンドキシフェンへ代謝されにくく，結果として乳がんによる死亡リスクが上昇することとなる。以上により当該患者がタモキシフェンを服用していればパロキセチン（フルボキサミンも）投与は不可とし，医師に薬剤の変更を要請しなければならない。

表11-3 主な抗うつ薬が関与するCYP

	主な代謝酵素	酵素阻害
イミプラミン，クロミプラミン，アミトリプチリン	2D6　1A2　3A4　2C19	
マプロチリン	2D6	
ミアンセリン	1A2　2D6　3A4	
フルボキサミン	2D6	1A2　2D6　2C9　3A4　2C19
パロキセチン	2D6	2D6
セルトラリン	2C19　2C9　2B6　3A4	
エスシタロプラム	2C19　2D6　3A4	
ミルナシプラン	グルクロン酸抱合　3A4	
デュロキセチン	1A2　2D6	2D6
ミルタザピン	1A2　2D6　3A4	
トラゾドン	3A4　2D6	

（各薬剤インタビューフォームを参考に筆者作成）

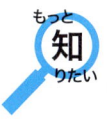

サプリメントとCYP

- セント・ジョーンズ・ワート（西洋オトギリ草）はCYPを誘導し，多種の薬剤の効果減弱を引き起こすことが知られているが，SSRIと併用するとセロトニン作用が増強され，セロトニン症候群などが起こるおそれがある。セント・ジョーンズ・ワートは抑うつ，不眠，月経前症候群，更年期症状，イライラなどを改善する効果があるとされており，抑うつ症状を訴える患者では使用している可能性があることも念頭におく。こうしたサプリメントの使用状況の確認を行うことも必要である。

SSRIとホットフラッシュ

- タモキシフェンやアロマターゼ阻害薬により乳がんの内分泌治療を受けている患者の多くはホットフラッシュ（ほてり，のぼせ）を経験している。SSRIにはこのホットフ

ラッシュを軽減する効果があることがわかっており，米国では乳がん患者のホットフラッシュ予防に SSRI が推奨される場合もある。わが国では保険適用外であることに留意が必要であり，特にタモキシフェンによるホットフラッシュに関しては相互作用にも十分な注意を払う。

鉄則 ❸ 抗うつ薬は代謝酵素である CYP の誘導・阻害による相互作用に注意が必要。

プラクティス 4

抗うつ薬以外の薬物との併用
統合失調症の既往がない 50 代，男性。うつ病患者，セルトラリン錠とオランザピン錠の併用中。

Q4 オランザピンの使用目的は？

A4 増強療法（オーグメンテーション）のため

- うつ病治療では，抗うつ薬で期待した効果が得られない場合，心理療法や電気けいれん療法などが行われる場合もある。またオーグメンテーションが行われることも多い。
  オーグメンテーションとは，抗うつ薬の効果を増強する目的で，抗うつ薬以外の薬物を追加する治療法であり，比較的短期間での効果が期待できる。
- 抗うつ薬は単剤での使用が基本となるが，効果不十分のときは以下が行われる。
  (a)抗うつ薬の増量
  (b)抗うつ薬の変更
  (c)オーグメンテーション
  (d)抗うつ薬の併用
    注：抗うつ薬併用の場合は，表 11-1，11-2 で，違う作用機序をもつ薬剤の組み合わせが選択されることがある。
- オーグメンテーションに使われる薬剤としては以下がある（**表 11-4〜11-6**）。
  ・気分安定薬
  ・非定型抗精神病薬
  ・T3/T4 製剤

表 11-4　抗うつ薬のオーグメンテーションに使用される気分安定薬

一般名	注意点
リチウム	・うつ病の再発予防効果がある ・治療域（0.8〜1.4 mEq/L）と中毒域（1.6〜2.0 mEq/L 以上）が近接しており，血中濃度をモニターする必要あり ・催奇形性があり妊婦には禁忌 ・食事・水分摂取不足の状態，脱水を起こしやすい状態，利尿剤・ACE 阻害薬・ARB・NSAIDs 投与中では副作用のモニターが重要
カルバマゼピン	・主な代謝酵素は CYP3A4 であり，3A4 をはじめとした CYP 誘導があるため相互作用にも注意する ・Stevens-Johnson 症候群（SJS）および中毒性表皮壊死症（TEN：toxic epidermal necrolysis）の発現に注意する →カルバマゼピンによる SJS および TEN 発症は HLA 型との関連が示唆されている
バルプロ酸	・肝障害が問題となることがあるため，投与中の肝機能には十分注意する ・二分脊椎・心奇形など催奇形性がある ・CYP またはタンパク結合における相互作用に注意が必要 →カルバペネム系抗菌薬との併用ではバルプロ酸血中濃度低下により，てんかん発作再発を起こす可能性があるため併用禁忌となっている。抗うつ薬の増強療法ではカルバペネムの血中濃度に影響しない・発作予防のための使用ではないことにより併用が考慮されることもある →ワルファリンとの併用では，遊離型のワルファリン血中濃度上昇により PT-INR の延長が問題となることがある
ラモトリギン	・SJS および TEN の発現に注意する ・投与開始量が推奨用量より多かった症例，急速に増量を行った症例，バルプロ酸との併用症例において SJS・TEN 発症のリスクが上昇する

表 11-5　抗うつ薬のオーグメンテーションに使用される非定型抗精神病薬

	一般名	注意点
SDA（serotonin-dopamine antagonist）	リスペリドン	リスペリドンの添付文書では腎機能障害に対して禁忌とはなっていないが，活性代謝物であるパリペリドンでは腎機能障害が禁忌となっていることに注意する。
MARTA（multi-acting receptor targeted antipsychotics）	オランザピン	うつ病における摂食障害，食欲減退に有効。糖尿病患者には禁忌。高血糖症状（口渇，多飲，多尿，頻尿）の発現に注意する。
	クエチアピン	糖尿病患者には禁忌。高血糖症状（口渇，多飲，多尿，頻尿）の発現に注意する。
DSS（dopamine system stabilizer）	アリピプラゾール	アカシジアの発現頻度が高い。

・上記薬剤は双極性障害や統合失調症より少量で使用されることが多い。
・体重増加，耐糖能異常，高プロラクチン血症，性機能障害，アカシジア，遅発性ジスキネジア（錐体外路症状の一種：顔面表情筋・口周囲部・顎・舌・四肢体幹に出現する不規則な異常不随意運動），悪性症候群，QT 延長などに注意する。

表 11-6 抗うつ薬のオーグメンテーションに使用される T3/T4 製剤

一般名	注意点
T3（リオチロニン）/ T4（レボチロキシン）	・T3/T4 による増強療法は TCA で効果が証明されているが，SSRI では焦燥感や不眠が悪化することがあるので注意が必要。

- その他ドパミン作動薬，タンドスピロンクエン酸塩なども抗うつ薬の増強療法に使用される。

> **鉄則 ❹ 抗うつ薬の増強療法（オーグメンテーション）に気分安定薬，非定型抗精神病薬，T3/T4 製剤が使用される。**

もっと知りたい

SJS と TEN の副作用報告

- 2009 年 8 月 1 日から 2012 年 1 月 31 日までの厚生労働省に副作用報告された SJS および TEN は 1,505 症例あり，その主な内訳は下記のようになる（表 11-7）。

表 11-7 報告数の多い医薬品（成分別）（例）

アロプリノール	107	レボフロキサシン	29
ラモトリギン	101	サリチルアミド・アセトアミノフェン・無水カフェイン・プロメタジンメチレンジサリチル酸塩	29
カルバマゼピン	86		
アセトアミノフェン	54		
ロキソプロフェン	49	ジクロフェナク	29
ガレノキサシン	32	セレコキシブ	28

（参考文献[7] より改変）

- 前述のラモトリギン，カルバマゼピンが含まれていることに注目。まれではあるが，これらの薬剤の副作用として SJS，TEN が発症しうる。投与中の患者の皮膚症状には十分な注意を払う。

最終チェック

1 抗うつ薬導入時の服薬の自己中断や不信感を防ぐための説明は？
→ 効果発現までは時間がかかること，起こりうる副作用の説明。また，アクチベーション症候群の発現にも注意する。

2 寛解後，早期に薬物治療を中止を望む患者への説明は？
→ 抗うつ薬の急性期と同用量での継続使用は，再燃・再発の予防効果が立証されていることを説明。

3 抗うつ薬の薬物動態学的相互作用で重要となる要素は？
→ 代謝酵素 CYP（シトクロム P450）。

4 抗うつ薬と併用されている気分安定薬・非定型抗精神病薬・T3/T4 の使用目的は？
→ 抗うつ薬の増強療法（オーグメンテーション）。

参考文献

1) 日本うつ病学会 気分障害の治療ガイドライン作成委員会：日本うつ病学会治療ガイドライン Ⅰ．双極性障害 2012．http://www.secretariat.ne.jp/jsmd/mood_disorder/
2) 日本うつ病学会 気分障害の治療ガイドライン作成委員会：日本うつ病学会治療ガイドライン Ⅱ．大うつ病性障害 2013 Ver.1.1．http://www.secretariat.ne.jp/jsmd/mood_disorder/
3) 日本うつ病学会 抗うつ薬の適正使用に関する委員会：SSRI/SNRI を中心とした抗うつ薬適正使用に関する提言．http://www.secretariat.ne.jp/jsmd/koutsu/
4) 稲田俊也 他 監：精神疾患の薬物療法ガイド．星和書店，2008
5) 日本病院薬剤師会 監：精神科薬物療法の管理．南山堂，2011
6) 日本乳癌学会 編：乳癌診療ガイドライン，1 治療編 2013 年版．金原出版，2013
7) 医薬品・医療機器等安全性情報，No.290，No.285
8) 浦部晶夫，他 監：今日の治療薬 2015．南江堂，2015
9) 日本病院薬剤師会精神科病院特別委員会：精神科薬剤師業務標準マニュアル．南山堂，2007

（鶴谷　茂）

12 皮膚疾患

12-1 アトピー性皮膚炎

鉄則

1. ステロイド外用薬の強さと副作用は一般的に比例するため，必要以上に強いランクの外用薬を使用しない。皮疹の重症度だけでなく，皮疹の部位や年齢なども考慮し，ステロイド外用薬を使い分ける。
2. タクロリムス軟膏は局所の副作用がほとんどなく，ステロイド外用薬の既存療法では効果が不十分であったり副作用が懸念される場合に高い適応を有する。ステロイド外用薬とは異なった特徴的な薬剤であるため，注意点などをしっかり指導し怠薬の原因とならないよう努める。
3. 基剤の長所・短所を理解し，患者個々の皮膚病変に見合った剤形を選択する。使用感，季節性なども考慮し，患者が苦痛なく長期に使用できる薬剤を選択する。
4. ステロイド外用薬の適正使用により副作用は最小限に抑えることができる。ステロイド外用薬の副作用について正しく説明し，ステロイドへの誤解・恐怖心をなくす。

プラクティス 1

ステロイド外用薬の選び方・使い方

1歳，男児。既往歴なし。顔（頬部，口囲）や首周りに湿潤性の湿疹・丘疹が出現，症状が持続するため受診。アトピー性皮膚炎と診断された。

Q1 アトピー性皮膚炎の治療目標は？

A1 「日常生活で支障をきたすことなく，炎症が悪化せずに寛解状態で維持できる」状態に患者を到達させること

Q2 アトピー性皮膚炎の薬物療法は？

A2 症状別に大きく次の3つに分けられる

> ● アトピー性皮膚炎の薬物療法
> ・下記①〜③および悪化因子を可能な限り除去することを治療の基本とする。
>   ①炎症：ステロイド外用薬やタクロリムス軟膏による外用療法
>   ②生理学的機能異常：保湿・保護剤外用などを含むスキンケア
>   ③瘙痒：抗ヒスタミン・抗アレルギー薬の内服
> ・現時点において，アトピー性皮膚炎の炎症を十分に鎮静しうる外用薬で，その有効性と安全性が科学的に立証されている薬剤は，ステロイド外用薬とタクロリムス軟膏である。これらをいかに選択し，組み合わせて使用するかが治療の基本となる。またこれら薬剤と，保湿・保護を目的とした外用薬を併用し，スキンケアを継続することが大切である。

Q3 ステロイド外用薬の強さの分類は？

A3 Ⅰ群からⅤ群までの5つに分けられる（表12-1）

Q4 ステロイド外用薬の選択基準は？

A4 一般にステロイド外用薬の強さと局所性の副作用の起こりやすさは比例するため，必要以上に強いステロイド外用薬を選択することなく，「個々の皮疹の重症度」に合ったランクの薬剤を適切に選択する（表12-2）

表 12-1　ステロイド外用剤のランク分類表

グループ	一般名（代表的な製品名）
Ⅰ群 ストロンゲスト	クロベタゾールプロピオン酸エステル（デルモベート®） ジフロラゾン酢酸エステル（ジフラール®，ダイアコート®）
Ⅱ群 ベリーストロング	モメタゾンフランカルボン酸エステル（フルメタ®） ベタメタゾン酪酸エステルプロピオン酸エステル（アンテベート®） フルオシノニド（トプシム®，シマロン®） ベタメタゾンジプロピオン酸エステル（リンデロン-DP®） ジフルプレドナート（マイザー®） アムシノニド（ビスダーム®） ジフルコルトロン吉草酸エステル（ネリゾナ®，テクスメテン®） 酪酸プロピオン酸ヒドロコルチゾン（パンデル®）
Ⅲ群 ストロング	デプロドンプロピオン酸エステル（エクラー®） デキサメタゾンプロピオン酸エステル（メサデルム®） デキサメタゾン吉草酸エステル（ボアラ®，ザルックス®） ベタメタゾン吉草酸エステル（リンデロンV®，ベトネベート®） フルオシノロンアセトニド（フルコート®）
Ⅳ群 ミディアム	プレドニゾロン吉草酸エステル酢酸エステル（リドメックス®） トリアムシノロンアセトニド（レダコート®） アルクロメタゾンプロピオン酸エステル（アルメタ®） クロベタゾン酪酸エステル（キンダベート®） ヒドロコルチゾン酪酸エステル（ロコイド®）
Ⅴ群 ウィーク	プレドニゾロン（プレドニゾロン®）

（参考文献[1]より改変）

表 12-2　皮疹の重症度とステロイド外用薬の選択

	皮疹の重症度	外用剤の選択
重症	高度の腫脹／浮腫／湿潤ないし苔癬化を伴う紅斑，丘疹の多発，高度の鱗屑，痂皮の付着，小水疱，びらん，多数の搔破痕，痒疹結節などを主体とする。	必要かつ十分な効果を有するベリーストロングないしストロングクラスのステロイド外用薬を第1選択とする。痒疹結節でベリーストロングクラスでも十分な効果が得られない場合は，その部位に限定してストロンゲストクラスを選択して使用することもある。
中等症	中等度までの紅斑，鱗屑，少数の丘疹，搔破痕などを主体とする。	ストロングないしミディアムクラスのステロイド外用薬を第1選択とする。
軽症	乾燥および軽度の紅斑，鱗屑などを主体とする。	ミディアムクラス以下のステロイド外用薬を第1選択とする。
軽微	炎症症状に乏しく乾燥症状主体。	ステロイドを含まない外用薬を選択する。

（参考文献[1]より改変）

Q5 ステロイド外用薬は部位により吸収率に差はあるか？

A5 表 12-3 の表に示す通り，部位によって吸収率が異なってくる

表 12-3　部位別経皮吸収率（前腕内側を 1.00 としたときの比率）

・頭皮　　　3.50	・腋窩　　　3.60	・陰嚢　　　42.00
・前額　　　6.00	・前腕内側　1.00	・足首　　　0.42
・頸部　　　13.00	・前腕外側　1.10	・足底　　　0.14
・背部　　　1.70	・手掌　　　0.83	

（参考文献[3]より引用）

- 顔面は血流がよくステロイドの経皮吸収率が高いため，原則としてミディアムクラス以下のステロイド外用薬を使用する。その場合でも1日2回の外用は1週間程度にとどめ，間欠投与に移行し，休薬期間を設けながら使用する。
- 頸部・陰部も皮膚が薄いため同様にミディアムクラス以下の薬剤を選択する。逆に手掌，足底など角質の厚い部位では，吸収率が悪く局所の副作用も出にくいためストロング以上のものを選択する。
- また，幼児・小児では経皮吸収率が高いことを考慮し，成人よりも1ランク低いステロイド外用薬を使用する。

Q6 ステロイド外用薬の使用のポイントは？

A6 急性増悪時には1日2回塗布し軽快したら漸減，擦り込まないこと

- **塗布回数**…ステロイド外用薬は急性増悪時には1日2回塗布を原則とする。しかし，3週間後以降の治療効果についてストロングクラス以上のステロイド外用薬では，1日2回の外用と1日1回の外用の間に有意差がない。
  → 急性増悪した皮疹は1日2回の外用で早く軽快させ，軽快したら1日1回の外用へ移行させるのがよい（ミディアムクラスの場合には，1日2回の外用のほうが1日1回の外用よりも有効である）。
- **塗布方法**…添付文書では「塗布する」と記載されている製剤が大部分である。一般的には擦り込まないよう説明する。軟膏などの伸びが悪く擦り込むことで，刺激が加わりかゆみが発現する原因となる。

鉄則 ① ステロイド外用薬の強さと副作用は一般的に比例するため，必要以上に強いランクの外用薬を使用しない。皮疹の重症度だけでなく，皮疹の部位や年齢なども考慮し，ステロイド外用薬を使い分ける。

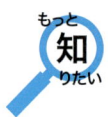

> **もっと知りたい**
>
> **finger tip unit（FTU）**
> - 外用する軟膏量を算定する目安のこと。
> - 1 FTU は，第2指の先端から第1関節まで口径5 mmのチューブから押し出した量（約0.5 g）である。これは成人の手のひら2枚分ないし顔面に使用する量で，成人の体表面積の2％に相当する。全身に塗布するのに必要な量はおよそ20 gである。
> - わが国で繁用されている5 gや10 gチューブでは口径が小さく，1 FTU は 0.2 g ないしは 0.3 g 程度にしかならないので注意が必要である（1 FTU が 0.5 g となるのは 25 g チューブ）。

プラクティス 2

タクロリムス軟膏の特徴・注意点

16歳，女性。幼児期にアトピー性皮膚炎を発症し治療を行ってきたが，ステロイド外用薬のみの治療では効果が不十分であり，タクロリムス軟膏の使用を開始した。タクロリムス軟膏0.1％　1日2回　顔，ベタメタゾン酪酸エステルプロピオン酸エステル軟膏0.05％　1日2回　体幹四肢，尿素ローション1日2回　体幹四肢，フェキソフェナジン錠60 mg　1日2回　朝夕食後

Q7 タクロリムス軟膏の適応部位，適応症例は？

A7 タクロリムス軟膏には皮膚萎縮や毛細血管拡張などの局所の副作用がほとんどないため，顔面や頸部など角質の薄い部分へ使用しやすい。ステロイド外用薬の既存療法では効果が不十分，または副作用によりこれらの投与が躊躇される場合に高い適応を有する

- タクロリムス軟膏は，ステロイドとは異なる作用機序でTリンパ球の機能を抑制する作用がある🔍。

Q8 タクロリムス軟膏の特徴は？

A8 以下の特徴がある

- 分子量が大きく塗布部位のバリア能力に大きく影響を受ける。正常な皮膚は透過が困難。皮膚症状が改善してくるとほとんど吸収されない。
- 妊婦や授乳婦には使用しない。2歳未満の小児には安全性が確立していないため使用しない。
- 効果は0.1％成人用ではストロングクラスのステロイド外用薬とほぼ同等。
  →重症な皮疹を治療する場合は原則として，ベリーストロング以上のステロイド

外用薬により皮疹の改善を行ったあとにタクロリムス軟膏に移行する。

Q9 タクロリムス軟膏を使用する際の注意点は？

A9 以下を参照

- 塗布部位に一過性の灼熱感，ほてり感などの刺激症状が現れることがあるが，一過性であり皮膚症状の改善に伴い消失することが多い。
  →あらかじめこの刺激症状について患者や保護者へ十分に説明し，怠薬の原因とさせないことが大切。ほてりが強い場合，ステロイド外用薬を数日間使用してからタクロリムス軟膏へ切り替えると刺激感が少ない。
- マウス塗布がん原性試験において，高い血中濃度の持続に基づくリンパ腫の増加が認められている。また関連性は明らかではないが，外国においてリンパ腫，皮膚がんの発現が報告されている（プロトピック®軟膏添付文書より）。
  →使用にあたっては，必ずこれら事項を説明・理解したことを確認したうえで使用する（一方，リンパ腫や皮膚がんの発生リスクに関しては，タクロリムス軟膏の外用を行っても自然発生率を超えるものではないとの報告も集積されている）。
- 薬剤の血中への移行が高まったり，刺激性が強まる可能性があるため，粘膜および外陰部，びらん・潰瘍面には使用しない。
- 免疫抑制作用を有するため，過度の日光や不必要な紫外線を浴びるのを避ける。

もっと知りたい

タクロリムスによる刺激症状の機序

タクロリムス軟膏外用時に感じる灼熱感やほてり感は，カプサイシンが知覚神経終末に存在する TRPV1 に作用し，サブスタンス P などの神経ペプチドを遊離させてマスト細胞から脱顆粒を惹起するのと同様の作用で生じると考えられている。
神経ペプチドが放出され尽くして枯渇することにより，症状は徐々に落ち着いてくる。

Q10 タクロリムス軟膏を外用していた場合，腎機能障害，高血糖，鼻咽頭炎など，プログラフ®内服と同じような副作用の心配はあるか？

A10 タクロリムス軟膏の使用量は，成人で1日10g（1回5g），小児ではそれぞれの年齢に応じた量に制限されている（表12-4）。これらの量の範囲内での使用を続けたとしても，血液への移行は微量であり，内服薬のような副作用の心配はない

- 皮疹が広範囲にわたる場合は，皮疹の程度に合わせてほかのステロイド外用薬を併用するなどの工夫をし，タクロリムス軟膏の1回塗布量が上限を超えないようにする。

表 12-4　プロトピック®軟膏 0.03％小児用の最大塗布量

年齢（体重）区分	1 回塗布量の上限
2～5 歳（20 kg 未満）	1 g
6～12 歳（20kg 以上 50 kg 未満）	2～4 g
13 歳以上（50 kg 以上）	5 g

（参考文献[8]より引用）

鉄則 2 タクロリムス軟膏は局所の副作用がほとんどなく，ステロイド外用薬の既存療法では効果が不十分であったり副作用が懸念される場合に高い適応を有する。ステロイド外用薬とは異なった特徴的な薬剤であるため，注意点などをしっかり指導し怠薬の原因とならないよう努める。

もっと知りたい

ステロイド外用薬とタクロリムス軟膏の作用点の違い

ステロイドとタクロリムスはいずれも T 細胞の活性化を抑制することにより抗炎症作用を示すが，T 細胞の細胞内シグナル伝達系における作用点が異なる。

- **ステロイド外用薬**…グルココルチコイド受容体（GR）に結合して核内へ移行し，NF-κB や AP-1 などの転写因子と相互作用することで，これら転写因子により制御されている炎症性遺伝子の発現を抑制する。また，活性型である 2 量体の GR はリポコルチンなど炎症を抑制する複数の遺伝子の転写を活性化する。
- **タクロリムス軟膏**…細胞質内で FKBP12 とよばれるタンパクと特異的に結合して複合体を形成し，カルシニューリンの作用を阻害する。その結果，活性化 T 細胞核内転写因子（NF-AT）の脱リン酸化が抑制され，NF-AT の核内移行ができなくなり，IL-2 などのサイトカイン遺伝子の転写が抑制され，T 細胞の機能が抑制される。

プラクティス 3

最適な基剤の選択

34 歳，男性。アトピー性皮膚炎。べたつきなど使用感の悪さから外用薬のアドヒアランス不良傾向にあり，現在に至るまで寛解と増悪を繰り返しているため，剤形の変更を行うことになった。デキサメタゾン吉草酸エステルクリーム 0.12％ 1 日 1 回　顔，ベタメタゾン酪酸エステルプロピオン酸エステル軟膏 0.05％ 1 日 2 回　体幹四肢，ヘパリン類似物質ローション 0.3％ 1 日 2 回　体幹四肢を併用することになった。

Q11 外用薬にはどのような基剤が使用されているか？

A11 油脂性，乳剤性，水溶性，懸濁性基剤などがある（表 12-5）

- 各基剤により長所・短所があり，それぞれの特徴を十分に理解し服薬指導を行う。また，患者の好みや季節・使用部位・病変などに応じて最適な剤形を選択できるよう患者へ情報提供を行っていく。
- 保湿剤の特徴を表 12-6 に示す。

表 12-5　基剤の分類と一般的特徴

分類			特徴	
			利点	欠点
疎水性基剤	油脂性基剤（ワセリン，パラフィン，プラスチベースなど）		・皮膚柔軟作用があり，皮膚刺激性が少ない ・病巣被覆保護作用および肉芽形成作用がある ・主薬の皮膚への浸透性が弱い	・分泌物の除去作用がない ・ベタツキ感が強く，使用感が悪い ・洗い落としにくい（密着性）
親水性基剤	乳剤性基剤 親水軟膏（水中油型） 吸水軟膏（油中水型）		・水や温湯で洗い流せる ・ベタつかず使用感がよい ・薬物の配合性がよい ・主薬の皮膚への浸透性が強い	・病巣被覆作用が弱い ・刺激性は軟膏より強い ・乳化剤や防腐剤によりアレルギー性接触皮膚炎を起こすことがある
	水溶性基剤（マクロゴールなど）		・水性分泌物を吸収し，除去する作用が強い ・水や温湯で洗い流せる ・主薬の皮膚への浸透性が弱い	・皮膚乾燥作用がある
	懸濁性基剤（ゲル基剤）	ヒドロゲル	・水性分泌物を吸収し，除去する作用が強い ・水や温湯で洗い流せる ・ベタつかず使用感がよい ・主薬の皮膚への浸透性が弱い	・皮膚刺激性が強い
		リオゲル	・水や温湯で洗い流せる ・主薬の皮膚への浸透性が強い	・皮膚刺激性が強い

表 12-6　保湿剤の特徴

	長所	短所	特徴
油脂性軟膏	刺激が少ない 効果が長く続く	べたつき感がある	入浴後などに水分を多く含んでいるときに塗るのが効果的
ヘパリン類似物質製剤	保湿効果が高い 使用感がよい 刺激が少ない	においが強い製品がある	血行促進作用がある 用途に応じ，剤形が豊富である（ローション，スプレー製剤などあり）
尿素製剤	保湿効果が高い べたつきが少ない	刺激感がある（特に炎症部位）	角質を軟らかくする作用がある

> **鉄則 ❸** 基剤の長所・短所を理解し，患者個々の皮膚病変に見合った剤形を選択する。使用感，季節性なども考慮し，患者が苦痛なく長期に使用できる薬剤を選択する。

プラクティス 4

ステロイド外用薬の副作用・長期処方時の注意点
25歳，女性。成人してからアトピー性皮膚炎を発症。今回はじめてステロイド外用薬を処方されたが，ステロイドに対し恐怖心がある。

Q12 ステロイド外用薬により全身性の副作用は起こるか？

A12 ステロイド外用薬は健常人などの正常な皮膚からは24時間塗布していても数％しか吸収されない。そのためステロイド外用薬を適切に使用すれば，日常診療における使用量では，副腎不全，糖尿病，満月様顔貌などの内服薬でみられる全身的副作用は起こり得ない

Q13 ステロイド外用薬による局所性の副作用とその性質は？

A13 以下に代表的な局所性副作用とその性質を示す（表12-7）

表12-7　ステロイド外用薬の局所性副作用

副作用	好発年齢	中止による回復，対策
ステロイドざ瘡	若年者	回復するが，基礎にアトピーがあることが多く，中止しにくい。場合によっては抗菌薬の外用，内服を行う。
皮膚萎縮	高齢者	若年者では回復するが，高齢者では回復しにくい。
皮膚萎縮線条	若年者（主に思春期の女性）	色調や範囲は減少するが，一般的には不可逆な副作用。
ステロイド紫斑	中高年	紫斑自体は数週間で消えるが，紫斑の新生は止まりにくい。
毛細血管拡張	中高年	次第に回復，場合によっては不可逆性を示す変化となる。
毛包炎	全年齢	すみやかに治癒するが，多発・重症例では抗菌薬が必要なこともある。
白癬	小児を除く全年齢	抗真菌薬の外用により回復。
多毛	小児	次第に回復。
色素脱失	全年齢	次第に回復。
酒さ様皮膚炎	中高年女性	一時的な悪化（リバウンド）を経てゆっくり回復，回復には1〜2年を要することが多い。

（参考文献[7]より改変）

- 局所副作用のうち大半は中止あるいは適切な処置により回復する。しかし回復に時間を要するためあらかじめ説明が不可欠である。また、ステロイド外用薬によるアレルギー性接触皮膚炎がまれに生じうるが、その際、基剤や添加物による接触皮膚炎にも注意する。

もっと知りたい　ステロイド不信

- マスメディアなどの影響により、依然として、ステロイド外用薬に対して恐怖感、誤解をもっている患者も多く、アドヒアランスの低下が認められる。しかしステロイド外用薬は、「皮膚の炎症が重症のときに十分量を短期で使用し、炎症が治まった時点で徐々に使用頻度を少なくした後に中止する」といったように、適切に使用することにより副作用を極力回避できる。特に小児の場合においては保護者の理解も必要なため、ステロイド外用薬の特徴や副作用の性質・対処法について保護者へ十分な情報提供を行う。

Q14　外用薬全般の長期処方時の注意点は？

A14　以下に述べる

- あらかじめ副作用についてしっかり説明を行い、副作用の兆候が見られたときには放置せず医療機関を受診するよう促す。
- 副作用のリスクが高まるため、必要以上に長期にわたり強力な薬剤を漫然と使用しない。
  → 定期的な治療効果の判定やランク変更の必要性についてあらかじめ説明し理解を得る。
- 症状が改善してきたからといって、自己判断で外用薬を不規則に使用したり、急激に中止したりしない（かえって皮膚炎の悪化をまねく恐れがある）。
- 軽微な皮膚症状に対しても外用療法を継続する必要があり、保湿剤の使用などスキンケアの重要性を理解させる。

もっと知りたい　プロアクティブ（proactive）療法

悪化した皮膚病変が落ち着いた後の維持寛解期において、長期・低用量・間欠的（週に2～3回）に抗炎症薬の外用を続ける療法。寛解期では皮膚に病変がなく正常に見えるが、潜在的には炎症が起きており、外用薬を塗り続けることで再発を遅らせることができる。
- ステロイド外用薬またはタクロリムス軟膏　週2回程度
- 保湿剤　毎日

> **鉄則 ④** ステロイド外用薬の適正使用により副作用は最小限に抑えることができる。ステロイド外用薬の副作用について正しく説明し，ステロイドへの誤解・恐怖心をなくす。

最終チェック

1 アトピー性皮膚炎治療において治療の中心となる薬剤は？
➡ステロイド外用薬。患者個々に適切なランクの薬剤を選択しよう！また正しい使用法を指導し，長く寛解を維持できるよう支援しよう！

2 ステロイド外用薬の既存療法では効果不十分，もしくは副作用によりステロイド外用薬の投与が躊躇される場合に有効な治療薬は？
➡タクロリムス軟膏が有効。ステロイド外用薬とは異なる特徴・注意点を理解し，効果的に治療に取り入れよう！

3 外用薬を長期にわたり苦痛なく使用していくうえで重要なポイントは？
➡外用薬の基剤の特徴を知り，使用部位・使用感・季節性などに応じ患者個々に最適な剤形を選択することである。最適な基剤選択でアドヒアランス向上を図ろう！

4 ステロイド外用薬に恐怖心がある患者への対応は？
➡ステロイド外用薬は適切に使用することにより副作用を最小限に抑えることができる。あらかじめ副作用，使用の注意点を患者に正確に説明し，患者の理解を得ることが大切である。

参考文献

1) 片山一朗（監）：アトピー性皮膚炎治療ガイドライン 2015．協和企画，2015
2) 日本皮膚科学会アトピー性皮膚炎診療ガイドライン作成委員会：アトピー性皮膚炎診療ガイドライン．日皮会誌 126：121-155，2016
3) Feldmann RJ, et al：Regional variation in percutaneous penetration of 14C cortisol in man. J Invest Dermatol 48：181-183, 1967
4) 大谷道輝：スキルアップのための皮膚外用薬 Q&A．改訂2版．南山堂，2011
5) 大谷道輝，他：ステロイド外用剤．山本一彦，他 編さん：薬剤ごとの違いがわかるステロイドの使い分け．96-143，羊土社，2010
6) 竹内 聡：ステロイド外用薬でとれないかゆみ．Dermatology Today 16, 2014
7) 相馬良直：ステロイド外用剤の使い方 ―正しい知識を持って上手に使おう―．日臨皮医会誌 24：233-237，2007
8) マルホ：プロトピック．添付文書情報．第13版，2014年4月改訂

（永井美帆）

13 眼科疾患

13-1 緑内障

> **鉄則**
> 1. 良好な眼圧には個人差が大きく，必ずしも「正常範囲内だから緑内障のリスクがない」とはいえない。日本人には眼圧の高くない緑内障が多い。また症状の進行が緩徐であるため自覚症状が現れにくい。
> 2. 薬物療法により症状の改善は見込めないが，進行予防の重要性や正しい点眼方法の指導をすることが，アドヒアランスの向上には大切。
> 3. 水溶性点眼薬の後に懸濁性点眼・ゲル化製剤を使用する。懸濁性点眼薬は点眼の前に振盪し再分散させる。

プラクティス 1

緑内障とは
55歳，男性。眼科検診で緑内障の疑いを指摘された。受診時の眼圧は正常範囲内であった。

Q1 緑内障の自覚症状は？

A1 暗点の出現，視野が狭くなるなど

- 網膜には光や色を感じる視細胞があり，100万本以上の神経線維につながっている。神経線維は，網膜の視神経乳頭の部分で束ねられ視神経として脳に延びている。
- 視神経は眼圧が高くなると徐々に圧迫され萎縮し，減ってくる。視神経が減った部分の視覚情報は脳に伝えられないため，視野が欠けていく。
- 適切に治療せず放置すると失明に至るが，進行はゆっくりであるため，自覚症状を感じにくい。
- 外部からの情報の約8割を視覚情報が担っているため，視機能の障害はQOLの低下につながる。

- 急性緑内障では隅角の閉塞により短時間で眼圧上昇し，頭痛や吐き気，眼痛，霧視，充血などの症状が現れるため，早期に処置する。

Q2 緑内障は，眼圧が高くなる病気？

A2 眼圧が正常値範囲内でも緑内障になりうる

- 正常眼圧（10〜21 mmHg 以下）とは，健康人を対象とした調査に基づいて統計的に求められた値である。日本人の場合，約 7 割が正常眼圧緑内障であり，視神経の脆弱性には個人差があるため高眼圧でなくても緑内障になりうる。

> **鉄則 ①** 良好な眼圧には個人差が大きく，必ずしも「正常範囲内だから緑内障のリスクがない」とはいえない。日本人には眼圧の高くない緑内障が多い。また症状の進行が緩徐であるため自覚症状が現れにくい。

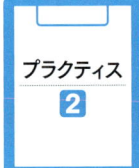

プラクティス 2

緑内障の治療

55 歳，男性。眼科受診で緑内障と診断され，ラタノプロスト点眼が開始。使用すると目のふちが黒くなり，症状の変化も特に感じないためあまり点眼できていない。

Q3 緑内障を予防するには？

A3 現在，予防のために勧められることはなく，日常生活で特に制限することもない

- 初期は症状が現れにくく，自分では気づきにくい病気だが，緑内障は日本人の中途失明原因の第 1 位である。
- 日本緑内障学会多治見緑内障疫学調査では，40 歳以上で少なくとも 20 人に 1 人は緑内障であると報告された。40 歳を過ぎたら定期的に眼科を受診することが重要である。

Q4 眼圧を下げれば緑内障を改善できるか？

A4 緑内障の進行を遅らせる可能性はあるが，緑内障を改善する治療法は現在なく，一度障害された視神経を回復させる手段は確立されていない

- 緑内障治療の目的は，進行を遅らせることであり，視野や視力を回復させることはできない。

Q5 治療方法は？

A5 眼圧を下げること

- 現在，緑内障性の視神経障害の進行を防止するうえでエビデンスがあるのは，眼圧を下降させることのみである。
- 眼圧が正常である場合でも，眼圧をさらに下げることで進行を遅らせる可能性がある。
- 治療には，薬物療法とレーザー治療や手術などの外科的療法があるが，薬物療法は病態により位置づけが異なる（表13-1）。

表13-1 治療法の選択

	病態	第1選択となる治療法	薬物療法の位置づけ
原発開放隅角緑内障（広義）	線維柱帯とシュレム管からの房水の流出が妨げられることにより眼圧が上昇する	薬物療法	第1選択
原発閉塞隅角緑内障	隅角が閉塞してしまうことにより房水の流出が障害され眼圧上昇をきたす	レーザー治療や手術療法	補助療法
続発緑内障	他の眼疾患，全身疾患あるいは薬物使用が原因となって眼圧上昇が生じる	原因疾患の治療	補助療法

（参考文献[7]，p387より改変）

もっと知りたい

原発開放隅角緑内障（広義）
原発開放隅角緑内障と正常眼圧緑内障を合わせた総称。眼圧値の値によって便宜上分類されているが，視神経の脆弱性には個体差があり，特定の眼圧値では分類できない。
日本人においては，緑内障患者のうち正常眼圧緑内障の占める割合は大きい。

Q6 治療薬の選択は？

A6 原発開放隅角緑内障（広義）では，第1選択はプロスタグランジン関連薬や交感神経 β 遮断薬の点眼薬（表13-2）。

- 併用禁忌や副作用などで使用できない場合は炭酸脱水酵素阻害薬，交感神経 α_1

遮断薬，非選択性交感神経刺激薬，副交感神経刺激薬などの点眼薬を用いる。
- 2種類以上を併用する場合はアドヒアランスの低下を防ぐため配合点眼薬を選択することもある。
- 配合点眼薬では点眼回数の異なるものが組み合わされているものもあり，単剤を併用して効果を確認後に切り換えるのが望ましい。

表13-2 主な緑内障治療薬とその特徴

		交感神経刺激薬	β遮断薬	αβ遮断薬	α₁遮断薬	副交感神経刺激薬	プロスタグランジン関連薬 プロストン系	プロスタグランジン関連薬 プロスト系	炭酸脱水素酵素阻害薬
	一般名	ジピベフリン	チモロール カルテオロール レボブノロール ベタキソロール	ニプラジロール	ブナゾシン	ピロカルピン	ウノプロストン	ラタノプロスト トラボプロスト タフルプロスト ビマトプロスト	ドルゾラミド ブリンゾラミド
	主な眼圧下降機序	線維柱帯流出促進	房水産生抑制	房水産生抑制＋ぶどう膜強膜流出促進	ぶどう膜強膜流出促進	線維柱帯流出促進	ぶどう膜強膜流出促進	ぶどう膜強膜流出促進	房水産生抑制
	点眼回数	2回/日	1〜2回/日	1〜2回/日	2回/日	4回/日	2回/日	1回/日	2〜3回/日
局所副作用	結膜アレルギー	++	+/−	+/−	+/−	+/−	+/−	+/−	+/−
	結膜充血	++	+/−	+/−	+	−	+〜++	+〜++	+/−
	角膜上皮障害	+/−	+〜++	+〜++	+/−	+/−	+〜++	+〜++	+/−
	眼瞼炎	+	+	+	−	−	−	−	+
	睫毛多毛	−	−	−	−	−	++	++	−
	虹彩・眼瞼色素沈着	−	−	−	−	−	+++	+++	−
	虹彩炎	−	−	−	−	−	−〜+++	−〜+++	−
	嚢胞様黄斑浮腫	−	−	−	−	−	+〜++	+〜++	−
	角膜浮腫	−	−	−	−	−	−	−	+/−
	角膜ヘルペス再発	++	−	−	−	−	+/−	+/−	−
	縮瞳	−	−	−	−	++	−	−	−
	上眼瞼溝深化	−	−	−	−	−	−	+	−
全身副作用	徐脈	−	+	+	−	−	−	−	−
	血圧低下	−	+	+	+/−	−	−	−	−
	頻脈・血圧上昇	+	−	−	−	−	−	−	−
	気管支収縮	−	+〜+++	+++	−	+	−	−	−
	血漿脂質上昇	−	+	+	−	−	−	−	−

＊：配合点眼薬については各薬剤の項を参照のこと。　　　　　　　　　　　（参考文献[1]，p24より引用）

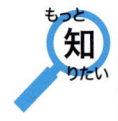

新しい作用機序の緑内障治療薬リパスジル（Rhoキナーゼ阻害薬）

- 線維柱帯-シュレム管を介する主流出路からの房水流出を促進することで眼圧を下降させる。
- 単独・既存の点眼薬との併用いずれの場合でも眼圧下降効果を期待できるとされているが，既存の治療でも不十分な場合に限り適応を取得している。
- 主な副作用は結膜充血（69.0％），結膜炎（アレルギー性結膜炎を含む）（10.7％），眼瞼炎（アレルギー性眼瞼炎を含む）（10.3％）。
- ＊結膜充血の原因は血管の弛緩なので，通常痛みは伴わず点眼後約2時間程度で回復するので患者の自己判断で中止しないよう指導する（ただし充血が継続する場合は注意）。

Q7 点眼薬を使用する際に注意すべき既往疾患は？

A7 喘息，気管支けいれん，重篤な腎障害など治療薬によっては禁忌となる疾患がある（表 13-3）

表 13-3 β遮断薬，炭酸脱水酵素阻害薬の禁忌疾患

薬剤の種類	禁忌
β遮断薬	喘息および既往歴のある患者，気管支けいれん，慢性閉塞性肺疾患，コントロール不良な心不全，洞性徐脈，房室ブロック，心原性ショックのある患者
炭酸脱水酵素阻害薬	重篤な腎障害

Q8 緑内障患者に注意が必要な薬剤は？

A8 隅角が閉塞した患者には，副交感神経遮断薬や交感神経刺激薬。これらの服用により散瞳が起こり，隅角が狭まることで眼圧が上昇する

- 禁忌薬剤として抗コリン作用をもつベンゾジアゼピン系薬剤や抗ヒスタミン薬・抗うつ薬，モノアミン酸化酵素（MAO）を阻害する抗パーキンソン薬などがある。
- ステロイドも眼圧上昇をきたすことがあり，禁忌ではないが注意する。

Q9 具体的な点眼方法の指導は？

A9 （1）点眼前に手を洗う，（2）点眼瓶の先が睫毛に触れないように注意する，（3）点眼は 1 回 1 滴とする，（4）点眼後は静かに閉瞼し，涙嚢部を圧迫する，（5）目のまわりにあふれた薬液は拭き取り，手に付いた薬液は洗い流す，（6）複数の点眼液を併用するときは，5 分以上の間隔を空けて点眼する

- 容器の先端と睫毛の接触や，涙液の逆流によって点眼薬が汚染されることを防ぐ。点眼薬に浮遊物や濁りが認められた場合は使用しない。
- 点眼薬の 1 滴は約 30〜50 μL であり，正常な人の涙液量は約 8 μL，最大容量は約 30 μL であるため 1 滴で十分である。また，滴数を増やしても眼圧低下効果は増加せず，鼻涙管を介して消化管を通して全身的な副作用を起こす原因ともなる。
- 瞬きによって涙液とともに涙嚢へ排出されるため，点眼後は閉眼し，涙嚢部を圧迫する。涙嚢部の圧迫はβ遮断薬の全身副作用回避にも有効。
- あふれた点眼液は接触皮膚炎の原因ともなるため清潔なティッシュなどで拭き取る。プロスタグランジン関連薬では眼瞼皮膚に付着することによる副作用が多い

ため，点眼後の洗顔も有効であり，入浴前に点眼するのもよい。
- 間隔を空けずに点眼すると，先に点眼した薬液がウォッシュアウトされてしまう。

Q10 点眼方法にはどんなものがあるか？

A10 眼瞼下垂法，げんこつ法などがあり，患者の手技が確立できるものを選ぶ
- 眼瞼下垂法…下まぶたを下に引き，容器の先が目やまぶたに触れないように注意しながら点眼する方法。
- げんこつ法…目薬をさす手と反対の手で，親指を中に入れてげんこつをつくり，下まぶたを引く。そのげんこつの上に点眼容器を持った手を置いて安定させて点眼する方法。

鉄則 ❷ 薬物療法により症状の改善は見込めないが，進行予防の重要性や正しい点眼方法の指導をすることが，アドヒアランスの向上には大切。

プラクティス ❸

点眼順序
55歳，男性。ラタノプロスト点眼1日1回，チモロール・ドルゾラミド配合点眼1日2回，ブリモニジン点眼1日2回を処方された。

Q11 点眼薬の使用順序は？

A11 水溶性点眼薬の後に，懸濁性点眼薬・ゲル化製剤を使用する
- 水に溶けにくく吸収されにくい懸濁性点眼薬や，ゲル化製剤のように結膜上での滞留性を向上させている製剤は他の点眼薬の吸収を妨げる可能性があるため，後に点眼するほうがよい（表13-4）。

表13-4 滞留性の向上した緑内障点眼薬

製品名（成分名）	添加物	添加物の特性と注意点
チモプトール®XE（チモロール）	ジェランガム	涙液中のNa⁺イオンと接触することによりゲル化する。わずかに粘稠性があり，揺変性（チキソトロピー）があるため放置により粘性を増すが，振盪により再び流動性を増す。使用時にキャップをしたまま一度転倒混和し点眼する。遮光して保存。
リズモン®TG（チモロール）	メチルセルロース	熱反応性高分子であり，眼表面温度付近で可逆的ゾル-ゲル相転移する。室温中に放置するとゲル化することがあるが，ゲル化した場合は冷蔵庫などで冷却すると元に戻る。遮光，10℃以下で保存。
ミケラン®LA（カルテオロール）	アルギン酸	角膜上皮のムチン層と絡み合い角膜表面の滞留時間を延長させる。べたつき・霧視などの使用感改善。遮光して保存。

上記点眼薬は霧視・べたつきを生じる可能性があり，車の運転直前の点眼は控えることを指導時に説明。

Q12 懸濁性点眼薬の注意点は？

A12 点眼の前に振盪し，再分散させる
- 点眼後は容器を立てて保管することで，有効成分の粒子が容器内部の凹凸に沈降し再分散しにくくなることや，粒子が凝集してノズルを閉塞させることを防げる。

Q13 開封後の点眼薬の保管は？

A13 室温1〜30℃，冷所1〜15℃，10℃以下などの指示を守って保管する。冷蔵庫で保管する場合は，凍結を避けるため冷風の吹き出し口付近に置かない
- 遮光の必要なものは添付の遮光袋に入れて保管する。
- 成分の変質や水分の蒸発を防ぐため，直射日光は避ける。
- 防虫剤・芳香剤・清涼剤入りの湿布など揮発性が高いものの近くで保管しない。容器に油性ペンで記載することも避ける。
- 開封後は汚染の危険性があるため，5 mL容器の使用期限は1か月が目安である。

鉄則 ③ 水溶性点眼薬の後に懸濁性点眼・ゲル化製剤を使用する。懸濁性点眼薬は点眼の前に振盪し再分散させる。

もっと知りたい

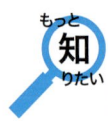

術中虹彩緊張低下症候群（IFIS）

- 「緑内障診療ガイドライン」（第3版）では，フローチャートにおける原発閉塞隅角症・原発閉塞隅角緑内障の治療法として白内障治療で行われる水晶体摘出が追記された。
- α_1遮断薬を服用中もしくは服用経験のある患者で，白内障の手術時に虹彩の異変，IFISが観察されることがある。具体的には術中の洗浄液流による虹彩のうねりや虹彩の脱出・嵌頓，進行性の縮瞳などである。手術の難易度は上がるが，術前の処置で問題なく手術できる。
- α_1遮断薬の中止ではIFISは予防できず，手術前にα_1遮断薬を服用していること（以前，服用していたこと）を医師に情報提供することがリスク回避につながる。
- α_1遮断薬：タムスロシン，シロドシン，ナフトピジル，テラゾシン，ウラピジル，プラゾシン，ドキサゾシンなど

最終チェック

1 緑内障を防ぐには？
→早期診断，早期治療が重要。40歳を過ぎれば，少なくとも1年に1回は眼科受診することをすすめる。

2 点眼指導で大切なことは？
→緑内障において1度障害された視神経を回復させる手段はなく，治療の目的は進行の抑制である。正しい方法で継続していくことが重要。

3 複数の点眼がある場合は？
→それぞれの製剤の特徴を理解し，効果的な使用法と保管法を伝える。

参考文献

1) 日本緑内障学会緑内障診療ガイドライン作成委員会：緑内障診療ガイドライン（第3版）．http://www.nichigan.or.jp/member/guideline/glaucoma3.jsp
2) 日本眼科医会 監：点眼剤の適正使用ハンドブック．http://www.rad-ar.or.jp/use/basis/pdf/megusuri02.pdf
3) 「薬局」2014年4月号 vol.65．No.5，南山堂，2014
4) Iwase A, et al：The prevalence of primary open-angle glaucoma in Japanese：The Tajimi Study. Ophthalmology 111：1641-1648, 2004
5) Yamamoto T, et al：The Tajimi Study report 2：prevalence of primary angle closure and secondary glaucoma in a Japanese population. Ophthalmology 112：1661-1669, 2005
6) Chang DF, et al：Intraoperative floppy iris syndrome associated with tamsulosin. J Cataract Refract Surg 31：664-673, 2005
7) 日本薬剤師研修センター 編：薬局別冊—症例チャートからみる服薬指導ガイド 2005-06．p 387，南山堂，2005

（宮坂萌菜）

14 耳鼻科疾患

14-1 突発性難聴

> **鉄則**
> 1. 治療開始が遅くなると聴力の低下が不可逆的な変化となることがある。少なくとも発症後1～2週間以内に治療を開始する。
> 2. 短期間の副腎皮質ステロイド全身投与では高血糖，高血圧，精神症状などの副作用が生じる。適切な予防策を講じて基礎疾患の悪化を防ぐ。
> 3. 患者から難聴の訴えがあった場合，薬剤性難聴の可能性を念頭におく。発症と投薬開始のタイミングを組み合わせて被疑薬を推定し，医師と連携して対応する。

プラクティス 1

突発性難聴の薬物治療

55歳，女性。既往歴：なし。1か月前から右耳の聞こえづらさを自覚し，短時間のめまいを経験することがたびたびあった。聴力の低下を主訴に耳鼻科を受診し突発性難聴と診断された。

Q1 突発性難聴の診断基準は？

A1 確実例は表14-1の「Ⅰ．主症状の特徴」「Ⅱ．随伴症状の特徴」の全事項を満たす。疑い例は「Ⅰのa」「Ⅰのb」の事項を満たす

- 突然発症する原因不明の高度感音難聴であり，原因が明確でないものが突発性難聴と診断されるため，他の疾患を除外したあとに診断されることが多い。
- 発症頻度としては，米国では1年間で10万人あたり5～20名との報告がある。男女差はなく，特に40～60歳に多いとされている。

表 14-1　突発性難聴の診断基準

Ⅰ．主症状の特徴	Ⅱ．随伴症状の特徴
a. 突然に難聴が発生する（即時的な難聴，朝目覚めて気づくような難聴） b. 難聴の性質は高度の感音難聴（必ずしも高度である必要はないが，高度でないと難聴に気づかないことが多い） c. 難聴の原因が不明（原因が不確実なものも含む）	a. 耳鳴が難聴の発生と同時，または前後して生じる b. めまいが難聴の発生と同時，または前後して生じる（ただしめまい発作を繰り返すことはない）

診断基準

確実例：Ⅰ，Ⅱの全事項を満たすもの
疑い例：Ⅰのa．およびb．の事項を満たすもの

参考

1. recruitment 現象（ある一定の音量を超えた音が，健常人よりも強く響く現象）の有無は一定せず
2. 聴力の改善・悪化の繰り返しはない
3. 一側性の場合が多いが，両側性に同時に罹患する例もある
4. 第Ⅷ脳神経症状以外に顕著な神経症状を伴うことはない

（参考文献[4]より改変）

Q2　どのような薬物治療を行うか？

A2　有効性が確立した治療法はみつかっていない

- 2012 年に米国耳鼻咽喉科頭頸部外科アカデミー（AAO-HNS）が突発性難聴の診療ガイドラインを作成しているが，有効性の確立した標準治療についての記載はない。そのため薬物治療としては，副腎皮質ステロイド全身投与，血流改善薬（ベラプロスト，リマプロスト アルファデクス，ジラゼプ），血管拡張薬（カリジノゲナーゼ），ビタミン B_{12}（メコバラミン），アデノシン三リン酸（ATP）などが発症時の状況や臨床所見・既往歴などを総合的に判断して使用されている。
- ステロイド全身投与で難聴の改善がみられなかった場合や，副作用や基礎疾患などでステロイド全身投与を行うことが難しい場合には，鼓室内への副腎皮質ステロイド投与が行われることもある。

Q3　突発性難聴の予後は？

A3　症状の重症度にもよるが，約半数の患者が 2 週間以内に自然回復する。しかし，治療開始が遅くなると，聴力の低下が不可逆的な変化となることがある。少なくとも発症後 1～2 週間以内に治療を開始する

- 発症から 2 週間以内に改善がみられない場合には，薬物治療を行っても完全に聴力が回復することは困難である。特に高齢者やめまいを併発している場合は予後が悪くなりやすい。

Q4 患者への服薬指導で伝えるポイントは？

A4 各薬剤の服用意義と副作用。予後改善に対する早期治療の重要性

- 薬物治療を開始してもすぐに症状がよくなるとは限らないので，症状の改善がみられなくても自己判断で中止しないこと。
- 症状の悪化につながらないようにストレスをできるだけ回避する生活を送ること。
- 突発性難聴に対する投薬の有効性は臨床試験という形では確立されていないが，完全に否定もされていない。個々の患者へのリスク・ベネフィットを考慮し，これまでの治療で経験的に用いられてきた薬剤を使用する旨説明する。

鉄則 ❶ 治療開始が遅くなると聴力の低下が不可逆的な変化となることがある。少なくとも発症後 1～2 週間以内に治療を開始する。

プラクティス 2

副腎皮質ステロイドの全身投与

60 歳，男性。既往歴：高血圧，消化性潰瘍。3 時間前から左耳の聞こえづらさを自覚。耳鼻科を受診し，突発性難聴と診断された。副腎皮質ステロイドの全身投与が外来で開始となり，2 週間分のプレドニゾロン錠内服が処方された。

Q5 副腎皮質ステロイド全身投与の有効性は？

A5 有効性は明らかになっていない

- 二重盲検下で行われた研究では，無治療群の改善率 32％と比べて，副腎皮質ステロイド全身投与群の改善率は 61％であったとの報告があるが，逆に有効性が認められなかった報告もあり，一定の見解は得られていない。
- しかし，有効性が期待できる治療の選択肢も少ないことから，AAO-HNS の診療ガイドラインでは発症 2 週間以内の投与開始を推奨している。

Q6 副腎皮質ステロイド全身投与のスケジュールは？

A6 発症2週間以内にプレドニゾロン1 mg/kg/日（最大60 mg/日）を7～14日間1日1回経口投与し，徐々に減量していく

- より短期間で使用する場合は，プレドニゾロン1 mg/kg/日を4日間使用し，2日ごとに10 mg する減量する方法もある。
- 使用する副腎皮質ステロイドの種類としては，プレドニゾロンのほかにメチルプレドニゾロンやデキサメタゾン，ヒドロコルチゾンなどがある。プレドニゾロンの量を基本とし，副腎皮質ステロイドの換算表を用いて投与量の設定を行う（表14-2）。
- ステロイド内服は短期間で徐々に減量するため，患者へ内服スケジュールを指導し，服用間違いを起こさないように注意する必要がある。

表14-2 副腎皮質ステロイド換算表

作用時間分類	一般名	力価比（対コルチゾール）糖質コルチコイド作用	力価比（対コルチゾール）鉱質コルチコイド作用	換算量
短時間型	ヒドロコルチゾン	1	1	250 mg
中間型	プレドニゾロン	3.5～4	0.8	60 mg
中間型	メチルプレドニゾロン	5	0.5	48 mg
長時間型	デキサメタゾン	25～30	0	10 mg

（参考文献[6]，p977 より改変）

Q7 副腎皮質ステロイドの副作用は？

A7 感染症，糖尿病，消化性潰瘍，膵炎，精神変調・うつ状態，骨粗鬆症，緑内障・白内障，血栓症，心筋梗塞・脳梗塞など

- 軽微な副作用まで含めると，全身の各組織で副作用が発現する可能性がある（表14-3）。
- 突発性難聴に対する副腎皮質ステロイド全身投与では，大量の副腎皮質ステロイドを短期間で投与することとなる。そのために，長期的な投与で生じる副作用よりも，短期間の投与でも生じる副作用に注意を払う。短期間の投与でも生じる副作用としては，主に高血糖，高血圧，精神症状，浮腫などがある。

Q8 副腎皮質ステロイドの副作用対策は？

A8 患者の既往歴から，ステロイドの副作用で悪化する可能性のある疾患を確認し，各症状に対して適切な予防策を講じることで，基礎疾患の悪化を防ぐ（表14-4）

表 14-3　副腎皮質ステロイドで生じる組織別の副作用

組織	副作用
皮膚・軟部組織	皮膚の脆弱化・紫斑，にきび，多毛症，脱毛症，創傷治癒遅延
眼	白内障，緑内障，眼球突出
心血管	不整脈（静脈投与時），高血圧，脂質異常症，アテローム性動脈硬化
消化器	胃炎，消化性潰瘍，膵炎，脂肪性肝炎，消化管穿孔
腎	低K血症，浮腫
泌尿器・生殖器	無月経，不妊，子宮内発育遅延
筋肉・骨	ミオパチー，骨粗鬆症，骨壊死
精神神経	高揚感，不眠，うつ状態，躁状態，偽脳腫瘍
内分泌	糖尿病，視床下部−下垂体−副腎不全
感染症	易感染性，日和見感染症，帯状疱疹

表 14-4　短期間の副腎皮質ステロイド全身投与で生じる副作用とその対策

副作用	対策
高血糖	・特に糖尿病の既往がある場合には注意が必要 ・血糖値が上がりやすい食事内容に注意する ・インスリン療法をすでに行っている場合では，インスリン単位数の増量や，血糖値に応じてインスリン単位数を決定するスケール指示を導入する
高血圧	・特に高血圧の既往がある場合には注意が必要 ・血圧測定を行い，必要に応じて降圧薬を使用する
精神症状	・特に精神疾患の既往がある場合には注意が必要 ・主に躁状態，多弁，不眠の症状が多い ・内服を朝にすることで不眠への影響を軽減する ・不眠時に睡眠導入剤を使用する
浮腫	・塩分の摂りすぎに注意する ・体重測定を行い，体重増加がみられる場合には利尿薬を使用する

- 起こりうる副作用とその対応方法，また副作用に対する新規処方がある場合は，その意義も含めて患者へ指導し，副作用が生じたときに適切な対応ができるようにしておく。
- 副腎皮質ステロイド全身投与が終了すれば副作用が出現しても自然軽快することがほとんどなので，患者にその旨を伝え，安心してステロイドの内服が行えるように支援する。

鉄則 ❷ 短期間の副腎皮質ステロイド全身投与では高血糖，高血圧，精神症状などの副作用が生じる。適切な予防策を講じて基礎疾患の悪化を防ぐ。

プラクティス 3

薬剤性難聴

65歳，男性。既往歴：胃がん。胃がんに対する化学療法としてTS-1＋CDDP併用療法を実施中。治療開始半年後より両耳の高音領域の聞こえづらさを自覚し，主治医へ相談があった。

Q9 薬剤性難聴を起こしうる薬剤は？

A9 アミノグリコシド系抗菌薬，白金製剤，サリチル酸製剤，ループ利尿薬など

- 薬剤性難聴は薬剤の投与によって惹起される難聴である。代表的な原因薬剤としては，アミノグリコシド系抗菌薬（数%～10数%），白金製剤（約10%），サリチル酸製剤（約1%），ループ利尿薬（0.7%）などがある。

Q10 薬剤性難聴の好発時期とリスク因子は？

A10 薬剤によって異なるため詳細は下記参照

- アミノグリコシド系のストレプトマイシンは累積投与が20gを超えると難聴が生じやすくなる。また，ミトコンドリア遺伝子1555A→G変異をもつ人は少量でも難聴をきたすという遺伝性の素因があるため，家族歴を確認しておく。
- 白金製剤は投与開始直後から難聴を生じることがあり，投与を重ねるにつれて進行していきやすい。特にシスプラチンは総投与量が300 mg/m^{2}を超えると難聴の出現が顕著となる。
- ループ利尿薬は投与開始20分以内に発症し，4～5時間で正常に回復する。また，急速静脈注射時や腎機能低下時，血清アルブミンが低値時に難聴が生じやすくなる。

Q11 突発性難聴と薬剤性難聴の症状の違いは？

A11 一般的に薬剤性難聴は両側性で，高音領域から聴力の低下を感じることが多い。一方，突発性難聴は片側性で幅広い領域の聴力の低下を感じる

Q12 薬剤性難聴が生じたときの対処法は？

A12 原因薬剤の減量・中止
- アミノグリコシド系抗菌薬と白金製剤による難聴は不可逆的な聴力の低下をきたすことが多いため、早期に対処する必要がある。ループ利尿薬の急速静注で難聴が生じた場合には、投与速度を遅くすることで難聴を回避できる可能性がある。

Q13 患者に確認しておくことは？

A13 薬剤性難聴を起こしうる薬剤を投与する前に、難聴や耳鳴の既往の有無を確認する
- 声かけの際の反応の鈍化や聞き返しの増加、電子音の聞こえづらさなどがある場合には薬剤性難聴が出現している可能性がある。薬剤投与中は難聴や耳鳴などの出現に注意し、これらの症状が生じた際にはすみやかに医療者に相談するように説明しておく。

鉄則 ③ 患者から難聴の訴えがあった場合、薬剤性難聴の可能性を念頭におく。発症と投薬開始のタイミングを組み合わせて被疑薬を推定し、医師と連携して対応する。

最終チェック

1. 突発性難聴患者に対して服薬指導をする際のポイントは？
   → 薬物治療の必要性を理解してもらい、アドヒアランスの維持に努める。
2. 副腎皮質ステロイド全身投与が始まった患者に対する薬剤管理指導のポイントは？
   → 投与スケジュールの把握と副作用対策を行って、副腎皮質ステロイド全身投与を正確かつ安全に完遂させる。
3. 難聴を訴える患者に対して実施することは？
   → 薬歴から薬剤性難聴を起こしうる薬剤の使用の有無を確認し、薬剤性難聴の可能性を見落とさないようにする。

参考文献
1) Stachler RJ, et al：Clinical practice guideline：sudden hearing loss. Otolaryngol Head Neck Surg 146：1-35, 2012
2) Schreiber BE, et al：Sudden sensorineural hearing loss. Lancet 375：1203-1211, 2010

3) Steven D, et al：Idiopathic Sudden Sensorineural Hearing Loss. N Eng J Med 359(8)：833-840, 2008
4) 厚生省特定疾患突発性難聴調査研究班：突発性難聴の疫学・病因・治療に関する研究．1974
5) 厚生労働省：重篤副作用疾患別対応マニュアル難聴．2010
   http://www.mhlw.go.jp/topics/2006/11/dl/tp1122-1p01.pdf
6) 高久史麿，他 監：治療薬マニュアル 2015．医学書院，2015

（藤原秀敏）

15 がん

15-1 乳がん

鉄則

1. 術後補助化学療法と進行再発がんに対する治療を理解する。術後補助化学療法ではむやみな減量が患者に不利益を生じることがある。
2. ホルモン療法は長期間に及ぶ。閉経前後で使用する薬剤が異なるのでホルモン療法では閉経の有無を確認する。
3. レジメンの催吐性リスク（高度，中等度，軽度，最小度）を考慮して制吐療法を選択する。FEC 療法はアプレピタント，5-HT$_3$ 受容体拮抗薬，ステロイドの 3 剤併用が推奨。
4. 骨髄抑制に対する対応をマスターする。無熱のときは G-CSF 製剤は推奨されない。好中球減少症の重症化は MASCC スコアを用いて評価する。

プラクティス 1

治療目的の理解

45 歳，女性。Stage Ⅲ で乳がん摘出術施行。ER：陰性，PgR：陰性，HER2：3+。術後補助化学療法を施行する方針となった。

Q1 術後補助化学療法と進行再発がんに対する治療，それぞれの目的は？

A1 術後補助化学療法は，遠隔臓器の微小転移を制御し，遠隔再発の減少，生存率の改善を目指す。進行再発がんに対する治療では，病気の進行を遅らせ症状を緩和することを目的とする

・両者の目的が異なるため，薬剤師の治療に対するかかわり方も異なる。

Q2 治療方針はどのように決められるのか？

A2 乳がんはホルモン受容体であるエストロゲン受容体（ER），プロゲステロン受容体（PgR），ヒト上皮増殖因子受容体 2 型（HER2）によりサブタイプに分類する。このサブタイプ別に化学療法，ホルモン療法，抗 HER 療法が決められる（表 15-1）

- ホルモン感受性陽性は，乳がん全体の 60〜70％，HER2 陽性は，乳がん全体の 20％といわれている。また，ER，PgR，HER2 陰性の triple negative 🔍 は全体の 10〜15％とされている。

表 15-1　早期乳がんサブタイプ別推奨治療

サブタイプ	臨床病理学的意義	治療法
Luminal A	Luminal A 　ER and/or PgR 陽性 　HER2 陰性 　Ki-67 低値（＜14％）	内分泌療法単独
Luminal B	Luminal B（HER2 陰性） 　ER and/or PgR 陽性 　HER2 陰性 　Ki-67 高値	内分泌療法 ±化学療法
	Luminal B（HER2 陽性） 　ER and/or PgR 陽性 　HER2 過剰発現 or 増幅 　Any Ki-67	化学療法 ＋抗 HER2 療法 ＋内分泌療法
Erb-B2 過剰発現	HER2 陽性（non luminal）	化学療法 ＋抗 HER2 療法
Basal-like	Triple negative（ductal）	化学療法

ER：エストロゲン受容体，PgR：プロゲステロン受容体　　　　　（参考文献[5]より改変）

もっと知りたい

triple negative
ER，PgR，HER2 いずれも陰性の乳がんをいう。ホルモン療法，抗 HER 療法が期待できず，予後不良とされている。一方で，化学療法が奏効するともいわれている。

Ki-67
免疫染色による Ki-67 の陽性細胞割合（Ki-67 index）であり細胞増殖活性の指標。

Q3 抗がん薬の投与量はどうすべきか？

A3 がん化学療法，特に術後補助化学療法ではむやみに投与量を減らさない。つまり，相対用量強度（RDI：relative dose intensity）を下げない

- RDI（%）＝（実際の投与量）／（治療開始時の予定投与量）
- Bonadonna らは乳がん術後補助化学療法で RDI が低下することにより，無再発生存期間，全生存期間が短縮したことを報告している（図 15-1）。

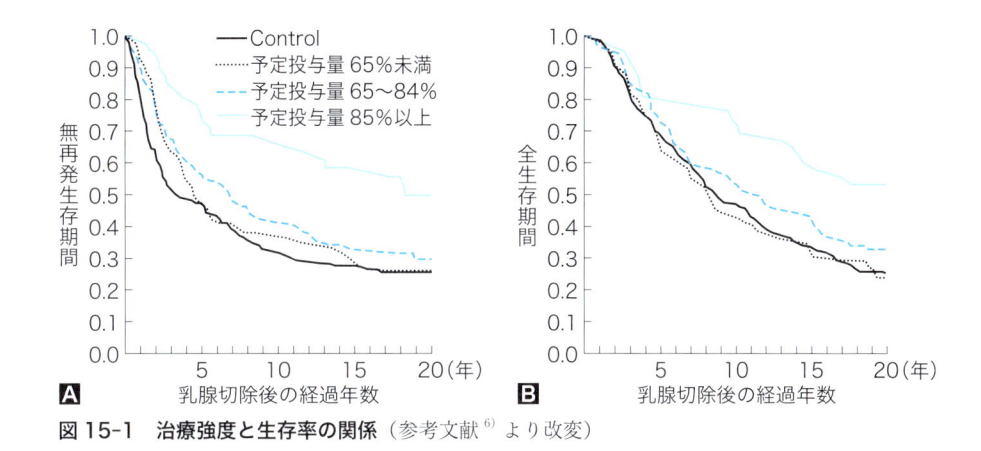

図 15-1 治療強度と生存率の関係（参考文献 [6] より改変）

- 術後補助化学療法では，治療強度を維持して，治療を完遂することが重要となる。そのため，発現した副作用に対し，十分なマネジメントを行う。
- 一方，進行再発の場合には，患者の QOL の改善に重点をおくため，投与量は必ずしも常に規定量とは限らない。

鉄則 ❶ 術後補助化学療法と進行再発がんに対する治療を理解する。術後補助化学療法ではむやみな減量が患者に不利益を生じることがある。

プラクティス 2

ホルモン療法
55 歳，女性。乳がん術後。閉経後，ホルモン受容体（ER，PgR）陽性。HER：陰性。肝・腎機能は基準値範囲内。合併症なし。ホルモン療法を行うことになった。

Q4 ホルモン療法として，どのような選択があるのか？

A4 閉経前ホルモン受容体陽性例に対する術後内分泌療法として，5 年間のタモキシ

フェン投与が推奨されている．一方，閉経後ホルモン受容体陽性例にはアロマターゼ阻害薬（AI：aromatase inhibitor）の5年治療が強く勧められる

- また，タモキシフェンを2〜3年投与後に閉経が確認されていれば，AIに変更し，計5年投与することも推奨されている．

Q5 ホルモン療法中にどのような副作用に注意すべきか？

A5 AIの代表的な副作用として，骨密度の低下や関節痛があり，骨関連合併症の発症頻度が高い．骨粗鬆症の危険が高いと考えられる場合には，ビスホスホネート製剤の投与や定期的な骨密度測定が勧められる

- ホルモン療法を受ける患者には，服薬が長期になることと起こりうる副作用について説明する．
- 患者の50%以上でホットフラッシュ（ほてり，のぼせ）が出現する．この頻度はAIに比べてタモキシフェンで高い．通常，ホットフラッシュは治療開始後数か月で次第に軽減するため，症状が軽度であれば経過観察する旨を患者に説明しておく．

鉄則 ❷ ホルモン療法は長期間に及ぶ．閉経前後で使用する薬剤が異なるのでホルモン療法では閉経の有無を確認する．

プラクティス ❸

副作用への対応①
50歳，女性．乳がん．閉経前．白血球数：3,500/mm^3，好中球数：1,800/mm^3，肝・腎機能は基準値範囲内．FEC療法を予定している．副作用対策を万全にしたい．

Q6 がん化学療法による副作用はどのように評価するか？

A6 副作用を評価するため，CTCAE（Common Terminology Criteria for Adverse Events）を用いて評価することが多い

- 本来，臨床試験を評価する際に用いるが，日常臨床でも用いることが多い．
- がん化学療法による副作用のうち，頻発する副作用はCTCAE ver 4.0で以下のようにグレード分類されている．代表的なものについては大まかに理解しておきたい（表15-2）．

表 15-2　主な副作用のグレード定義

		グレード 1（軽症）	グレード 2（中等症）	グレード 3（重症）	グレード 4（生命を脅かす）
自覚できる副作用	悪心	摂食習慣に影響のない食欲低下	顕著な体重減少，脱水または栄養失調を伴わない経口摂取量の減少	カロリーや水分の経口摂取が不十分；経管栄養/TPN/入院を要する	―
	嘔吐	24時間に1-2エピソードの嘔吐（5分以上間隔が開いたものをそれぞれ1エピソードとする）	3-5エピソードの嘔吐（5分以上間隔が開いたものをそれぞれ1エピソードとする）	6エピソード以上の嘔吐（5分以上間隔が開いたものをそれぞれ1エピソードとする）；TPNまたは入院を要する	生命を脅かす；緊急処置を要する
	下痢	ベースラインと比べて<4回/日の排便回数増加	4-6回/日の排便回数増加	7回/日以上の排便回数増加	生命を脅かす
検査でわかる副作用	白血球減少	<LLN－3,000/mm^3	<3,000－2,000/mm^3	<2,000－1,000/mm^3	<1,000/mm^3
	好中球減少	<LLN－1,500/mm^3	<1,500－1,000/mm^3	<1,000－500/mm^3	<500/mm^3
	血小板減少	<LLN－75,000/mm^3	<75,000－50,000/mm^3	<50,000－25,000/mm^3	<25,000/mm^3
	クレアチニン増加	>1－1.5×ベースライン >ULN－1.5×ULN	>1.5－3.0×ベースライン >1.5－3.0×ULN	>3.0×ベースライン >3.0－6.0×ULN	>6.0×ULN
	AST/ALT増加	>ULN－3.0×ULN	>3.0－5.0×ULN で症状がない >3×ULN で以下の症状の悪化を認める：疲労，嘔気，嘔吐，右上腹部痛または圧痛，発熱，発疹，好酸球増加	>5.0－20.0×ULN >5×ULN が2週間を超えて持続	>20.0×ULN
	血中ビリルビン増加	>ULN－1.5×ULN	>1.5－3.0×ULN	>3.0－10.0×ULN	>10.0×ULN

LLN：（施設）基準値下限，ULN：基準値上限
AST：アラニンアミノトランスフェラーゼ，ALT：アスパラギン酸アミノトランスフェラーゼ

(参考文献[7]より改変)

- 一般に，グレード3以上で，抗がん薬の減量や休薬などの対応を取ることが多い。本症例のFEC療法では，悪心・嘔吐，骨髄抑制が高率で発現する。

Q7 悪心・嘔吐を防止するためにはどのような対応をすべきか？

A7 催吐性リスクを考慮して制吐療法を選択する（表15-3）。催吐性リスクは高度，中等度，低度，最小度に分類されている

- FEC療法は高度催吐性リスクレジメンに分類されており，ニューロキニン受容体拮抗薬（アプレピタント），5-HT$_3$受容体拮抗薬，ステロイドの3剤併用が推奨されている。このようなレジメンではガイドラインを踏まえた対処を行うが，患者に吐き気などのトラウマが生じないよう，的確な制吐療法を提案することも必要である。

表 15-3 催吐性リスク別制吐療法

リスク	各レジメンの制吐療法	使用薬	Day1（抗がん薬投与前）	2	3	4	5
高度	AC（ドキソルビシン＋シクロホスファミド），EC（エピルビシン＋シクロホスファミド），FEC（フルオロウラシル＋エピルビシン＋シクロホスファミド）など	アプレピタント（mg）	125	80	80		
		5-HT$_3$ 受容体拮抗薬	↓				
		デキサメタゾン（mg）	9.9	8	8	8	(8)
中等度	TC（ドセタキセル/シクロホスファミド）など	5-HT$_3$ 受容体拮抗薬	↓				
		デキサメタゾン（mg）	9.9	8	8	(8)	
軽度	ドセタキセル，パクリタキセル，ビノレルビン，ゲムシタビン，アルブミン懸濁型パクリタキセル製剤など	デキサメタゾン（mg）	6.6				
最小度	トラスツズマブ，ラパチニブなど	通常，予防的な制吐療法は推奨されない。					

（参考文献[2]）より改変）

鉄則 ❸ レジメンの催吐性リスク（高度，中等度，軽度，最小度）を考慮して制吐療法を選択する。FEC 療法はアプレピタント，5-HT$_3$ 受容体拮抗薬，ステロイドの 3 剤併用が推奨。

プラクティス 4

副作用への対応②
1 次治療，2 次治療に奏効せず 3 次治療として，エリブリン注投与後にグレード 3 の好中球減少（750/mm^3）が発現した。発熱はない。

Q8 血液毒性はどのように評価すればよいのか？

A8 白血球数のほか，好中球数も評価する
- 好中球数をすぐに測定できないときは白血球数の半数とするが半数とならないこともある。そのため，分画を含めた検査が望ましい。

Q9 好中球減少症の重症化はどのように評価するのか？

A9 MASCC スコア（表 15-4）を用いて評価する

- 化学療法に起因して生じる好中球減少時の発熱はその大半が感染症であるとされており，このような状態を発熱性好中球減少症（FN：febrile neutropenia）という。
- FNのリスクは，MASCCスコア（Multinational Association for Supportive Care in Cancer scoring system）を用いた評価が有用である。MASCCスコアでは7項目を点数化し，その合計スコアでリスクを判定する。

表 15-4　MASCC スコア

項　目		スコア
・臨床症状（右記の＊印のうち1つを選択）	＊無症状	5
	＊軽度	5
	＊中等度	3
・血圧低下なし		5
・慢性閉塞性肺疾患なし		4
・固形がんである，あるいは造血器腫瘍で真菌感染症の既往がない		4
・脱水症状なし		3
・外来管理中に発熱した患者		3
・60歳未満（16歳未満には適用しない）		2

スコアの合計点は最大26点。21点以上を低リスク，20点以下を高リスクとする。
（参考文献[9]より改変）

Q10　G-CSF製剤の投与はどのように判断するか？

A10　発熱状態を確認する
- 無熱のときには，G-CSF製剤の投与は推奨されていない。
- MASCCスコアの高リスク患者の発熱時にはG-CSF製剤を治療的に投与することにより，重篤な合併症の発症の低減が期待できる。リスク因子として，肺炎や真菌感染症，年齢などが挙げられる。

Q11　がん化学療法のレジメンによってFN発症リスクは異なるか？

A11　FN発症リスクはレジメンにより異なる
- 患者の体調などによっても重篤化することもある。nadir（最低値）に至るまでの日数を把握し，予測したうえで対策を立てる。

- 乳がん（進行性，未治療例）で汎用される主なレジメンのFN発症頻度を**表15-5**に示す。

表15-5　主な治療レジメンのFN発症頻度

治療レジメン	FN発症率(%)	出典
ドキソルビシン/シクロホスファミド	9	J Clin Oncol 20：3114-3121, 2002
FEC（フルオロウラシル/エピルビシン/シクロホスファミド）	8.5	J Clin Oncol 16：2651-2658, 1998
ドセタキセル/トラスツズマブ	23	J Clin Oncol 23：4265-4274, 2005
ドセタキセル	17	
エリブリン	14	J Clin Oncol 23：1441-1448, 2012

（参考文献[3]より改変）

Q12 感染症に対するワクチンの接種はどうするか？　インフルエンザワクチンは？

A12 がん化学療法開始2週間以上前，または終了後1週間以上経過したあとにワクチンを接種することが望ましい

- がん化学療法中には，感染症を合併すると重症化しやすいため，ワクチン接種が推奨される。ただし，ワクチン接種後1週間以内に化学療法を受けた患者で，インフルエンザワクチンの効果が減弱するとの報告がある。

鉄則 ④　骨髄抑制に対する対応をマスターする。無熱のときはG-CSF製剤は推奨されない。好中球減少症の重症化はMASCCスコアを用いて評価する。

もっと知りたい

化学療法による副作用

乳がんに対する化学療法では以下のような副作用が高頻度に起きる。主要な副作用を知っておこう。
タキサン系：末梢神経障害，脱毛
トラスツズマブ：infusion reaction，うっ血性心不全
ラパチニブ：下痢

最終チェック

1. 乳がんの術後補助化学療法のポイントは？
   ➡ むやみに減量せず治療強度を維持して治療を完遂すること。
2. ホルモン療法の患者に多い副作用は？
   ➡ 患者の50％以上にホットフラッシュ（ほてり，のぼせ）が出現する。
3. 副作用の評価は？
   ➡ CTCAE ver 4.0を用いる。グレード3（重症）以上で抗がん薬の減量や休薬の対応をとることが多い。
4. FNのリスク評価は？
   ➡ MASCCスコアが有用。

参考文献

1) 日本乳癌学会 編：科学的根拠に基づく乳癌診療ガイドライン―1 治療編．金原出版，2013
2) 日本癌治療学会 編：制吐薬適正使用ガイドライン2010年5月【第1版】．金原出版，2010
3) 日本臨床腫瘍学会 編：発熱性好中球減少症（FN）診療ガイドライン．南江堂，2012
4) 日本癌治療学会 編：G-CSF適正使用ガイドライン2013年版．金原出版，2013
5) Goldhirsch A, et al：Strategies for subtypes--dealing with the diversity of breast cancer：highlights of the St. Gallen International Expert Consensus on the Primary Therapy of Early Breast Cancer 2011. Ann Oncol 22：1736-1747, 2011
6) Bonadonna G, et al：Adjuvant cyclophosphamide, methotrexate, and fluorouracil in node-positive breast cancer：the results of 20 years of follow-up. N Engl J Med 332：901-906, 1995
7) 有害事象共通用語規準 v4.0 日本語訳 JCOG版（略称：CTCAE v4.0_JCOG）．
   http://www.jcog.jp/doctor/tool/CTCAEv4J_20110425.pdf
8) 根來 寬，他：固形がん患者における抗がん剤の適正使用のための白血球数評価．医療薬学 34：320-327, 2008
9) Klastersky J, et al：The Multinational Association for Supportive Care in Cancer risk index：A multinational scoring system for identifying low-risk febrile neutropenic cancer patients. J Clin Oncol 18：3038-3051, 2000

（北田徳昭）

15 がん

15-2 消化器がん（胃がん・大腸がん）

鉄則

1. 術後補助化学療法に TS-1 を使用し，その投与開始量は体表面積と Ccr に応じて決める．
2. 切除不能進行・再発胃がんの1次化学療法ではシスプラチンに TS-1 またはカペシタビンを併用する．腎障害時は Ccr 値をもとにシスプラチンの減量・中止を検討．
3. カペシタビン服用患者の手足症候群，オキサリプラチンによる末梢神経障害をモニタリングし，減量・休薬の時期を見逃さない．
4. 切除不能進行・再発大腸がんの治療選択では *RAS* 遺伝子検査が重要．抗 EGFR 抗体薬特有の皮膚障害の発現時期，具体的な症状を理解する．

プラクティス 1

胃がんの術後補助化学療法

61歳，男性．胃がん T2N2M0 StageⅡB．Ccr 推定値＝45 mL/分．
胃がんに対して胃全摘術が実施され，術後補助化学療法としてテガフール・ギメラシル・オテラシルカリウム配合剤（TS-1）が投与されることとなる．

Q1 胃がんではどのような場合に化学療法が必要となるか？

A1 ①StageⅡ，StageⅢで手術が実施された場合，②胃から離れた部位に転移し手術が不可能な場合，③手術後に再発した場合

- ①は手術後のがんの再発を予防するために行われる術後補助化学療法といわれ，治癒を目的に実施される．
- ②，③は切除不能進行再発胃がんであり，がんの進行をできるだけ抑え延命につなげることを目標に化学療法が行われる．

Q2 胃がんの術後補助化学療法として使われる抗がん薬とそのスケジュールは？

A2 術後補助化学療法として使われる抗がん薬は TS-1 であり，4 週間連日服用後，2 週間休薬を 1 クールとし，それを 1 年間行う。投与量は体表面積をもとに決定される（表 15-6）。術後 6 週頃より開始される

Q3 TS-1 の投与開始量を決めるときに考慮すべきことは？

A3 腎機能（クレアチニンクリアランス：Ccr）（表 15-7）
- TS-1 に配合されているギメラシルが腎排泄のため，腎障害時その排泄が阻害され，5-FU の血中濃度が上昇し，副作用が強く現れる恐れがある。

表 15-6 TS-1 の初回基準量

体表面積	初回基準量
1.25 m² 未満	40 mg/回
1.25 m² 以上 1.5 m² 未満	50 mg/回
1.5 m² 以上	60 mg/回

（参考文献[5]より引用）

表 15-7 Ccr からみた TS-1 投与開始量

Ccr（mL/分）	投与開始量
80 以上	初回基準量
60 以上 80 未満	初回基準量（必要に応じて 1 段階減量）
30 以上 60 未満	原則として 1 段階以上の減量（30〜40 未満は 2 段階減量が望ましい）
30 未満	投与不可

（参考文献[5]を基に筆者作成）

もっと知りたい

クレアチニンクリアランス（Ccr）推定値
- 投与前の血清クレアチニン値，年齢，性別，体重から Cockcroft-Gault 式を用いて算出した推定値である。Ccr 実測値がない場合に用いる（24 ページ参照）。

ギメラシル
- TS-1 は 5-FU のプロドラッグであるテガフールにギメラシル，オテラシルカリウムを

配合した薬剤である。ギメラシルは 5-FU を代謝する酵素活性を阻害することで，5-FU の血中濃度を維持する働きがある。腎排泄率が高いため，腎障害時，血中濃度が上昇する可能性がある。

> **鉄則 ❶** 術後補助化学療法に TS-1 を使用し，その投与開始量は体表面積と Ccr に応じて決める。

プラクティス 2

切除不能進行・再発胃がんに対する治療
59 歳，女性。胃がん T3N2M1（肝転移）。HER2 検査後，切除不能進行胃がんとして一次化学療法が施行されることとなる。

Q4 切除不能進行・再発胃がんの 1 次化学療法として選択されるレジメンは？

A4 切除不能進行・再発胃がんでは図 15-2 に示したレジメンが選択される

```
                      〈一次治療〉              〈二次治療〉        〈三次治療〉

                                          ┌─ パクリタキセル ──── イリノテカン
              (+) ─ ・カペタビン + シスプラチン + トラスツズマブ     （週 1 回法）
                    ・TS-1 + シスプラチン + トラスツズマブ          または
                                             ドセタキセル
   HER2 検査                               └─ イリノテカン ────── パクリタキセル
                                                                （週 1 回法）
                                                                 または
                                                                 ドセタキセル

                                          ┌─ パクリタキセル ──── イリノテカン
              (−) ─ ・TS-1 + シスプラチン       （週 1 回法）
                    ・カペタビン + シスプラチン    または
                                             ドセタキセル
                                          └─ イリノテカン ────── パクリタキセル
                                                                （週 1 回法）
                                                                 または
                                                                 ドセタキセル
```

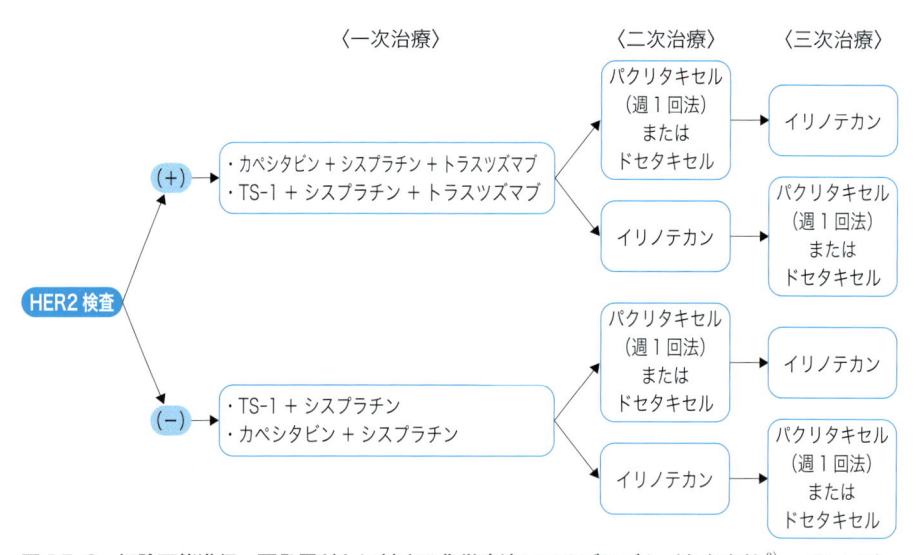

図 15-2　切除不能進行・再発胃がんに対する化学療法のアルゴリズム（参考文献[3]，p25 より）

- 1 次化学療法ではシスプラチンに TS-1 またはカペシタビンを併用するレジメンが選択される（**表 15-8**）。また，HER2 発現の有無が重要であり，それによってトラスツズマブを使用できるか否かが決定される。

表15-8 投与量，スケジュール例

TS-1＋シスプラチン	TS-1　1回40 mg/m^2　1日2回　day 1〜21，シスプラチン　1回60 mg/m^2　day 8（5週ごと）
カペシタビン＋シスプラチン	カペシタビン　1回1000 mg/m^2　1日2回　day 1〜14，シスプラチン　1回80 mg/m^2　day 1（3週ごと）
トラスツズマブ	初回：8 mg/kg，2回目以降：6 mg/kg（3週ごと）
パクリタキセル（週1回法）	1回80 mg/m^2　day 1，8，15（4週ごと）
ドセタキセル	1回70 mg/m^2（3週ごと）
イリノテカン	1回150 mg/m^2（2週ごと）

●切除不能進行・再発胃がんへの新しい薬剤

- 2014年9月に，切除不能進行・再発胃がんに対してオキサリプラチンが保険適用となった（130 mg/m^2，3週ごと）。オキサリプラチンは経口フッ化ピリミジン（カペシタビン，TS-1など）との併用が推奨されている。
- 2015年6月には，分子標的薬であるラムシルマブ（1回8 mg/kg，2週ごと）が発売され，新たに2次化学療法で使用できる抗がん薬として注目されている。

もっと知りたい

HER2検査

- HER2タンパク発現の測定には免疫組織化学的方法（IHC法），遺伝子増幅の測定法にはFISH（fluorescence in situ hybridization）法がある。
- HER2過剰発現（＝HER2陽性）の場合にトラスツズマブが使用される。ここでHER2過剰発現とは，IHC法「3＋」またはIHC法「2＋」かつFISH法で遺伝子増幅が確認された場合をいう。IHC法「0/1＋」（＝HER2陰性）の場合は原則としてトラスツズマブの適応はない。胃がんの場合，患者の約20％でHER2過剰発現がみられる。

1次化学療法，2次化学療法

- 1次化学療法とはガイドラインで最初に選択することが推奨されている治療である。2次化学療法は1次化学療法の効果がなくなった場合や，副作用などで中止となった場合，次に選択される治療である。3次，4次とがん種によって治療数は異なる。

Q5 シスプラチン投与時に注意すべき副作用は？

A5 シスプラチンの代表的な副作用として悪心・嘔吐，腎機能障害がある

- シスプラチンは「制吐薬適正使用ガイドライン」（第1版）では高度催吐性リスクに分類され，その予防としてアプレピタントまたはホスアプレピタント，5-HT$_3$受容体拮抗薬，デキサメタゾンの3剤併用が推奨されている。
- Ccr値をもとに，腎機能障害時はシスプラチンの減量・中止を検討する。

- その他，シスプラチンは 1 日投与量 80 mg/m² 以上で，総投与量 300 mg/m² を超えると聴力障害の発現が顕著となる．特に高音域の聴力が低下し，体温計などの音が聞こえにくくなることがある．聴力障害は不可逆性の副作用であり，シスプラチン投与の中止を検討する．

> **鉄則 ❷** 切除不能進行・再発胃がんの 1 次化学療法ではシスプラチンに TS-1 またはカペシタビンを併用する．腎障害時は Ccr 値をもとにシスプラチンの減量・中止を検討．

プラクティス 3

大腸がんの術後補助化学療法
65 歳，女性．結腸がん T1N2aM0 Stage ⅢA．結腸がん切除術後，術後補助化学療法として CapeOX 療法が施行されることとなる．

Q6 CapeOX 療法を開始する時期，投与期間は？

A6 術後 4～8 週頃までに開始し，8 サイクル（約 6 か月間）行うのが標準である
- 術後補助化学療法としてガイドラインで推奨されているレジメンを表 15-9 に示す．

表 15-9　大腸がん術後補助化学療法で使用されるレジメン

レジメン	薬剤	
CapeOX 療法	カペシタビン オキサリプラチン	1 回 1,000 mg/m²　1 日 2 回　day1～14 130 mg/m²　day1（3 週ごと　8 サイクル）
mFOLFOX6 療法	オキサリプラチン レボホリナート フルオロウラシル （急速静注） フルオロウラシル （持続静注）	1 回 85 mg/m²　day1 1 回 200 mg/m²　day1 1 回 400 mg/m²　day1 1 回 2,400 mg/m²　day1～2（46 時間かけて） （2 週ごと　12 サイクル）
5-FU＋LV 療法	フルオロウラシル レボホリナート	1 回 500 mg/m²　day1, 8, 15, 22, 29, 36 1 回 250 mg/m²　day1, 8, 15, 22, 29, 36 （8 週ごと　3 サイクル）
UFT＋LV 療法	テガフール・ウラシル ロイコボリン	1 回 100 mg/m²　1 日 3 回　day1～28 1 回 25 mg/body　1 日 3 回　day1～28 （5 週ごと　5 サイクル）
カペシタビン療法	カペシタビン	1 回 1,250 mg/m²　1 日 2 回　day1～14 （3 週ごと　8 サイクル）

Q7 CapeOX 療法の特徴的な副作用は？

A7 カペシタビンによる手足症候群，オキサリプラチンによる末梢神経障害

- いずれの副作用も直接生命を脅かすものではないが，患者の QOL を著しく低下させる原因となる。これらの副作用を CTCAE v4.0 🔍 を用いて評価し，適切に減量・休薬を実施することが重要である（**表 15-10**）。手足症候群のグレード，カペシタビンの休薬・減量の規定を以下に示す（**表 15-11**）。

表 15-10 手掌・足底発赤知覚不全症候群のグレードの定義

グレード	1	2	3
重症度	軽症	中等症	重症
手掌・足底発赤知覚不全症候群	疼痛を伴わないわずかな皮膚の変化または皮膚炎（例：紅斑，浮腫，角質増殖症）	疼痛を伴う皮膚の変化（例：角質剝離，水疱，出血，浮腫，角質増殖症）；身の回り以外の日常生活の制限	疼痛を伴う高度の皮膚の変化（例：角質剝離，水疱，浮腫，角質増殖症）；身の回りの日常生活動作の制限

（CTCAE v4.0 より改変）

表 15-11 カペシタビンの休薬・減量の規定

グレード		治療期間中の処置	治療再開時の投与量
1		休薬・減量不要	減量不要
2	初回発現	グレード 0-1 に軽快するまで休薬	減量不要
	2 回目発現	グレード 0-1 に軽快するまで休薬	減量段階 1
	3 回目発現	グレード 0-1 に軽快するまで休薬	減量段階 2
	4 回目発現	投与中止・再投与不可	―
3	初回発現	グレード 0-1 に軽快するまで休薬	減量段階 1
	2 回目発現	グレード 0-1 に軽快するまで休薬	減量段階 2
	3 回目発現	投与中止・再投与不可	―

（ゼローダ®添付文書より改変）

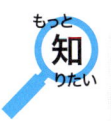

🔍 もっと知りたい

有害事象共通用語規準（CTCAE：Common Terminology Criteria for Adverse Events）

米国の国立がん研究所（NCI：National Cancer Institute）により CTCAE として公表された有害事象の評価や報告に用いることができる用語集であり，最新のものは 2009 年公表の version 4.0 である。特に抗がん薬治療時の副作用評価に有用とされ，一般的に用いられている。日本語版は日本臨床腫瘍研究グループと日本癌治療学会が共同で日本語訳を作成している。

鉄則 ③ カペシタビン服用患者の手足症候群，オキサリプラチンによる末梢神経障害をモニタリングし，減量・休薬の時期を見逃さない。

プラクティス 4

切除不能進行・再発大腸がんに対する化学療法
52歳，男性。直腸がん術後再発，肝転移，肺転移。KRAS 遺伝子の検査後，切除不能進行・再発大腸がんとして化学療法が施行されることとなる。

Q8 切除不能進行・再発大腸がんに対して実施される化学療法で1次治療として選択されるレジメンは？

A8 切除不能進行・再発大腸がんでは表 15-12 に示したレジメンが選択される
- 治療アルゴリズムを図 15-3 に示す。

表 15-12 投与量，スケジュール例

・mFOLFOX6	オキサリプラチン　1回 85 mg/m²＋レボホリナート　1回 200 mg/m²＋フルオロウラシル（急速静注）　1回 400 mg/m²＋フルオロウラシル（持続静注）　1回 2,400 mg/m²　（2週ごと）
・FOLFIRI	イリノテカン　1回 150 mg/m²＋レボホリナート　1回 200 mg/m²＋フルオロウラシル（急速静注）　1回 400 mg/m²＋フルオロウラシル（持続静注）　1回 2,400 mg/m²　（2週ごと）
・CapeOX	オキサリプラチン　1回 130 mg/m²　day1＋カペシタビン　1回 1,000 mg/m²　1日2回　day1～14　（3週ごと）
・FOLFOXIRI	オキサリプラチン　1回 85 mg/m²＋イリノテカン　1回 165 mg/m²＋レボホリナート　1回 200 mg/m²＋フルオロウラシル（持続静注）　1回 3,200 mg/m²　（2週ごと）
・FL	レボホリナート　1回 200 mg/m²＋フルオロウラシル（持続静注）　1回 2,400 mg/m²　（2週ごと）
・IRIS	イリノテカン　1回 125 mg/m²　day1, 15＋TS-1　1回 40 mg/m²　1日2回　day1～14　（4週ごと）
・Bmab	ベバシズマブ　1回 5 mg/kg　2週ごと　もしくは　1回 7.5 mg/kg　（3週ごと）
・Cmab	セツキシマブ　初回：400 mg/m²，2回目以降：250 mg/m²　（毎週）
・Pmab	パニツムマブ　1回 6 mg/kg　（2週ごと）
・regorafenib	レゴラフェニブ　1回 160 mg　1日1回　day1～21　（4週ごと）

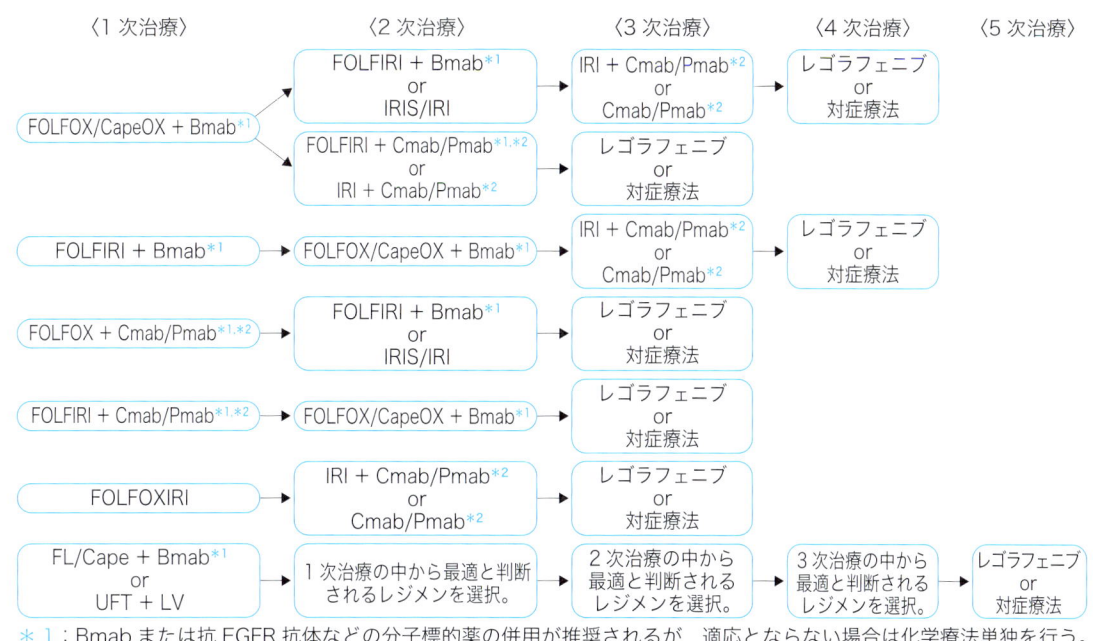

15-2 消化器がん(胃がん・大腸がん)

〈1次治療〉	〈2次治療〉	〈3次治療〉	〈4次治療〉	〈5次治療〉
FOLFOX/CapeOX + Bmab*1	FOLFIRI + Bmab*1 or IRIS/IRI	IRI + Cmab/Pmab*2 or Cmab/Pmab*2	レゴラフェニブ or 対症療法	
	FOLFIRI + Cmab/Pmab*1,*2 or IRI + Cmab/Pmab*2	レゴラフェニブ or 対症療法		
FOLFIRI + Bmab*1	FOLFOX/CapeOX + Bmab*1	IRI + Cmab/Pmab*2 or Cmab/Pmab*2	レゴラフェニブ or 対症療法	
FOLFOX + Cmab/Pmab*1,*2	FOLFIRI + Bmab*1 or IRIS/IRI	レゴラフェニブ or 対症療法		
FOLFIRI + Cmab/Pmab*1,*2	FOLFOX/CapeOX + Bmab*1	レゴラフェニブ or 対症療法		
FOLFOXIRI	IRI + Cmab/Pmab*2 or Cmab/Pmab*2	レゴラフェニブ or 対症療法		
FL/Cape + Bmab*1 or UFT + LV	1次治療の中から最適と判断されるレジメンを選択。	2次治療の中から最適と判断されるレジメンを選択。	3次治療の中から最適と判断されるレジメンを選択。	レゴラフェニブ or 対症療法

*1：Bmab または抗 EGFR 抗体などの分子標的薬の併用が推奨されるが，適応とならない場合は化学療法単独を行う。
*2：KRAS 野生型のみに適応。

図15-3　切除不能進行・再発大腸がんに対する化学治療のアルゴリズム (参考文献[2]，p31 より引用改変)

- 大腸がんの化学療法におけるキードラッグは 5-FU（フルオロウラシル），オキサリプラチン，イリノテカンであり，それらを組み合わせたレジメンにさらに分子標的薬が併用される。
- 治療選択においては，投与法の違い（例：5-FU の持続ポンプを使用→ポンプの管理ができるか否か，内服薬との組み合わせレジメン→コンプライアンスが保てているか否かなど），副作用の違い（例：オキサリプラチン→末梢神経障害，イリノテカン→下痢，脱毛など）も考慮される。
- 1次治療のレジメン選択により2次治療でのレジメン選択も異なってくる。また分子標的薬の選択においては KRAS 遺伝子の変異の有無が重要であり，その KRAS 遺伝子変異の測定を行う。
- 2014年5月にはトリフルリジン・チピラシル塩酸塩配合錠が切除不能進行再発大腸がんへの新たな治療薬として発売された。

もっと知りたい

KRAS 遺伝子

- KRAS 遺伝子から生成された KRAS タンパクはがん細胞の分化・生存，増殖，転移に関連している。KRAS 遺伝子に変異がある場合，恒常的にシグナル伝達が活性化した状態になり，がん細胞の増殖を阻止することができない。実際，臨床試験においても大腸がん患者の KRAS エクソン2（コドン12，コドン13）遺伝子変異例ではセツキシマブやパニツムマブの効果が期待できないことが示されている。

- また，近年，それ以外の KRAS/NRAS 遺伝子変異を有する場合も，抗 EGFR 抗体薬投与により効果が得られない可能性が高いとの報告があり，それらの追加測定も推奨されている。

Q9 大腸がんの治療で用いられる分子標的薬の特徴的な副作用は？

A9 ベバシズマブでは高血圧，鼻出血など，セツキシマブやパニツムマブでは皮膚障害，infusion reaction など（表 15-13）

表 15-13 分子標的薬の特徴的な副作用

分子標的薬		副作用
抗 VEGF モノクローナル抗体	ベバシズマブ	**高頻度に起こる副作用**：高血圧，粘膜からの出血（鼻血など），タンパク尿 **低頻度だが重篤な副作用**：消化管穿孔，創傷治癒遅延，静脈・動脈血栓，腫瘍からの出血，可逆性後白質脳症症候群
抗 EGFR モノクローナル抗体	セツキシマブ	皮膚障害（ざ瘡様皮疹，皮膚乾燥，亀裂，爪囲炎），infusion reaction，低 Mg 血症，下痢
	パニツムマブ	

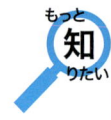

もっと知りたい

抗 EGFR 抗体薬の皮膚障害

- 一般的に以下のような経過をたどることが知られている（図 15-4）。
- 症状に応じて保湿剤，ステロイド軟膏，抗菌薬（ミノサイクリンなど）が使用される。また重度（グレード 3 以上）の皮膚障害の場合は抗 EGFR 抗体薬の休薬・減量が必要となる。

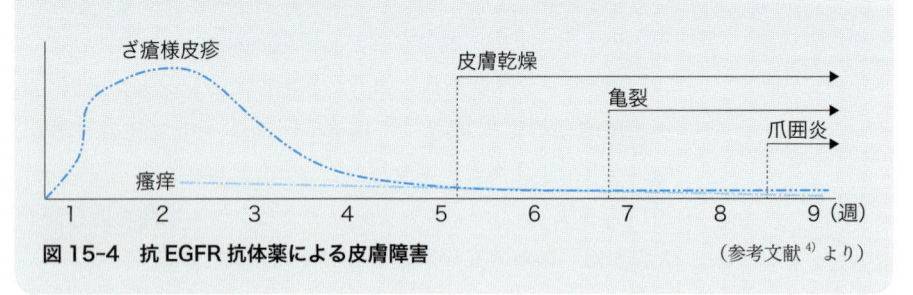

図 15-4 抗 EGFR 抗体薬による皮膚障害 （参考文献[4]より）

鉄則 ④ 切除不能進行・再発大腸がんの治療選択では RAS 遺伝子検査が重要。抗 EGFR 抗体薬特有の皮膚障害の発現時期，具体的な症状を理解する。

最終チェック

1 TS-1 の投与量監査時に注意すべきことは？
➡ 患者の体表面積と腎機能。

2 シスプラチン投与時，注意すべき副作用とは？
➡ 悪心・嘔吐，腎機能障害。総投与量も考慮し，聴力障害にも注意。

3 カペシタビン投与時，注意すべき副作用は？
➡ 手足症候群。CTCAE v4.0 を用いて評価し，適切に減量・休薬。

4 切除不能進行再発大腸がん治療のキーとなる検査は？
➡ RAS 遺伝子検査。変異の有無によって抗 EGFR 抗体薬使用の可否を決定。

参考文献

1) 国立がん研究センター内科レジデント 編：がん診療レジデントマニュアル，第 6 版，pp112-136，医学書院，2013
2) 大腸癌研究会 編：大腸癌治療ガイドライン，医師用 2014 年版，金原出版，2014
3) 日本胃癌学会 編：胃癌治療ガイドライン，医師用 2014 年 5 月改訂【第 4 版】，金原出版，2014
4) Eric Van Cutsem：Challenges in the use of epidermal growth factor receptor inhibitors in colorectal cancer. The Oncologist 11：1010-1017, 2006
5) 大鵬薬品：ティーエスワン® 総合情報サイト【医療関係者向け】適正使用ガイド．
http://ts-1.taiho.co.jp/guide/

（山本香織）

15 がん

15-3 肺がん

> **鉄則**
> 1. シスプラチン投与時のショートハイドレーション法を理解し，腎機能障害の予防，患者QOLの向上を目指す。
> 2. 目標AUC, 血清Cr, 体重, 年齢, 性別からCockcroft-Gault式，Calvertの式を用い，カルボプラチン投与量を算出する。
> 3. EGFR-TKIでは，皮膚障害の予防対策，外用剤の使用方法を指導し，悪化を防ぐ。ALK融合遺伝子阻害薬では，副作用の視覚障害を説明し，不安を軽減，事故などを防ぐ。
> 4. 組織型・遺伝子型や患者の状態からレジメン選択，投与量などを確認する。維持療法が行われる場合もある。

プラクティス 1

限局型小細胞肺がん（LD-SCLC）の1次治療
65歳，男性。LD-SCLCのため精査，治療目的で入院となる。

Q1 小細胞肺がんの病期はどのように分類されるか？

A1 限局型（LD）と進展型（ED）

- 肺がんは組織型により小細胞性肺がん（SCLC：small cell lung cancer）と非小細胞肺がん（NSCLC：non-small cell lung cancer）に分けられる。
- SCLCの病期はTNM分類のほか，治療選択の面から限局型（LD：limited disease）と進展型（ED：extensive disease）に区分される。
- LDはがん全体に放射線療法が可能であるが，EDは不可能であり化学療法が標準治療となる。

Q2 PSとは何か？

A2 患者の全身状態と日常生活動作のレベルに応じて評価した指標のこと

- PS（performance status）は全身状態の指標の1つで患者の日常生活の制限の程度を示す。通常，化学療法はPS 0～2（3）の場合に行われる。
- 米国東海岸がん臨床試験グループ（ECOG：Eastern Cooperative Oncology Group）のPS分類を表15-14に示す。

表15-14　ECOG Performance Status（PS）

0	無症状で社会活動ができ，制限を受けることなく発病前と同等に振る舞える。
1	軽度の症状があり，肉体労働は制限を受けるが，歩行，軽労働や座業はできる。例えば軽い家事，事務など。
2	歩行や身の回りのことはできるが，時に少し介助がいることもある。軽労働はできないが，日中の50％以上は起居している。
3	身の回りのある程度のことはできるが，しばしば介助がいり，日中の50％以上は就床している。
4	身の回りのこともできず，常に介助がいり，終日就床を必要としている。

（参考文献[1]より引用）

Q3 LD-SCLCの1次治療は？

A3 図15-5に示す

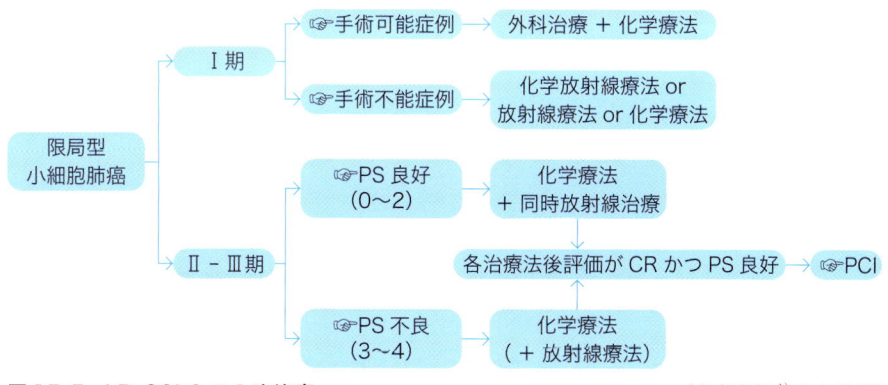

```
                    ┌─ ☞手術可能症例 ──→ 外科治療＋化学療法
              ┌─ Ⅰ期 ─┤
              │      └─ ☞手術不能症例 ──→ 化学放射線療法 or
              │                            放射線療法 or 化学療法
限局型         │
小細胞肺癌 ─┤      ┌─ ☞PS良好 ──→ 化学療法
              │      │   (0～2)        ＋同時放射線治療
              │      │                      　　　　　　各治療法後評価がCRかつPS良好 →☞PCI
              └─ Ⅱ-Ⅲ期─┤
                     └─ ☞PS不良 ──→ 化学療法
                         (3～4)        （＋放射線療法）
```

図15-5　LD-SCLCの1次治療　　　　　　　　　　　　（参考文献[1]より引用）
PCI：予防的全脳照射

- Stage Ⅰ以外のPS良好例は，化学療法と胸部放射線療法の同時併用療法が勧められる。
- 化学療法は「シスプラチン 1回80 mg/m^2, day 1＋エトポシド 1回100 mg/m^2,

day 1〜3（3〜4週ごと）」，放射線療法は通常「1回1.5 Gy，1日2回，月〜金曜（週5日）を3週間実施し，45 Gy/30回」となる。
- 放射線療法は化学療法1コース目のday 2から開始（早期併用）。化学療法は放射線治療完遂後も合計4コースまで継続する。

Q4 「シスプラチン＋エトポシド」と放射線の同時併用療法を施行することとなった。シスプラチンの腎毒性を軽減する補液にはどのような方法があるか？

A4 従来の大量・長時間補液より少量かつ短時間で行う「ショートハイドレーション法」がある
- 添付文書上，シスプラチン投与前から終了後に10時間以上かけて合計2.5〜5Lの輸液を投与することとなっている。さらに，投与翌日から数日間輸液を行う場合もある。
- 近年制吐療法の進歩もあり，より少ない輸液の短時間投与でシスプラチンを安全に投与できたとする報告がイタリアなどからあり，ショートハイドレーション法とよばれている。

- NCCN Chemotherapy Order Template™によれば，1Lあたり塩化カリウム20 mEqと硫酸マグネシウム8 mEqを加えた生理食塩液をシスプラチン投与前後に合計1〜3L，250〜500 mL/時で投与し，プレメディとしてマンニトールを考慮する。
- わが国でもショートハイドレーション法の報告があるが，輸液の種類や量，加える電解質量，利尿剤の種類（マンニトールかフロセミド）などはさまざまである。
- ショートハイドレーション法を導入する場合は，それぞれの施設の実情にあった投与法を検討し，その方法・必要性などを関係スタッフ間で情報共有し，まずは入院から開始するなど安全に導入できるよう配慮するとよい。今後は統一されたショートハイドレーション法の確立が望まれる。
- 2015年8月，日本肺癌学会より「シスプラチン投与におけるショートハイドレーション法の手引き」が示された。

Q5 シスプラチンの腎毒性を軽減するために患者指導で注意する点は？

A5 シスプラチンは高度催吐性リスクに分類される。悪心・嘔吐が強く水分摂取が不足すると，腎機能障害が生じた場合，さらに増悪する危険性がある
- アプレピタント，デキサメタゾンを内服で投与する場合はその必要性を十分説明し，確実に服用できるよう支援する。
- 外来の場合は，体調悪化時の連絡・受診方法を確認する。

鉄則 ❶ シスプラチン投与時のショートハイドレーション法を理解し，腎機能障害の予防，患者 QOL の向上を目指す。

> **プラクティス 2**
>
> 進展型小細胞肺がん（ED-SCLC）の 1 次治療
> 78 歳，男性。ED-SCLC のため精査，加療目的で入院となる。

Q6 ED-SCLC の 1 次治療として勧められる化学療法は？

A6 PS 0〜3 の ED-SCLC には白金（プラチナ）製剤を含む併用化学療法

- シスプラチンの一括投与が可能であれば「シスプラチン＋イリノテカン」もしくは「シスプラチン＋エトポシド」が勧められる。シスプラチンの一括投与ができない，75 歳以上，PS 3 の場合は「カルボプラチン＋エトポシド」もしくは「分割シスプラチン＋エトポシド」が推奨される（図 15-6）。

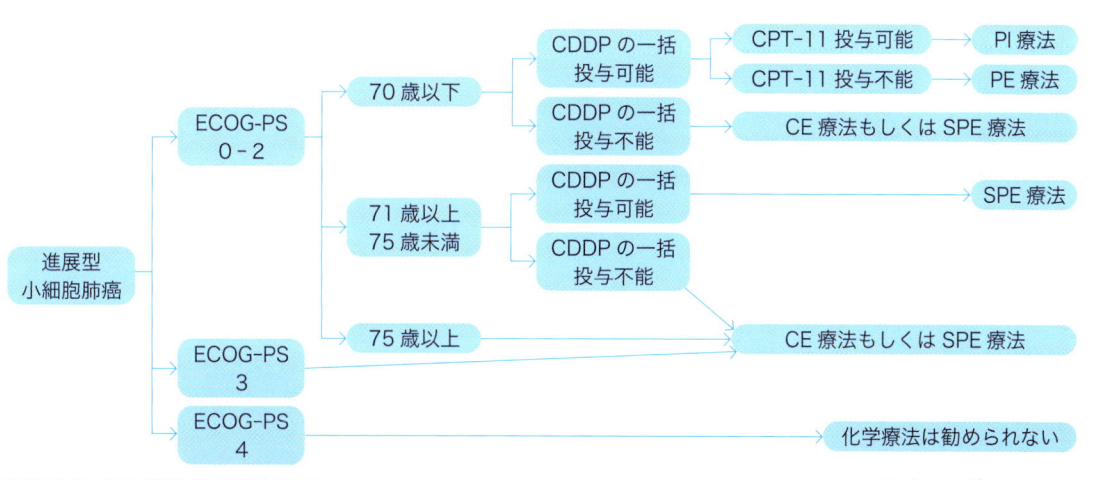

```
進展型           ECOG-PS     70歳以下      CDDPの一括    CPT-11投与可能 → PI療法
小細胞肺癌 ──── 0-2 ────┬──────────┬─ 投与可能 ───┬ CPT-11投与不能 → PE療法
                          │              └─ CDDPの一括投与不能 ────→ CE療法もしくはSPE療法
                          ├─ 71歳以上 ──┬─ CDDPの一括投与可能 ────→ SPE療法
                          │   75歳未満    └─ CDDPの一括投与不能 ────┐
                          └─ 75歳以上 ─────────────────────────→ CE療法もしくはSPE療法
              ECOG-PS 3 ────────────────────────────────────→
              ECOG-PS 4 ────────────────────────────────────→ 化学療法は勧められない
```

図 15-6 ED-SCLC の 1 次治療 （参考文献[2]より引用）

注）ただし緩和治療については，PS の如何にかかわらず，必要に応じ癌治療と併行して行う。

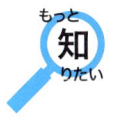

もっと知りたい

シスプラチンの腎毒性予防は投与後 4 時間までが勝負？

- 遊離型シスプラチンは尿細管細胞を障害し腎毒性を引き起こすといわれている。投与終了後 4 時間程度で血中の遊離型シスプラチンはほぼ検出限界以下となる。

「シスプラチン＋イリノテカン」or「シスプラチン＋エトポシド」？

- わが国の 70 歳以下，PS 0〜2 を対象とした「シスプラチン＋エトポシド」と「シスプラチン＋イリノテカン」の比較試験で，「シスプラチン＋イリノテカン」が有意に全生存期間（OS）を延長した（中央値 9.4 か月 vs. 12.8 か月）。その後の海外での追試でこ

の結果は再現できなかった。しかし，ランダム化試験のメタアナリシスでは，「シスプラチン＋イリノテカン」が有意に生存期間を延長させることが示されている。

Q7 高齢のため「カルボプラチン＋エトポシド」が選択された。カルボプラチンの投与量はどのように算出するか？

A7 Calvert の式を用いて算出する

- Calvert の式は以下である。

> ・カルボプラチン投与量（mg/body）＝目標 AUC 値 ×（GFR＋25）

- GFR は Cockcroft-Gault 式から Ccr 推定値を算出し代用することが多い（p24 参照）。

> ・カルボプラチン＋エトポシド療法：カルボプラチン（AUC＝5，day 1）＋エトポシド（80 mg/m^2，day 1〜3）（3〜4 週ごと，4 サイクル）

もっと知りたい：血清 Cr の測定方法による違い

- 血清 Cr の測定法は Jaffe 法と酵素法に大別される。Jaffe 法は非クレアチニン性 Jaffe 反応物質（ブドウ糖，タンパク，ビリルビンなど）の影響で，酵素法に比べ 0.1〜0.2 mg/dL 程度高値を示す。日本では酵素法が多く，米国では以前 Jaffe 法が多かった。このため，酵素法の血清 Cr 値に 0.2 を加えて補正した Cr 値を用いて Cockcroft-Gault 式から推定 Ccr を算出し，カルボプラチン投与量を求める方法も報告されている。

鉄則❷ 目標 AUC，血清 Cr，体重，年齢，性別から Cockcroft-Gault 式，Calvert の式を用い，カルボプラチン投与量を算出する。

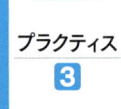

プラクティス 3：Ⅳ期の非小細胞肺がん（NSCLC）の 1 次治療（遺伝子変異あり）

70 歳，女性。NSCLC の精査，加療目的で入院となる。

Q8 NSCLC は組織型・遺伝子型によりどのように分類されるか？

A8 組織型により非扁平上皮がんと扁平上皮がんに分類され，非扁平上皮がんはさらに EGFR 遺伝子変異陽性，ALK 遺伝子転座陽性，EGFR 遺伝子変異・ALK 遺伝子転座が陰性もしくは不明の 3 つに分類される（図 15-7）

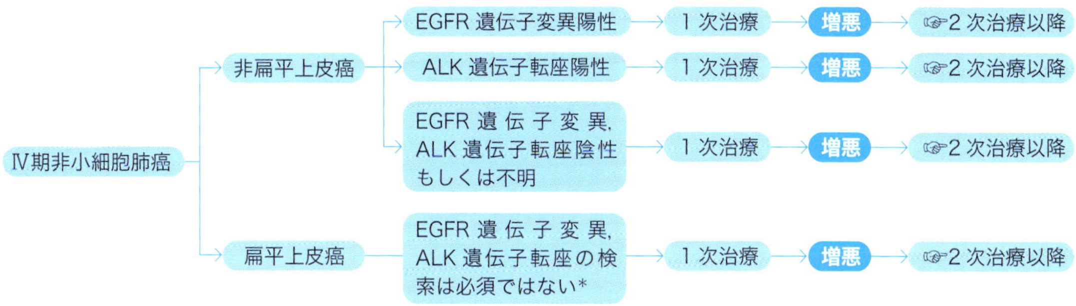

15-3 肺がん

```
                          → EGFR 遺伝子変異陽性 → 1次治療 → 増悪 → ☞2次治療以降
              → 非扁平上皮癌 → ALK 遺伝子転座陽性 → 1次治療 → 増悪 → ☞2次治療以降
                          → EGFR 遺伝子変異，
Ⅳ期非小細胞肺癌              ALK 遺伝子転座陰性 → 1次治療 → 増悪 → ☞2次治療以降
                            もしくは不明
                          → EGFR 遺 伝 子 変 異，
              → 扁平上皮癌   ALK 遺伝子転座の検 → 1次治療 → 増悪 → ☞2次治療以降
                            索は必須ではない*
```

図 15-7　NSCLC の組織型・遺伝子型による分類　　　　　　　　　　　　　　　（参考文献[3] より引用）
＊診断が生検や細胞診などの微量の検体の場合においては，腺癌が含まれない組織でも EGFR 遺伝子変異，ALK 遺伝子転座の検索を考慮する。

Q9　Ⅳ期の非扁平上皮がん，EGFR 遺伝子変異陽性の 1 次治療は？

A9　EGFR-TKI 単剤（ゲフィチニブ，エルロチニブ，アファチニブ）が勧められる

ゲフィチニブ療法	ゲフィチニブ 250 mg/日　連日服用
エルロチニブ療法	エルロチニブ 150 mg/日　連日服用（空腹時）
アファチニブ療法	アファチニブ 40 mg/日　連日服用（空腹時）

- 75 歳以上，PS 2 ではアファチニブの有効性に関する十分なエビデンスはない。上記 3 レジメンの他に，EGFR 遺伝子変異・ALK 遺伝子転座陰性もしくは不明に対するレジメンが勧められる。
- EGFR-TKI 単剤と細胞障害性抗がん薬の全治療期間における投与順に関する明確な基準はないが，EGFR 遺伝子変異陽性患者に対して EGFR-TKI 単剤による治療を継続して行うことが推奨される。

Q10　EGFR-TKI の注意すべき副作用は？

A10　間質性肺疾患，下痢，皮膚障害など
- 間質性肺炎発症のリスク因子として，間質性肺疾患の合併または既往，喫煙歴，肺気腫または COPD の合併または既往，肺感染症の合併または既往，PS 2-4 がある。初期症状（息切れ，呼吸困難，咳嗽，発熱など）やその悪化に気づいた場合は，すみやかに連絡するよう指導する。
- また，下痢が現れることがあり，重度の下痢，悪心・嘔吐，食欲不振により脱水症状をきたし腎不全に至った症例も報告されている。こまめな水分摂取を指導し，状態により止瀉薬（ロペラミドなど）の投与，補液などの適切な処置が行われる。

- EGFRは皮膚にも分布し皮膚の増殖や分化に関与している。EGFR-TKIの皮膚障害の多くは，EGFRを介する組織の増殖や分化にかかわるシグナルの阻害により誘発されると考えられ，ざ瘡様皮疹，皮膚乾燥，爪囲炎などが現れる。

> - 皮膚障害の予防として観察，清潔の保持と保湿，刺激からの保護を指導する。対症療法として症状に応じて保湿剤やステロイド外用剤，抗菌薬などを使用する。皮膚乾燥が強ければ油脂系基剤を，顔に使用する場合はクリーム基剤を使用するなど，症状や部位による考慮が必要である。
> - かゆみを伴う場合は抗アレルギー薬などを使用する。爪囲炎では爪が皮膚に食い込まないように，伸縮性のあるテープを爪囲炎発生部の爪と指に隙間を作るように引っ張りながら巻くテーピングなども行う。疼痛が強い場合には日常生活に支障をきたし，治療も苦慮することが多いため，すみやかに皮膚科医の診療を勧める。

Q11 Ⅳ期の非扁平上皮がん，ALK遺伝子転座陽性の1次治療は？

A11 クリゾチニブ単剤が勧められる

クリゾチニブ療法	クリゾチニブ1回250 mg　1日2回　連日服用

- PS不良例では慎重な検討が必要。他に，EGFR遺伝子変異・ALK遺伝子転座陰性もしくは不明に対するレジメンが勧められる。

Q12 クリゾチニブの注意すべき副作用は？

A12 視覚障害，悪心・嘔吐，下痢，浮腫などがある

- 視覚障害として視力障害，光視症，霧視，硝子体浮遊物，複視，視野欠損，羞明，視力低下などがみられ，特に視力障害が多く報告されている。
- 具体的な症状として，薄暗い環境（明け方や夕暮れなど）で視野の端の光が尾を引く症状が報告されている。これは，網膜に発現しているc-MetおよびALKの阻害の可能性が考えられる。

> - クリゾチニブ投与中は自動車運転などの危険を伴う機械を操作する場合には十分注意すること。また目がかすむ，物が二重に見える，物が見づらいなど，視覚障害が疑われる症状が認められた場合には報告するよう指導する。
> - 視覚障害は一時的で治まってくる場合が多いが，持続，悪化する場合は休薬，減量，中止を検討する。
> - 悪心，嘔吐，下痢，便秘などの消化器症状は投与開始後早期に起こることが多く，適切な対症療法が必要であり，時に減量などの対応を要することもある。また，重篤な副作用と

15-3 肺がん

して間質性肺疾患，肝機能障害，QT間隔延長がある。これらはいずれも死亡に至った症例も報告されており，十分な観察と適切な処置が必要である。

もっと知りたい

遺伝子変異率
- EGFR遺伝子変異は，非扁平上皮がんの約50％に認められ，腺がん・女性・アジア系・非喫煙者および軽喫煙者に多い。ALK融合遺伝子変異は，NSCLCの約3～5％で，腺がん・EGFR遺伝子変異なし・若年者・非喫煙者および軽喫煙者に多い。

鉄則❸ EGFR-TKIでは，皮膚障害の予防対策，外用剤の使用方法を指導し，悪化を防ぐ。ALK融合遺伝子阻害薬では，副作用の視覚障害を説明し，不安を軽減，事故などを防ぐ。

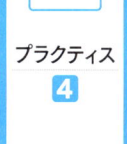

プラクティス 4

Ⅳ期NCSLCの1次治療（遺伝子変異なし）
70歳，男性。非扁平上皮がん（EGFR遺伝子変異・ALK遺伝子転座陰性）のためシスプラチン注/ペメトレキセド注投与予定で入院となる。

Q13 非扁平上皮がん（EGFR遺伝子変異・ALK遺伝子転座陰性）の1次治療は？

A13 PS良好，75歳未満では，プラチナ製剤と第3世代以降の抗がん剤併用（6コース以下）が勧められる。第3世代以降抗がん剤併用（非プラチナレジメン）も選択肢となる（図15-8）
- ベバシズマブ🔍はリスクを考慮したうえで，プラチナ製剤併用療法に追加するよう勧められる。

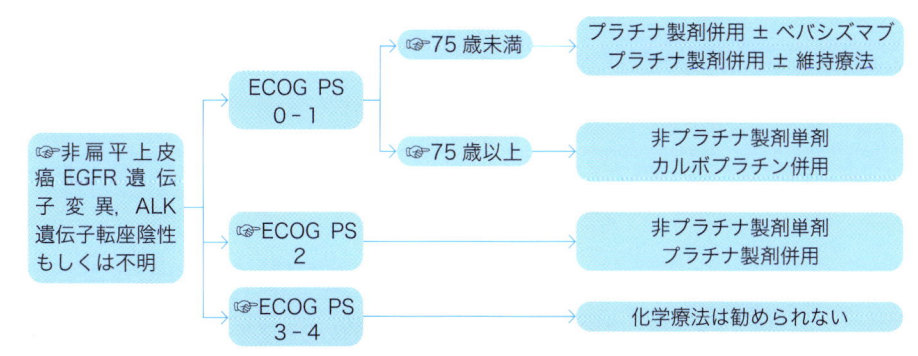

図15-8 非扁平上皮がん（EGFR遺伝子変異・ALK遺伝子転座陰性もしくは不明）の1次治療
（参考文献4）より引用）
注）ただし緩和治療については，PSの如何にかかわらず，必要に応じ癌治療と併行して行う。

> **もっと知りたい**
>
> **ベバシズマブの投与**
> - ベバシズマブの禁忌に喀血〔2.5 mL（ティースプーン1/2杯）以上の鮮血の喀出〕の既往がある。また扁平上皮がん患者で喀血死が多く報告され，ベバシズマブは扁平上皮がんには投与できない。
> - プラチナ製剤併用療法にベバシズマブを追加した場合，プラチナ製剤併用療法終了後，進行（PD）もしくは毒性中止となるまでベバシズマブ単剤投与の継続が一般的である。

Q14 シスプラチン＋ペメトレキセド施行患者に薬剤指導を行う際の注意点は？

A14 まず腎機能を確認する。併用薬オーダーを確認し，その必要性を患者に説明する

- ペメトレキセドは未変化体として主に尿中へ排泄される。腎障害の程度に応じて血中濃度の増加が認められ，Ccr 45 mL/分未満の患者では十分なデータがなく慎重な対応が必要。また，重篤な副作用軽減のため，初回投与の7日以上前〜最終投与日から22日目まで，葉酸（パンビタン®末1 g）1日1回 0.5 mg（成分量として）を連日経口投与およびビタミンB_{12} 1回1 mgを9週ごとに筋注投与する。発疹が高頻度で起こるため，ステロイド併用を考慮する。シスプラチンについては本項「プラクティス1」（p236）および 15-2 消化器がん「プラクティス2」（p228）を参照。
- シスプラチン＋ペメトレキセド療法：シスプラチン 1回 75 mg/m^2，day 1＋ペメトレキセド 1回 500 mg/m^2，day 1（3週ごと）

> **もっと知りたい**
>
> **ペメトレキセドの副作用予防の葉酸，ビタミンB_{12}**
> - ペメトレキセドの重度の毒性（G4；血小板数・好中球数減少，G3/4；下痢，粘膜炎，感染など）の発現とベースラインのホモシステイン高値の関連性が示されており，ベースラインのホモシステイン濃度を減少させ副作用を軽減させる目的で低用量の葉酸，ビタミンB_{12}の併用が必須となっている。
>
> **ペメトレキセドの皮疹予防のステロイド**
> - ペメトレキセドの発疹はステロイドが投与されない場合，約70％に発現する。海外での開発初期の臨床試験においてデキサメタゾンの予防投与で発疹の発現率・重症度が抑えられる傾向が認められ，その後の海外臨床試験ではペメトレキセド投与前日からデキサメタゾン1回4 mgを1日2回，3日間服用するようになった。

Q15 シスプラチン＋ペメトレキセド 4コース施行後，病勢増悪なく毒性も忍容可能であった。今後，どのような治療が勧められるか？

A15 ペメトレキセドの維持療法が勧められる

- 従来，肺がんの化学療法で維持療法の考え方はなかったが，近年ペメトレキセドなどで有用性が報告されている．シスプラチン＋ペメトレキセド併用療法後のペメトレキセドを用いたcontinuation maintenance療法で無増悪生存期間（PFS）・全生存期間（OS）の延長が示されており，ペメトレキセドの維持療法が勧められる．また，プラチナ製剤併用療法後のペメトレキセド，エルロチニブを用いたswitch maintenanceの有用性の報告もある．

もっと知りたい

維持療法（maintenance）

- **continuation maintenance**：プラチナ併用化学療法による導入療法後，プラチナ製剤と併用した薬剤を継続して投与する方法．
- **switch maintenance**：プラチナ併用化学療法による導入療法後，導入療法で使用した薬剤とは別の薬剤に切り替えて投与する方法．

鉄則 ❹ 組織型・遺伝子型や患者の状態からレジメン選択，投与量などを確認する．維持療法が行われる場合もある．

最終チェック

1. シスプラチン投与時のショートハイドレーション法で注意すべきことは？
   ➡ 電解質の補充と高度催吐性リスクに対する制吐療法を確実に行う．

2. カルボプラチン投与量の算出法は？
   ➡ AUC，Cr，体重，年齢，性別からCalvertの式，Cockcroft-Gault式を用いて算出する．

3. EGFR-TKI，ALK融合遺伝子阻害薬治療の注意点は？
   ➡ 皮膚障害，視覚障害の症状・副作用対策を説明し，アドヒアランスの低下を防ぐ．

4. 肺がんにおける治療選択基準は？
   ➡ 組織型・遺伝子型，PSによる治療選択を理解し，治療の流れをつかむ．

参考文献

1) 日本肺癌学会 編：肺癌診療ガイドライン2015年版，小細胞肺癌，限局型小細胞肺癌．https://www.haigan.gr.jp/guideline/2015/3/150003010100.html
2) 日本肺癌学会 編：肺癌診療ガイドライン2015年版，小細胞肺癌，進展型小細胞肺癌の1次治療．https://www.haigan.gr.jp/guideline/2015/3/150003020100.html
3) 日本肺癌学会 編：肺癌診療ガイドライン2015年版，非小細胞肺癌，IV期非小細胞肺癌の治療．http://www.haigan.gr.jp/guideline/2015/2/150002050100.html
4) 日本肺癌学会 編：肺癌診療ガイドライン2015年版，非小細胞肺癌，IV期非小細胞肺癌の1次治療．http://www.haigan.gr.jp/guideline/2015/2/150002050100.html

5) Hotta K, et al：Reappraisal of short-term low-volume hydration in cisplatin-based chemotherapy：results of a prospective feasibility study in advanced lung cancer in the Okayama Lung Cancer Study Group Trial 1002. Jpn J Clin Oncol 43：1115-1123, 2013
6) Noda K, et al：Irinotecan plus cisplatin compared with etoposide plus cisplatin for extensive small-cell lung cancer. N Engl J Med 346：85-91, 2002
7) 中外製薬：タルセバ®錠適正使用ガイド―非小細胞肺癌に用いる際に. http://chugai-pharm.jp/hc/ss/pr/drug/tar_fil0150/guide/PDF/lg/tar_guide_lg.pdf
8) ファイザー：ザーコリ®錠適正使用ガイド. http://pfizerpro.jp/documents/info/xlk01info.pdf
9) Scagliotti GV, et al：Phase III study comparing cisplatin plus gemcitabine with cisplatin plus pemetrexed in chemotherapy-naive patients with advanced-stage non-small-cell lung cancer. J Clin Oncol 26：3543-3551, 2008

（平畠正樹）

15 がん

15-4 悪性リンパ腫（非ホジキンリンパ腫）・慢性骨髄性白血病

鉄則

1. 化学療法開始前にHBV感染のスクリーニングを実施し，HBs抗体またはHBc抗体陽性例であれば1～3か月ごとにHBV-DNA量，AST，ALTを測定（リツキシマブ＋ステロイド，フルダラビン，造血幹細胞移植例は1か月ごと）。
2. 腫瘍タイプ，腫瘍量，増殖速度をもとに腫瘍崩壊症候群のハイリスク症例を見きわめ，十分な補液，予防，検査値の確認，治療を行う。
3. 血管外漏出のリスクを回避するとともに，抗がん薬漏出時には迅速に適切な対策を行う。
4. BCR-ABLチロシンキナーゼ阻害薬の特徴を理解し，服薬アドヒアランスの維持に努めよう！

プラクティス1

B型肝炎ウイルス（HBV）再活性化

62歳，女性。初発のびまん性大細胞型B細胞リンパ腫（DLBCL）に対し，R-CHOP療法を6コース施行した。治療開始前HBs抗原（－），HBc抗体（＋），HBs抗体（＋）。治療終了半年後，AST 156 IU/L，ALT 197 IU/Lへ上昇していた。

Q1 B型肝炎ウイルス（HBV：Hepatitis B virus）再活性化とは？

A1 HBV既往感染者において免疫抑制・化学療法によりHBVが再増殖すること
- HBV再活性化による肝炎は重症化しやすい。また肝炎の発症により原疾患の治療が困難になるため，発症そのものを阻止することが重要である。

Q2 HBV 再活性化への対策は？

A2 化学療法開始前後にガイドラインに準じた HBs 抗原・HBs，c 抗体の測定，HBV-DNA のモニタリングを行う（図 15-9）

- 本邦では日本肝臓学会より「免疫抑制・化学療法により発症する B 型肝炎対策ガイドライン」が策定されている。HBV 再活性化の対策は以下を参照。

```
              スクリーニング（全例）
                   HBs 抗原
              ／              ＼
      HBs 抗原（＋）         HBs 抗原（－）
                               │
                         HBc 抗体，HBs 抗体
                          ／          ＼
                  HBc 抗体（＋）または    HBc 抗体（－）かつ
                  HBs 抗体（＋）         HBs 抗体（－）
                       │                    │
  HBe 抗原，HBe 抗体，  HBV-DNA 定量          通常の対応
  HBV-DNA 定量       ／        ＼
              2.1 log        2.1 log
              copies/mL      copies/mL
              以上           未満
                              ↓
                         モニタリング
                 HBV-DNA 定量　1 回/1〜3 か月
                 AST/ALT　1 回/1〜3 か月
              （治療内容を考慮して間隔・期間を検討する）
                    ／              ＼
              2.1 log           2.1 log
              copies/mL         copies/mL
              以上              未満
               ↓
          核酸アナログ投与
```

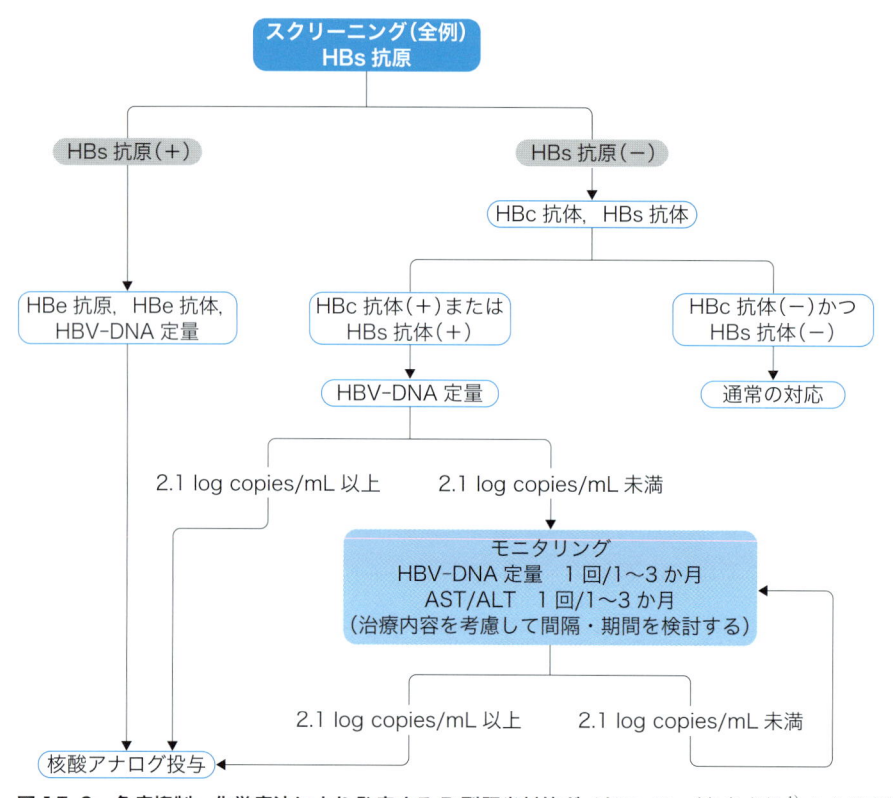

図 15-9　免疫抑制・化学療法により発症する B 型肝炎対策ガイドライン（参考文献[1] より改変）

- 免疫抑制・化学療法前に HBV キャリアおよび既往感染者をスクリーニングする。まず HBs 抗原を測定しキャリアかどうかの判定を行う。HBs 抗原陰性例では HBs，HBc 抗体を測定し既往感染を確認する。
- HBc，HBs 抗体陽性例では 1〜3 か月ごとに 1 回の HBV-DNA 定量を行い，HBV-DNA が 2.1 log copies/mL 以上になった時点ですみやかに核酸アナログの投与を開始する。
- 特にリツキシマブ＋ステロイド，フルダラビンを用いる化学療法および造血幹細胞移植例は HBV 再活性化のリスクが高く，注意を要する。治療中および治療終了後少なくとも 12 か月の間，HBV-DNA を月 1 回モニタリングする。造血幹細胞移植例は，移植後長期間のモニタリングが必要である。

Q3 この患者に対して行うべき検査と治療は？

A3 HBV-DNA 定量を行い，2.1 log copies/mL 以上であれば核酸アナログ（エンテカビル）を投与する

> **鉄則 ❶** 化学療法開始前に HBV 感染のスクリーニングを実施し，HBs 抗体または HBc 抗体陽性例であれば 1～3 か月ごとに HBV-DNA 量，AST，ALT を測定（リツキシマブ＋ステロイド，フルダラビン，造血幹細胞移植例は 1 か月ごと）。

プラクティス ❷

腫瘍崩壊症候群
65 歳，女性。バーキットリンパ腫の診断で，翌日より DA-EPOCH-R 療法開始予定。診断時 LDH 729 IU/L，Cr 1.2 mg/dL，UA 8.3 mg/dL，sIL-2R 3,620 U/mL，WBC 7,300 /μL。

Q4 腫瘍崩壊症候群とは？

A4 腫瘍細胞の急速な崩壊により，細胞内のイオンや代謝産物が急激に血中へ流入することで起きる重大な治療関連合併症

- 高 K 血症，低 Ca 血症，高 P 血症，代謝性アシドーシス，高尿酸血症がみられ，不整脈や急性腎不全に陥る場合がある。
- 腫瘍崩壊症候群の危険因子を表 15-15 に，腫瘍崩壊リスクの層別化を表 15-16 に示す。
- 非ホジキンリンパ腫（NHL）では，可溶性 IL-2 レセプター（sIL-2R）は腫瘍の全体量を，乳酸脱水素酵素（LDH）は腫瘍の増殖速度を反映するマーカーである。
- 腫瘍崩壊症候群に伴う急性腎不全の発症機序は，酸性条件下での尿酸の腎への沈着が挙げられる。そのため，十分な輸液（2～3 L/m^2/日）による尿量の確保が重要である。尿のアルカリ化はかつて積極的に行われていたが，腎尿細管障害の原因となるキサンチンやヒポキサンチンの可溶性は変わらないことや，リン酸カルシウムが析出する可能性があることから現在は推奨されない。
- 表 15-16 の腫瘍崩壊リスクの層別化に基づき，高リスク群ではラスブリカーゼを，それ以外のリスク群では適宜アロプリノールや腎機能低下例ではフェブキソスタットを投与する。

表 15-15 腫瘍崩壊症候群発症の危険因子

	リスク因子
腫瘍タイプ	バーキットリンパ腫，LBL[*1]，DLBCL[*2]，ALL[*3]，増殖速度が速く治療反応性の高い固形腫瘍
腫瘍量	bulky disease（＞10 cm）
臨床検査値	LDH[*4]＞2×ULN[*5] WBC[*6]＞25,000/μL UA[*7]＞7.5 mg/dL
腎機能	腎機能障害あり，乏尿
治療	感受性の高い治療

[*1]LBL：リンパ芽球性リンパ腫，[*2]DLBCL：びまん性大細胞型 B 細胞リンパ腫，[*3]ALL：急性リンパ性白血病，[*4]LDH：乳酸脱水素酵素，[*5]ULN：施設基準値上限，[*6]WBC：白血球，[*7]UA：尿酸

（参考文献[3]）より改変）

表 15-16 腫瘍崩壊リスクの層別化

癌種	リスク		
	高リスク	中リスク	低リスク
NHL[*1]	バーキットリンパ腫，LBL	DLBCL	低悪性度 NHL
ALL	WBC≧100,000	50,000＜WBC＜100,000	WBC≦50,000
AML[*2]	WBC≧50,000，単芽球性の AML	10,000＜WBC＜50,000	WBC≦10,000
CLL[*3]	—	10,000＜WBC＜100,000 フルダラビン含有レジメン	WBC≦10,000
他の血液疾患・固形腫瘍	—	増殖速度が速く感受性の高い治療	—

[*1]NHL：非ホジキンリンパ腫，[*2]AML：急性骨髄性白血病，[*3]CLL：慢性リンパ性白血病

（参考文献[3]）より改変）

Q5 腫瘍崩壊症候群の予防策は？

A5 化学療法前に腫瘍崩壊症候群の危険因子や高リスク群を見きわめ，それらの予防，治療を行う（図 15-10）

- 腫瘍量の多い症例には化学療法やリツキシマブに先行してステロイドを投与し，腫瘍量を減少させることが望ましい。

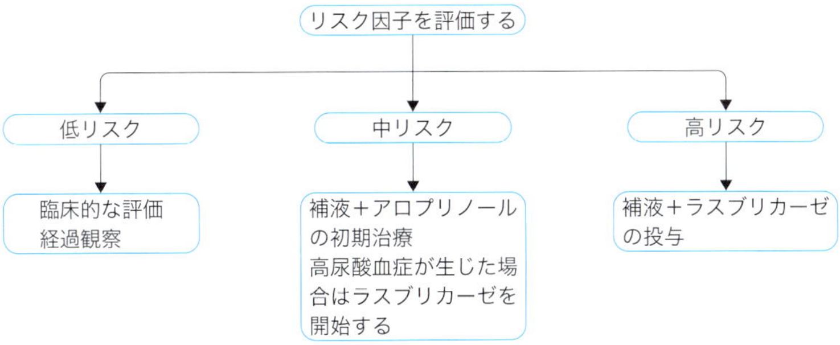

15-4 悪性リンパ腫（非ホジキンリンパ腫）・慢性骨髄性白血病

```
              リスク因子を評価する
       ┌─────────────┼─────────────┐
     低リスク          中リスク         高リスク
       │              │              │
   臨床的な評価    補液＋アロプリノール   補液＋ラスブリカーゼ
   経過観察       の初期治療          の投与
                  高尿酸血症が生じた場
                  合はラスブリカーゼを
                  開始する
```

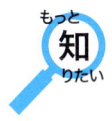

図 15-10　予防と治療のアルゴリズム　　　　　　　　（参考文献[3]より改変）

もっと知りたい　ラスブリカーゼ投与時の注意点

- ラスブリカーゼ投与中の血液検査では採血後のスピッツを室温で扱うと、スピッツ内でも尿酸の分解が起こり、見かけ上の尿酸値が低く出る。そのため、採血後スピッツはすみやかに氷冷し、4時間以内に測定する。
- ラスブリカーゼ投与中に抗ラスブリカーゼ抗体が発現したとの報告がある。また同抗体陽性例に本剤を投与した場合、重篤なアレルギー症状が発現したとの報告があり、原則7日を超えての投与は認められていない。また、初回使用後の再投与は原則行わない。

鉄則 ❷ 腫瘍タイプ、腫瘍量、増殖速度をもとに腫瘍崩壊症候群のハイリスク症例を見きわめ、十分な補液、予防、検査値の確認、治療を行う。

プラクティス ❸　血管外漏出時の対処

75歳、女性。濾胞性リンパ腫に対し、R-CHOP療法を開始。点滴中血管刺入部に発赤と疼痛を認めた。

Q6 血管外漏出とは？

A6 血管内に投与している薬剤が血管から周囲の組織に漏出または浸潤すること

- 漏出時には、多くの場合、局所の疼痛や腫脹を伴い、その後炎症反応が残る。抗がん薬の種類によってその組織障害性が異なる（表15-17）。

表15-17　組織障害性に基づく抗がん薬の分類

壊死性（Vesicant）	起炎症性（Irritant）	非炎症性（Non-vesicant）
・アクチノマイシン D ・アムルビシン ・イダルビシン ・エピルビシン ・ゲムツズマブ オゾガマイシン ・ダウノルビシン ・ドキソルビシン ・ドセタキセル ・パクリタキセル ・ビノレルビン ・ピラルビシン ・ビンクリスチン ・ビンデシン ・ビンブラスチン ・ベンダムスチン ・マイトマイシン C ・ミトキサントロン ・ラニムスチン	・5-FU ・アクラルビシン ・イホスファミド ・イリノテカン ・エトポシド ・エリブリン ・オキサリプラチン ・カルボプラチン ・ゲムシタビン ・三酸化ヒ素 ・シクロホスファミド ・シスプラチン ・ダカルバジン ・テモゾロミド ・ニムスチン ・ネダプラチン ・ノギテカン ・ペメトレキセド ・メルファラン	・L-アスパラギナーゼ ・アザシチジン ・クラドリビン ・シタラビン ・セツキシマブ ・テムシロリムス ・トラスツズマブ ・パニツムマブ ・ブレオマイシン ・ベバシズマブ ・ボルテゾミブ ・メトトレキサート ・リツキシマブ

（院内資料より改変）

Q7 血管外漏出の危険因子は？

A7 抗がん薬の特性，患者側の要因など表15-18に示す

表15-18　血管外漏出の危険因子

血管の脆弱性	・高齢（血管の弾力性や血流量の低下）　・栄養不良・脱水 ・糖尿病　・皮膚結合組織疾患 ・肥満　・血管が細い
注射部位の問題	・頻繁に静脈穿刺を受けている部分 ・抗がん薬の反復投与が行われている血管 ・循環障害のある血管　・24 時間以内に注射した部位より遠位側の血管 ・関節や屈曲部　　　・以前に血管外漏出を起こしたことのある血管
投与量・速度	・投与量が多い，投与速度が速い
抗がん薬の種類	・血管刺激性の強い薬剤

（院内資料より改変）

Q8 血管外漏出時の対処は？

A8 薬剤の暴露量・暴露時間を最小限にとどめる

・血管外漏出が生じたときは，すぐに抗がん薬投与を中止し，可能な限り薬液を吸引除去してから抜針する。
・患部の罨法についてはエビデンスは乏しいが，一般的には冷却が推奨されている。一方でビンカアルカロイドとエトポシドについては冷却により皮膚障害が悪

化するという報告があり，加温が推奨されている。必要に応じて，ステロイドの局所投与を行う。
- アンスラサイクリン系抗がん薬漏出時の治療薬として適宜デクスラゾキサンの投与を検討する。可能な施設では皮膚科専門医への受診を勧める。

鉄則 ❸ 血管外漏出のリスクを回避するとともに，抗がん薬漏出時には迅速に適切な対策を行う。

プラクティス 4

慢性期 CML（慢性骨髄性白血病）における薬物治療

34歳，女性。既往歴に糖尿病あり。健康診断で WBC 27,000/μL と異常値を認め紹介受診された。骨髄検査で初発の慢性骨髄性白血病と診断され，イマチニブ錠 400 mg が開始された。開始10日頃より Grade 2 の眼瞼浮腫，Grade 3 の下痢を認め，服用を中断した。イマチニブ不耐容と判断し，ダサチニブ錠 100 mg へと変更となった。

Q9 慢性期 CML 治療に用いる薬剤の種類は？

A9 現在わが国で保険適用のある BCR-ABL チロシンキナーゼ阻害薬はイマチニブ，ニロチニブ，ダサチニブ，ボスチニブ（2nd line 以降のみ）の4剤あり，副作用や食事による影響などに違いがある（表 15-19）。患者のライフスタイルや合併症の種類によって薬剤を選択する
- 各薬剤は ABL キナーゼドメインの ATP 結合領域の点突然変異の部位によって感受性に差がある。イマチニブ耐性が疑われる症例では変異検索は必須である（保険適用外）。
- イマチニブの効果が不十分な場合や，コンプライアンス不良例では血中濃度測定を行うことも検討する。

Q10 CML の治療アルゴリズムは？

A10 日本血液学会より CML の治療アルゴリズムが提唱されており，チロシンキナーゼ阻害薬による治療効果判定は，ELN2013（European Leukemia Net2013）が推奨する基準がコンセンサスを得ている（図 15-11，表 15-20）
- CML の治療効果判定を表 15-21 に示す。

表 15-19 BCR-ABL チロシンキナーゼ阻害薬の特徴

	イマチニブ	ニロチニブ	ダサチニブ	ボスチニブ
イマチニブを対照とした ABL に対する阻害効果	1倍	20倍	325倍	50〜200倍
阻害効果の特異性	PDGFR＞c-Kit＞ABL	ABL＞PDGFR＞c-Kit	ABL, PDGFR, c-Kit, Src, Lck	ABL, Src＞c-Kit, PDGFR
適応	CML-CP/AP/BP Ph＋ALL Kit（＋）GIST FIP1L1-PDGFRα(＋)HES/CEL	CML-CP/AP	CML-CP/AP/BP 難治性 Ph＋ALL	難治性 CML
CML における用法用量	CP：400〜600 mg, 1日1回 AP/BP：600 mg, 1日1回 または 400 mg, 1日2回	CP/AP：400 mg, 1日2回 （初発 300 mg, 1日2回）	CP：100〜140 mg, 1日1回 AP/BP：70〜90 mg, 1日2回	500〜600 mg, 1日1回
食事の影響	なし	あり（食前1時間, 食後2時間は避ける）	なし	なし
酸分泌抑制薬との相互作用 TKI の吸収率の低下	なし	PPI：併用にて本剤の Cmax：27％↓, AUC：34％↓ H_2RA：ニロチニブの10時間前および2時間後投与では影響なし	PPI：併用にて本剤の Cmax：42％↓, AUC：43％↓ H_2RA：ダサチニブの10時間前投与で本剤の Cmax：63％↓, AUC：61％↓ 22時間前投与では影響なし	PPI：併用にて Cmax：46％↓, AUC：26％↓ H_2RA：データなし
主な非血液毒性	皮疹, 悪心, 眼瞼浮腫, 肝障害, 筋痛または関節痛	QTc 延長, アミラーゼ上昇, リパーゼ上昇, 血糖値の上昇, 肝障害	QTc 延長, 胸水貯留, 消化管出血	下痢, 肝障害, 皮疹, 悪心
抵抗性を示す点突然変異	各種	Y253F/H, E255K/V, T315I	V299L, F317L/I, T315I	V299L, T315I

AP：移行期, BP：急性期, CEL：慢性好酸球性白血病, CP：慢性期, GIST：消化管間質腫瘍, HES：好酸球増多症候群, H_2RA：H_2 受容体拮抗薬, PDGFR：血小板由来成長因子, PPI：プロトンポンプ阻害薬, TKI：チロシンキナーゼ阻害薬

（参考文献[5]を基に筆者作成）

図 15-11　CML の治療アルゴリズム　　　（参考文献[7]より改変）

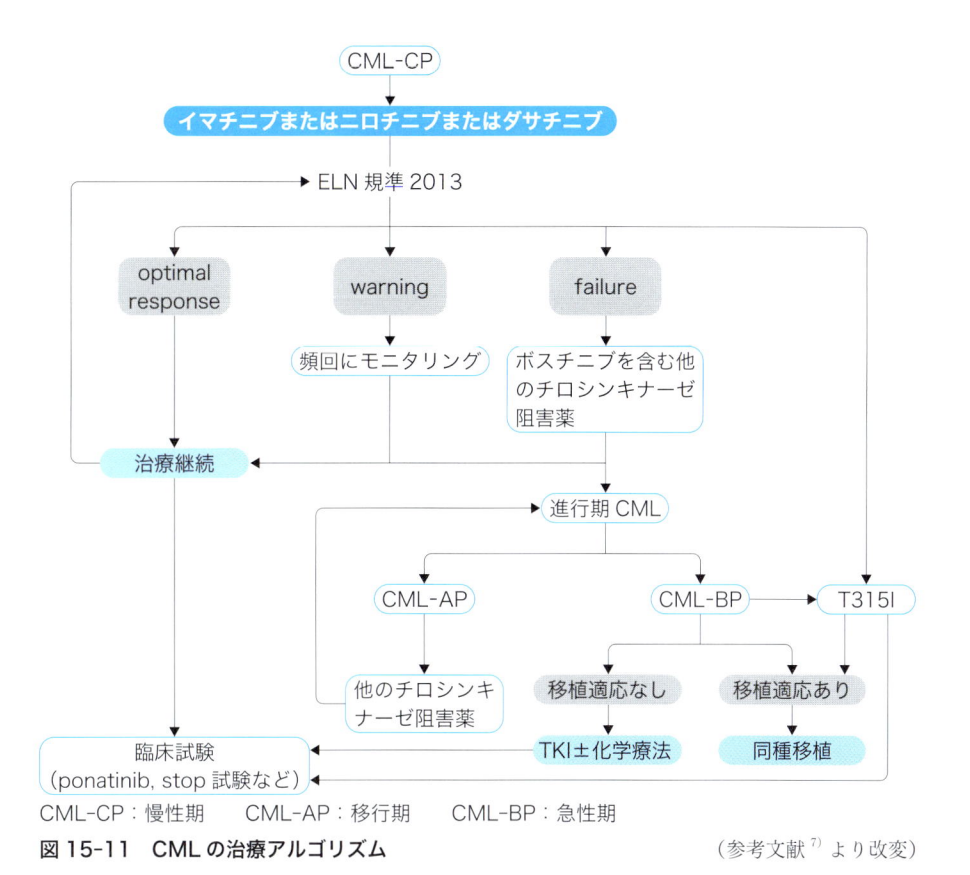

CML-CP：慢性期　　CML-AP：移行期　　CML-BP：急性期

表 15-20　CML をチロシンキナーゼ阻害薬で初回治療した際の治療効果判定基準

判定時期	optimal	warning	failure
	一般集団と同等の生命予後が期待でき，治療変更の必要がない	optimal と failure の中間で，failure に転じていないかをより頻回のモニタリングを行い確認する	病勢進行/死亡リスクをおさえる目的で治療変更が望まれる
診断時	該当なし	ハイリスクまたは Ph 染色体の付加的染色体異常（Ph＋細胞/CCA）	該当なし
3 か月	BCR-ABL^{IS}≦10% and/or PCyR 達成	BCR-ABL^{IS}＞10% and/or PCyR 未達成	CHR 未達成 and/or CyR なし
6 か月	BCR-ABL^{IS}＜1% and/or CCyR 達成	BCR-ABL^{IS}：1-10% and/or PCyR 達成	BCR-ABL^{IS}＞10% and/or PCyR 未達成
12 か月	MMR 達成	MMR 未達成	BCR-ABL^{IS}＞1% and/or CCyR 未達成
どの時点においても	MMR 達成維持	Ph 染色体以外の付加的染色体異常（-7 or 7q-）	CHR 消失/CCyR 消失/MMR 消失の確認，遺伝子変異または Ph＋細胞/CCA

（ELN 2013 より改変）

表15-21 CMLの治療効果判定

検査	サンプル	判定される効果
血液学的検査	血液	血液学的完全寛解（CHR：complete hematologic response） 以下のすべてに該当 ・WBC＜10,000/μL ・PLT＜450,000/μL ・末梢血液中で芽球も前骨髄球もなし ・末梢血液中の骨髄球＋後骨髄球＝0% ・好塩基球＜5% ・脾臓および肝臓の腫大なく，髄外病変なし
細胞遺伝学的検査 FISH法 Gバンド法	骨髄 または 血液	細胞遺伝学的部分寛解（PCyR：partial cytogenetic response） Ph染色体陽性細胞の割合が1〜35% （20個中1〜7個） 細胞遺伝学的完全寛解（CCyR：complete cytogenetic response） Ph染色体陽性細胞の割合が0% （20個中0個）
分子遺伝学的検査 PCR法 Amp-CML法	血液 または 骨髄	分子遺伝学的大寛解（MMR：major molecular response） BCR-ABL1^{IS}≦0.1% 分子遺伝学的に白血病未検出 MR$^{4.0}$ BCR-ABL1^{IS}≦0.01%，または ABL1遺伝子cDNA＞10,000コピー中未検出 MR$^{4.5}$ BCR-ABL1^{IS}≦0.0032%， またはABL1遺伝子cDNA＞32,000コピー中未検出

白血病細胞数
1兆個
100億個
10億個
100万個
0個

（ELN 2013より改変）

Q11 CML治療における治療効果と服薬アドヒアランスの関連は？

A11 治療効果はアドヒアランスに相関する（図15-12）

- CMLはBCR-ABLチロシンキナーゼ阻害薬が開発され，治療成績が飛躍的に向上した。しかしその治療効果はアドヒアランスに相関することが知られており，アドヒアランスが90%維持できた患者は分子遺伝学的大寛解（MMR）の到達率が高く，90%を下回った症例では分子遺伝学的完全寛解（CMR）の到達は1例もみられなかったとの報告がある。これらのことから，服薬継続についての患者教育が重要であるといえる。

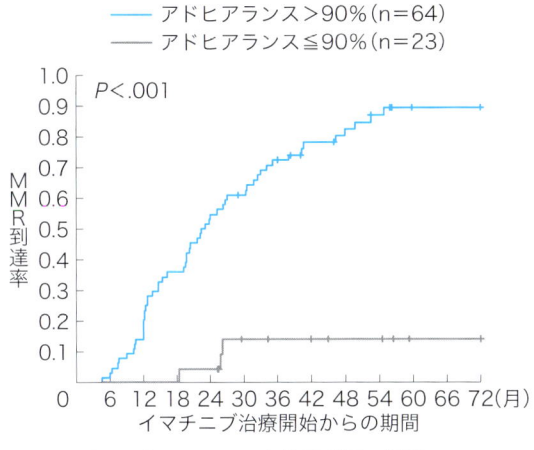

図15-12　アドヒアランスと治療効果の相関　　　　　　　　　　　　　　　　　　　　（参考文献[4]より改変）

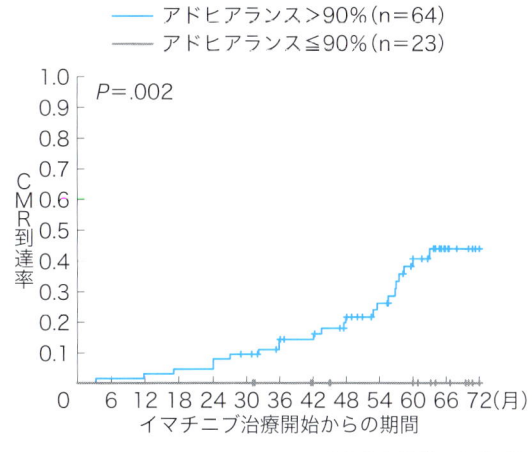

鉄則 ❹ BCR-ABLチロシンキナーゼ阻害薬の特徴を理解し，服薬アドヒアランスの維持に努めよう！

最終チェック

1. HBV既往感染者において注意すべきことは？
   → 化学療法開始後のB型肝炎再活性化のリスクを念頭にフォローアップ。

2. 悪性リンパ腫患者において，化学療法開始時に注意すべきことは？
   → 腫瘍タイプ，腫瘍量，増殖速度を基に腫瘍崩壊のハイリスク症例を見きわめ，十分な補液，予防，検査値の確認，治療を行う。

3. 抗がん薬の血管外漏出時の対応は？
   → 血管外漏出のリスクを回避するとともに，漏出時には薬剤の特性を理解し，迅速に適切な対策を行う。

4. 慢性骨髄性白血病に対する薬物治療では？
   → 各BCR-ABLチロシンキナーゼ阻害薬の特徴を知り，患者背景に応じた薬剤選択を行う。服薬アドヒアランスが治療の鍵。

参考文献

1) 厚生労働省/難治性の肝・胆道疾患に関する調査研究班，他：免疫抑制・化学療法により発症するB型肝炎対策ガイドライン（改訂版）．http://www.ryumachi-jp.com/info/news110926.html
2) Shigeru K, et al：Reactivation of hepatitis B virus following systemic chemotherapy for malignant lymphoma. Int J Hematol 90：13-23, 2009
3) Bertrand C, et al：Guidelines for the Management of Pediatric and Adult Tumor Lysis Syndrome：An Evidence-Based Review. J Clin Oncol 26：2767-2778, 2008

4) David M, et al : Adherence Is the Critical Factor for Achieving Molecular Responses in Patients With Chronic Myeloid Leukemia Who Achieve Complete Cytogenetic Responses on Imatinib. J Clin Oncol 28 : 2381-2388, 2010
5) Roelof WF, et al : Drug-drug interactions with tyrosine-kinase inhibitors : a clinical perspective. Lancet Oncol 15 : e315-e326, 2014
6) Baccarani M, et al : European LeukemiaNet recommendations for the management of chronic myeloid leukemia : 2013. Blood 122: 872-884, 2013
7) 日本血液学会 編:造血器腫瘍診療ガイドライン,2013年版.金原出版,2013

〔松本千代〕

16 緩和

16-1 オピオイド

鉄則

1. 不安や誤解を解消し，安心してオピオイドを使用してもらうことが最初の目標。
2. オピオイドの副作用のうち，頻度の高い便秘，悪心・嘔吐，眠気を中心に説明する。
3. がん疼痛に対するオピオイドは定期投与が基本。患者にはレスキュードーズの積極的な使用を促す。
4. オピオイドを増量しても鎮痛効果がない場合，鎮痛耐性を疑う。
5. オピオイドスイッチングを行う場合，計算上，等力価となる換算量はあくまで目安。各製剤の持続時間を考慮して，新しいオピオイドの投与開始時間を設定する。
6. がん患者は病状の進行に伴い腎機能低下が著明となる場合があり，各種オピオイドを特徴に基づいて選択する。

プラクティス 1

オピオイド導入時の患者指導

60歳代，女性。直腸がん術後，骨転移。腰部の痛みに対してロキソプロフェンNa 1錠を1日3回で服用していたが，1日を通してNRS* 6/10の痛みが継続しており，医療用麻薬の導入を勧めるが拒否された。

＊：Numeric Rating Scale；0〜10の11段階で表すペインスケールの1つ

- オピオイド受容体に結合するすべての物質（リガンド）をオピオイドとよぶが，本項では，「オピオイド＝疼痛治療に用いる医療用麻薬」として解説する。

Q1 がん性疼痛治療に対する鎮痛薬（オピオイド）の選択基準は？

A1 図 16-1 の WHO 3 段階除痛ラダーに沿って鎮痛薬を選択する

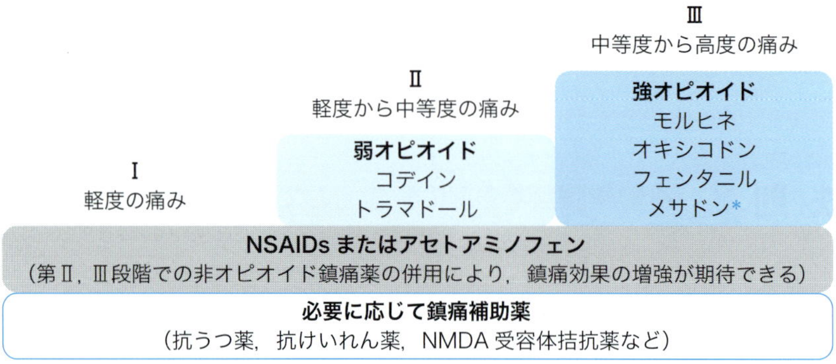

		Ⅲ 中等度から高度の痛み
	Ⅱ 軽度から中等度の痛み	**強オピオイド** モルヒネ オキシコドン フェンタニル メサドン＊
Ⅰ 軽度の痛み	**弱オピオイド** コデイン トラマドール	

NSAIDs またはアセトアミノフェン
（第Ⅱ，Ⅲ段階での非オピオイド鎮痛薬の併用により，鎮痛効果の増強が期待できる）

必要に応じて鎮痛補助薬
（抗うつ薬，抗けいれん薬，NMDA 受容体拮抗薬など）

＊：わが国におけるメサドンの位置づけは，「強オピオイド（モルヒネ，オキシコドン，フェンタニル）で疼痛コントロールが困難な場合に選択すること」となっている。

図 16-1　WHO 3 段階除痛ラダー

Q2 オピオイドに対する患者の心配は何か？

A2 ①「麻薬中毒になる」「寿命を縮める」といった誤解，②副作用の強さ，③「最後の手段」のように死を連想させることなど

- オピオイドの誤解に対する説明のポイントは，痛みに対してオピオイドを使用しても，「精神依存を生じることはない」「生命予後を短縮するという医学的根拠はない」を強調することである。
- オピオイドが「最後の手段」のように死を連想させることに対する配慮として，疼痛治療は単に「楽になること」だけでなく，「いまできないことができるようになること」「薬を始めても合わなければ相談のうえやめてもよいこと」を患者に伝える。
- 場合によっては，緩和ケアチームの精神科医や臨床心理士に相談し，死の不安に対して精神的なサポートを提供する。
- 臨床では，依然としてオピオイドの使用に抵抗を示す患者も少なくない。医療者は患者の誤解や副作用に対する不安を解消するための説明方法を知っておく必要がある。

鉄則 ❶ 不安や誤解を解消し，安心してオピオイドを使用してもらうことが最初の目標。

Q3 オピオイドの副作用対策に関する説明のポイントは？

A3 予想される副作用とその対策のうち，頻度の高い便秘，悪心・嘔吐，眠気を中心に説明する

- 便秘はオピオイドを投与された患者に高頻度に起こり，重度の便秘は悪心・嘔吐の原因となる場合も多い。また，耐性形成がほとんど起こらないので，下剤の継続的な服用が必要である（表16-1）。

表 16-1　下剤一覧

分類	薬剤名	用量	作用発現時間	備考
大腸刺激性下剤	センナエキス	1〜3 g/日	8〜12 時間	
	センノシド	12〜48 mg/回	8〜10 時間	尿の色調変化あり
	ピコスルファートナトリウム	5〜30 滴/回	7〜12 時間	10 滴から開始，5 滴ずつ増量
浸透圧性下剤	酸化マグネシウム	1〜2 g/日	8〜10 時間	水分多目に摂取
	ラクツロース	10〜60 mL/日	1〜3 日	
PGE1 誘導体	ミソプロストール	800 μg/日		
漢方薬	大建中湯	7.5〜15 g/日	24 時間前後	成分：乾姜，人参，山椒
坐剤	新レシカルボン®	1 個/回	10〜30 分	発泡性
	ビサコジル	10 mg/回	5 分〜1 時間	大腸刺激性
浣腸	グリセリン	10〜150 mL/回	直後	
Cl⁻チャネルアクチベーター	ルビプロストン	48 μg/日	13 時間	便の水分量が低下している場合に有効

（参考文献[1]，p59 より一部改変）

- 悪心・嘔吐はオピオイド投与初期あるいは増量時に生じやすく，数日以内に耐性を生じ，症状が治まることが多い。悪心時あるいは予防的に使用する制吐薬の服用方法について指導する（表 16-2）。
- 眠気はオピオイド投与初期あるいは増量時に出現することがある。耐性がすみやかに生じ，数日以内に自然に軽減ないし消失することが多い。
- その他の副作用としてはせん妄，呼吸抑制，口内乾燥，瘙痒感，排尿障害，ミオクローヌスなどがある。状況に応じて適宜説明を加えていく。

表 16-2　制吐薬一覧

主な作用部位	薬剤名	剤形	1回投与量
CTZ[*1] （ドパミン受容体拮抗薬）	プロクロルペラジン	錠	5 mg
		注	5 mg
	ハロペリドール	錠	0.75 mg
		注	2.5〜10 mg
前庭器 （抗ヒスタミン薬）	ジフェンヒドラミン/ ジプロフィリン	錠	40 mg/26 mg
		注	2.5〜5 mg
	クロルフェニラミン	錠・シロップ	2 mg
		注	5 mg
消化管 （消化管運動亢進薬）	メトクロプラミド	錠	5〜10 mg
		注	10 mg
	ドンペリドン	錠	5〜10 mg
		坐剤	60 mg
CTZ・VC[*2]など （非定型抗精神病薬）	オランザピン	錠	2.5 mg
	リスペリドン	錠	0.5 mg
		液	0.5 mg

＊1：chemoreceptor trigger zone（化学受容器引金帯）
＊2：vomiting center（嘔吐中枢）

（参考文献[1]，p58 より一部改変）

鉄則 ❷ オピオイドの副作用のうち，頻度の高い便秘，悪心・嘔吐，眠気を中心に説明する。

プラクティス ❷

アドヒアランスの低下している患者に対する服薬指導

70歳代，男性。前立腺がん，骨転移。オキシコドン徐放錠5 mgを1日2回，頓用でオキシコドン散2.5 mg/回で開始され，1週間，疼痛NRS 2〜6/10で経過していた。この間，オキシコドン徐放錠を頓用で1日1回の頻度で服用しており，オキシコドン散は服用していなかったことが判明した。

Q4 オピオイドの定期的な投与はなぜ必要か？

A4 通常，がん疼痛は持続的であり，痛みを抑えるために必要なオピオイドの血中濃度を維持するため，できるだけ投与間隔が等しくなるよう使用するのが原則である

Q5 オピオイドの投与剤形はどのように決定すべきか？

A5 WHOの原則にあるように，基本的な投与ルートは経口である．しかし，患者がすでに経口摂取が不能な場合は注射剤や貼付剤が投与ルートの第1選択となる．坐剤は投与に不快感を伴うため，長期的な投与には適さない（表16-3）

表16-3　定期投与に用いる（持続的に用いる）剤形別オピオイド製剤一覧

	一般名	商品名	規格	投与間隔
経口製剤	モルヒネ塩酸塩	パシーフ®カプセル	30, 60, 120 mg	24時間ごと
	モルヒネ硫酸塩	カディアン®カプセル	20, 30, 60 mg	
		カディアン®スティック	30, 60, 120 mg	
		ピーガード®錠	20, 30, 60, 120 mg	
		MSコンチン®錠	10, 30, 60 mg	12時間ごと
		MSツワイスロン®カプセル	10, 30, 60 mg	
		モルペス®細粒	10, 30 mg	
	オキシコドン	オキシコンチン®錠	5, 10, 20, 40 mg	
		オキシコドン徐放カプセル	5, 10, 20, 40 mg	
	メサドン	メサペイン®錠	5, 10 mg	8時間ごと
	タペンタドール	タペンタ®錠	25, 50, 100 mg	12時間ごと
注射製剤	モルヒネ塩酸塩	モルヒネ塩酸塩注 アンペック®注	10 mg/1 mL/A	持続
			50 mg/5 mL/A	
			200 mg/5 mL/A	
		プレペノン®注	50 mg/5 mL/本	
			100 mg/10 mL/本	
	オキシコドン	オキファスト®注	10 mg/1 mL/A	
			50 mg/5 mL/A	
	フェンタニル	フェンタニル注	0.1 mg/2 mL/A	
			0.25 mg/5 mL/A	
			0.5 mg/10 mL/A	
貼付製剤	フェンタニル	デュロテップ®MT	2.1, 4.2, 8.4, 12.6, 16.8 mg	72時間ごと
		フェンタニル3日用	2.1, 4.2, 8.4, 12.6, 16.8 mg	
		ワンデュロ®	0.84, 1.7, 3.4, 5, 6.7 mg	24時間ごと
		フェントス®	1, 2, 4, 6, 8 mg	
坐剤	モルヒネ塩酸塩	アンペック®坐剤	10, 20, 30 mg	6～12時間ごと

（参考文献[1]，pp45～47より一部改変）

Q6 レスキュードーズとは？

A6 オピオイドが定期的に投与されている状態において，疼痛増強時に追加で用いる速放性オピオイド

- レスキュードーズの使用目的は，①タイトレーション（至適投与量の設定），②安定した除痛が得られている患者に発生する突出痛（breakthrough pain）への対処などが挙げられる。
- タイトレーションとは，オピオイドを漸増させながら，有効鎮痛領域まで血中濃度を上昇させ，個々の患者における至適投与量を決定することである。
- レスキュードーズの投与量，投与間隔は，投与経路別に**表16-4**に従い1回投与量，投与間隔を設定する。

表16-4 レスキュードーズとして用いる製剤一覧（注射剤[*1]を除く）

投与経路	一般名	商品名	規格	投与量	投与間隔
経口	モルヒネ塩酸塩	モルヒネ塩酸塩錠	10 mg	1日投与量の10〜20%	1時間
		モルヒネ塩酸塩末	原末		
		オプソ®内服液	5 mg/2.5 mL/包		
			10 mg/5 mL/包		
	オキシコドン	オキノーム®散	2.5 mg/0.5 g/包		
			5 mg/1 g/包		
			10 mg/1 g/包		
			20 mg/1 g/包		
経口腔粘膜	フェンタニル	イーフェン®バッカル錠	50 μg，100 μg，200 μg，400 μg，600 μg，800 μg	未確立[*2]	4時間[*3]
		アブストラル®舌下錠	100 μg，200 μg，400 μg		2時間[*3]
直腸内	モルヒネ塩酸塩	アンペック®坐剤	10 mg，20 mg，30 mg	1日投与量の10〜20%	2時間

*1：注射剤が持続的に投与されている場合，レスキュードーズの1回量は通常1時間量を早送りする。投与間隔は15〜30分とする。
*2：定時オピオイドの1日投与量と有効なレスキュードーズの1回量の間には相関がないので，少量（イーフェン®バッカル錠は 50 μg または 100 μg，アブストラル®舌下錠は 100 μg）から開始して効果をみながら増量する。
*3：ただし，1回の突出痛に対して30分以上空けて1回のみ追加投与が可能。また，レスキュードーズは1日4回以下の使用に留める。

（参考文献[1]，pp45〜46 より一部改変）

鉄則 ❸ がん疼痛に対するオピオイドは定期投与が基本。患者にはレスキュードーズの積極的な使用を促す。

16-1 オピオイド

プラクティス 3

オピオイドスイッチングを考慮すべき患者背景

40歳代，男性。肺がん。胸椎の転移による背部痛に対して，ロキソプロフェンNa 1錠を1日3回，フェンタニルテープ2 mgで疼痛コントロール良好（NRS 1〜2/10）にて外来通院していた。その後，NRS 8/10に疼痛の増強があり，フェンタニルテープ6 mgまで増量したが疼痛が軽快しなかった。またこの時，腎機能の低下も認められていた（BUN 33.7 mg/dL，Cr 1.4 mg/dL）。

Q7 オピオイドスイッチング*とは？

A7 オピオイドの副作用により鎮痛効果を得るだけのオピオイドを投与できないときや，鎮痛効果が不十分なとき，またはその両方がある場合に，投与中のオピオイドを他のオピオイドに変更すること

*：オピオイドの投与経路の変更をオピオイドスイッチングに含む場合があるが，本項では薬物の変更のみとする（従来はオピオイドローテーションという用語が使用されていたが，本項では近年の欧州緩和ケア学会のガイドラインの表現に従って，オピオイドスイッチングを用いる）。

- オピオイドスイッチングを行うと鎮痛効果が適切に発揮され，疼痛治療に必要なオピオイドの投与量も減らせる場合がある。これは異なるオピオイド間では交差耐性が不完全**なためと考えられている。

**：交差耐性とはある生物が，1種類の薬物に対して耐性を獲得すると同時に，同じような構造をもつ別の種類の薬物に対する耐性も獲得してしまうこと。したがって，オピオイドの種類を変更することで鎮痛効果の回復が期待できる。

鉄則 ❹ オピオイドを増量しても鎮痛効果がない場合，鎮痛耐性を疑う。

Q8 オピオイドスイッチングの基本的な方法は？

A8 表16-5の換算表に従い，現在のオピオイド投与量から新しいオピオイドの1日投与量を計算する

表 16-5　換算表（経口モルヒネ 30 mg を基準とした場合，計算上等力価となるオピオイドの換算量）

投与経路	静脈内投与・皮下投与	経口投与	直腸内投与	経皮投与
モルヒネ	10〜15 mg	30 mg	20 mg	
コデイン		200 mg		
オキシコドン	15 mg	20 mg		
トラマドール[*1]		150 mg		
タペンタドール		100 mg		
フェンタニル	0.2〜0.3 mg			[*2]

＊1：トラマドールは医療用麻薬ではない。
＊2：フェンタニル貼付剤については添付文書の換算表を参照。12.5 μg/時に相当する。

（参考文献[1]，p50 より一部改変）

- 現在のオピオイド投与量が比較的大量である場合は，一度に変更せず数回に分けてオピオイドスイッチングを行う。
- 計算上の換算量はあくまで目安であり，オピオイド間の不完全な交差耐性や薬物に対する反応の個体差を考慮して，患者個人に合わせた投与量へ調整する。
- 鎮痛効果の発現時間，最大効果の時間，持続時間を考慮して，新しいオピオイドの投与開始時間を決定する。

Q9 新しいオピオイドとしてフェンタニル貼付剤に切り替える場合，先行オピオイドの最終投与時間には特に注意を払う必要がある。具体的な方法は？

A9 フェンタニルの血中濃度が徐々に上昇し，鎮痛効果が得られるまでに時間を要するため，表 16-6 に従い先行オピオイドを投与することが望ましい

表 16-6　フェンタニル貼付剤初回貼付時の先行オピオイド併用方法

先行オピオイドの 1 日投与回数	初回併用方法
1 日 1 回	投与 12 時間後にフェンタニル貼付剤貼付開始
1 日 2〜3 回	フェンタニル貼付剤貼付と同時に 1 回量投与
1 日 4〜6 回	フェンタニル貼付剤貼付と同時および 4〜6 時間後に 1 回量投与
持続投与（注射剤）	フェンタニル貼付剤貼付開始から 6 時間後まで持続投与

（参考文献[4] より一部改変）

鉄則 5 オピオイドスイッチングを行う場合，計算上，等力価となる換算量はあくまで目安。各製剤の持続時間を考慮して，新しいオピオイドの投与開始時間を設定する。

Q10 プラクティス3の症例で，モルヒネにオピオイドスイッチングをしづらい背景は？

A10 腎機能低下患者にモルヒネを投与した場合，その代謝物であるM3G（morphine-3-glucuronide）とM6G（morphine-6-glucuronide）が蓄積し，眠気，鎮静などの副作用への対処が困難になる可能性がある。モルヒネはフェンタニル製剤よりも便秘の副作用が強くなる可能性もある

- M3Gには鎮痛活性はないが，全身性の痛覚過敏やアロディニアの発現に関与している可能性が示唆されている。
- M6Gはモルヒネの10倍の鎮痛活性があり，鎮静作用も有している。

鉄則 6 がん患者は病状の進行に伴い腎機能低下が著明となる場合があり，各種オピオイドを特徴に基づいて選択する。

最終チェック

1 オピオイド導入時の注意点は？
→患者の不安や誤解を解消し，安心してオピオイドを使用してもらうこと。

2 患者にオピオイドを継続してもらうための注意点は？
→予想される副作用と対策についてあらかじめ説明し，副作用によるアドヒアランス低下を防ぐ。

3 頓用のみのオピオイド使用は勧められるか？
→がん疼痛は持続的であり，痛みを抑えるためには定期投与が基本。

4 迅速なタイトレーションを行うためには？
→患者にレスキュードーズの意義を説明し，積極的な使用を促す。

5 オピオイドの増量に際して注意すべきことは？
→オピオイドを増量しても鎮痛効果のない場合，鎮痛耐性を疑う。

6 オピオイドスイッチングで注意すべきことは？
→計算上等力価となる換算量はあくまで目安であり，患者個人の病状に応じた個別の対応が必要。また各製剤の持続時間を考慮して，新しいオピオイドの投与開始時間を設定する。

7 オピオイド使用患者において，特に注意すべき病状は？

→がん患者は病状の進行に伴い腎機能低下が著明となっていく場合があり，各種オピオイドの特徴に基づいた選択が必要。

参考文献

1) 日本緩和医療学会緩和医療ガイドライン委員会 編：がん疼痛の薬物療法に関するガイドライン，2014年版．金原出版，2014
2) 日本緩和医療学会 編：専門家をめざす人のための緩和医療学．南江堂，2014
3) 日本緩和医療薬学会 編：臨床緩和医療薬学．真興交易医書出版部，2008
4) 久光製薬，他：フェントス．添付文書情報，第8版．2015

（稲角利彦）

索引
index

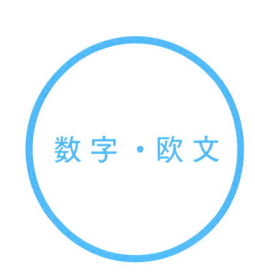

数字・欧文

1次除菌治療, *H. pylori*　111
2次除菌治療, *H. pylori*　112
5-ASA製剤　116
5-FU＋LV療法　230
Ⅰ型アレルギー, 抗菌薬　43
Ⅳ型アレルギー, 抗菌薬　43
α-グルコシダーゼ阻害薬　2
$α_1$-酸性糖タンパク質　19
β-ラクタム系抗菌薬　16
β遮断薬　85

A

ABCアプローチ, COPD　66
ACE阻害薬　85,138
ACS　80
ADME
　──, 高齢者　30
　──, 小児　32
AED　165
AIH, 甲状腺機能低下症　97
AIT, 甲状腺機能中毒症　97
ALK遺伝子転座陽性　240
all or noneの法則　35
APD　146
ARB　85,138
AUC　3

Augsberger-Ⅱ式　33

B

B型肝炎ウイルス再活性化　247
B類疾病　51
BCR-ABLチロシンキナーゼ阻害薬　253

C

C型慢性肝炎　125
CABG　81
Calvertの式　240
CAPD　146
CapeOX療法　230
Ccr　23,227
CD(クローン病)　116
$CHADS_2$スコア　92
CHDF　146
Child-Pugh分類　28,134
CIN　142
CKD　137
CKD合併症　140
Cockcroft-Gaultの式　24
COPD　58
　──の管理　66
CTCAE　231
CYP2C19　113

D

DAAs　132
de-escalation　47
DHP　147
DOTS　75

DPP-4阻害薬　156
DSS　187
DW　151

E

ECOG　237
ED-SCLC　239
EGFR-TKI　241
EGFR遺伝子変異陽性　240

F

FEC療法　222
FN　223
FOLFOX療法　230
FTU　194

G

G-CSF製剤　223
GFR　23
GFR推算式　24

H

*H. pylori*感染, 消化性潰瘍　108
*H. pylori*除菌　111
Hamburger式　33
HCV　125
HD　146
HDF　146
HER2検査　229
HF　146
HIT　177
HMG-CoA還元酵素阻害薬　85

269

I・K

ICS　59,68
　　── 投与，授乳婦への　65
IFN と小柴胡湯　135
IFN フリー治療　131

KRAS 遺伝子　233

L

LABA　68
LAMA　68
LD-SCLC　236
LDA　109
Lenart 式　33

M

M3G　267
M6G　267
MARTA　187
MASCC スコア　222
MONA　82
MP 比　37

N

NMTT 基　178
NOAC　91,94,174
NSAIDs 消化性潰瘍　108,110
NSCLC　240
NSTEMI　80

P

PCI　80
PD　146
　　── 患者の腹膜炎　151
PE　147
Piggyback 法　14
PIH，妊娠高血圧症候群　105
PK-PD 理論　42
PP　147
PPI　110
　　── との相互作用　114
　　── と汎血球減少　114
　　── の代謝　112

PS　237

R

RDI　219
red-man 症候群　44
red-neck 症候群　44
Rho キナーゼ阻害薬　204

S

SABA　68
SAMA　68
SCLC　236
SDA　187
SGLT2 阻害薬　156
Sicilian Gambit 分類　89
SNRI　182
SSRI　181,182
STEMI（ST 上昇型心筋梗塞）
　　　　　　　　　　　　80
SU 薬　155

T

Tandem 法　14
TCA　182
TDM　45
　　──，抗菌薬の　45
　　──，抗てんかん薬の　166
　　──，バンコマイシンの　45
triple negative，乳がん　218
TS-1　4,227,229

U

UC（潰瘍性大腸炎）　116
UFT＋LV 療法　230

V

Vaughan-Williams 分類　89
Von Harnack の表　33

W

WHO 3 段階除痛ラダー　260

Y

Young 式　33

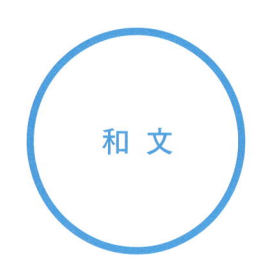

和文

あ

アーガメイト®　9
アカルボース　2
アクチベーション　182
アクトネル®　2
アザルフィジン®　7
アシクロビル　14
アジスロマイシン　3
アスピリン　82
アズマネックス®　63
アダリムマブ　122
アテローム血栓性脳梗塞　173
アトピー性皮膚炎　190
アドエア®　63
アドヒアランス確保，肺結核
　　の　75
アナフィラキシー　43
アピキサバン　95,175
アファチニブ　241
アプレピタント　4
アマンタジン　52
アミオダロン　97
　　── による甲状腺機能異常
　　　　　　　　　　　　97
アミカシン　47
アミトリプチリン　21
アミノグリコシド系抗菌薬
　　　　　　　　　　　　17
アミノフィリン　14
アモキシシリン　8,111
アリピプラゾール　187
アルブミン　19
アルベカシン　47
アレビアチン®　12
アレンドロン酸　1

悪性リンパ腫　247
安定期COPDの管理方法　66

い

イソニアジド　72,74
イソメニール®　7
イトラコナゾール　3
イトリゾール®　3
イナビル®　52
イノバン®　14
イマチニブ　253,254
イリノテカン　229,232
インクレチン　156
インスリン　155
インスリン・スライディング
　スケール　161
インスリン注射　157
インターフェロンの副作用
　　　　　　　　　　134
インターフェロンフリー治療
　　　　　　　　　　131
インフリキシマブ　122
インフルエンザ　50
　──，小児の　54
胃がん　226
異常行動，抗インフルエンザ
　薬　54
維持療法，肺がん　245

う・え

うつ病　180

エソメプラゾール　9,110
エタクリン酸　20
エタンブトール　72,74
エチオナミド　74
エドキサバン　95,175,176
エブランチル®　7
エルロチニブ　3,241
エンビオマイシン　74
エンピナース®　7
塩化ナトリウム　8
嚥下補助ゼリー　9

お

オーグメンテーション　186
オキサリプラチン　229,232
オキシコドン　262
オセルタミビル　52
オピオイド　259
オピオイドスイッチング　265
オメプラゾール　110
オランザピン　187
オルベスコ®　63

か

カナマイシン　74
カペシタビン　5,229,232
カリメート®　9
カルテオロール　207
カルバマゼピン　166,167,187
カルペリチド　83
カンレノ酸カリウム　14
がん性疼痛治療　260
化学療法の投与スケジュール
　　　　　　　　　　　4
潰瘍性大腸炎　116
肝がん進展抑制療法　126,129
肝機能障害患者の薬物療法
　　　　　　　　　　28
肝機能低下　22
肝障害
　──，抗結核薬による　75
　──，フェニトイン内服中の
　　　　　　　　　　22
冠危険因子　86
冠動脈疾患　80
冠動脈バイパス術　81
感染臓器，抗菌薬選択　41
簡易懸濁法　6
眼瞼下垂法　206

き

キュバール®　63
休薬期間　4
吸入アドヒアランス　62
吸入ステロイド薬　59,68

急性冠症候群　80
虚血性心疾患　80
強化インスリン療法　162

く

クエチアピン　187
クラリスロマイシン　111
クリゾチニブ　242
クレアチニンクリアランス
　　　　　　　　23,227
クローン病　116
クロピドグレル　82
クロルプロマジン　21
グルコバイ®　2
グルファスト®　2

け

ゲフィチニブ　241
ゲンタマイシン　16,47
げんこつ法　206
下剤，オピオイド　261
経管投与への変更　6
経口薬　34
経皮的冠動脈インターベン
　ション　80
血管外漏出　251
血漿交換　147
血清シスタチンC値　25
血中アルブミン濃度の変動
　　　　　　　　　　19
血中濃度-時間曲線下面積　3
血糖コントロールの不良　157
結核菌の耐性　78
血液吸着　147
血液透析　146
血液透析濾過　146
血液毒性　222
血液濾過　146
懸濁性基剤　197
懸濁性点眼薬　207
限局型小細胞肺がん　236
原因微生物，抗菌薬選択　41
原発開放隅角緑内障　203

こ

誤用による薬効低下　1
好中球減少症　222
抗EGFR抗体薬の皮膚障害　234
抗HER療法　218
抗TNF-α抗体製剤　122
抗アルドステロン薬　139
抗インフルエンザ薬　51
　──と異常行動　54
抗うつ薬　180
抗ウイルス療法，C型肝炎　126
抗凝固薬　91,174
抗菌薬
　──選択のプロセス　41
　──のTDM　45
　──の使い方　41
　──によるアレルギー反応　43
抗血小板薬　82
抗結核薬による肝障害　75
抗結核薬による発疹・発熱　76
抗てんかん薬　165
　──のTDM　166
　──の副作用　169
抗不整脈薬　90
　──の副作用　96
降圧目標，CKD　138
降圧薬　85
　──の副作用と注意点　105
高カリウム血症　140
高血糖高浸透圧症候群　160
高血糖昏睡　160
高血圧　100
高尿酸血症　140
高リン血症　140
高齢者における薬物動態　30
高齢者の薬物相互作用　30
黒色便，鉄剤による　111

さ

サイアザイド系利尿薬　139
サイクロセリン　74
サイトメガロウイルス腸炎　122
サラゾスルファピリジン　119
サルタノール®　63
ザナミビル　52
坐剤　34
細胞毒性のある薬剤　9
催吐性リスク　221
剤形変更　6
三環系抗うつ薬　182
酸化マグネシウム　8

し

シクロスポリン　122
シスプラチン　229,238
シックデイ　159
シムビコート®　63
シメプレビル　135
シュアポスト®　2
ショートハイドレーション法　238
シリンジポンプ　14
シンメトレル　52
ジアゼパム　13
ジギトキシン　20
ジスロマック®　3
糸球体濾過量　23
自動腹膜透析　146
持続的携行式腹膜透析　146
持続的血液透析濾過　146
時間依存性抗菌薬　16
腫瘍崩壊症候群　249
授乳婦の薬物療法　37
授乳婦へのICS投与　65
術中虹彩緊張低下症候群　208
術後補助化学療法　217
　──，胃がんの　226
徐放性製剤　7
小柴胡湯とIFN　135
小細胞肺がん　236

さ

小児における薬物動態　32
小児のインフルエンザ　54
小児の薬物療法　32
小児薬用量の計算法　33
消化器がん　226
消化性潰瘍　108
硝酸薬　82
食事の影響　3
　──による用法制限　2
心原性脳塞栓症　91,173
心臓リハビリテーション　87
心房細動　91
進行再発がんに対する治療　217
進展型小細胞肺がん　239
親水性基剤　197
腎機能障害患者の薬物療法　27
腎性全身性線維症　144
腎性貧血　141,150

す

スターシス®　2
スタチン　85
スチバーガ®　3
ステロイド
　──依存性　122
　──外用薬　190
　──抵抗性　122
　──，突発性難聴に対する　211
　──の妊婦・胎児への影響　65
　──薬の適応　121
　──薬の副作用　121
ストレプトマイシン　72,74
スペシャルポピュレーションへの注意点　27
スルホニル尿素薬　155
水溶性基剤　197

せ

セイブル®　2
セチプチリン　182

セツキシマブ　232,234
セファクロルカプセル　8
セフジトレン ピボキシル　8
セフトリアキソン　16
セレベント®　63
セロトニン・ノルアドレナリン再取り込み阻害薬　182
セント・ジョーンズ・ワート　185
ゼローダ®　5
正常眼圧緑内障　202
生活習慣の修正，高血圧の　101
西洋オトギリ草　185
制吐療法　221
清涼飲料水ケトーシス　160
責任インスリン法　161
選択的セロトニン再取り込み阻害薬　181
喘息　58
　──急性発作時の薬物療法　58

そ
ソルダクトン®　14
ゾビラックス®　14
疎水性基剤　197
相対用量強度　219
造影剤腎症　142
増強療法，うつ病治療　186
速効型インスリン分泌促進薬　2
側管法　14

た
タール便，鉄剤による　111
タイケルブ　3
タイトレーション　264
タクロリムス　121
タクロリムス軟膏　194
タケプロン®　7,9
タシグナ　3
タナドーパ®　9
タミフル®　52
タモキシフェン　219
タルセバ®　3
タンパク尿抑制効果　138
ダサチニブ　253,254
ダビガトラン　95,175,176
多剤併用　31
多剤併用療法，肺結核　71
胎児，ステロイド　65
胎児危険度分類　38
胎児毒性　35
胎盤の薬物通過性　35
大腸がん　226
短時間作用性気管支拡張薬　68

ち
チモプトール®　207
チモロール　207
チューブ閉塞　9
中和抗体　123
注意すべき配合変化　12
長時間作用型Ca拮抗薬　139
長時間作用性気管支拡張薬　68
貼付剤　34
腸溶性製剤　7
直接作用型抗ウイルス薬　132
鎮痛薬　82

て
ティーエスワン®　4,227,229
テイコプラニン　47
テガフール・ギメラシル・オテラシルカリウム配合剤　4
テラプレビル　135
テルシガン®　63
デパケン®R　6
デラマニド　72,74
てんかん　164
低カルシウム血症　141
低血糖患者　154
低用量アスピリン　85,109
鉄剤　111
点眼順序　206
点眼方法の指導　205

と
トブラマイシン　47
トラスツズマブ　229
トリフルリジン・チピラシル配合剤　5
ドカルパミン　9
ドセタキセル　229
ドパミン　14
ドライウェイト　151
ドルミカム®　14
透析　145
透析患者の薬物療法　28
透析時における合併症　148
糖尿病　154
糖尿病昏睡　160
糖尿病性ケトアシドーシス　160
突発性難聴　209
　──に対するステロイド　211

な・に
ナテグリニド　2
ニトログリセリン　82
ニロチニブ　3,253,254
乳がん　217
　──へのホルモン療法　219
乳剤性基剤　197
乳汁移行，薬物の　37
妊娠高血圧症候群　105
妊婦
　──，インフルエンザ　55
　──，ステロイド　65
　──，喘息治療薬　65
　──の薬物療法　35

ね
ネオフィリン®　14
ネキシウム®　7,9
粘度調整剤　9

の

脳血管障害　173
脳梗塞　173
濃度依存性抗菌薬　17

は

ハルナール®　7
バニプレビル　135
バルプロ酸　20,166,187
バンコマイシン　44
　──の TDM　45
パクリタキセル　229
パニツムマブ　232,234
パラアミノサリチル酸　74
パルミコート®　63
肺がん　236
肺結核　71
　──のアドヒアランス確保　75
配合変化　8,12
　──, 注意すべき　12
発熱性好中球減少症　223

ひ

ヒュミラ®　123
ビスホスホネート製剤　1
ビソルボン®　14
ピラジナミド　72,74
肥満患者における薬物療法　38
皮膚障害, 抗 EGFR 抗体による　234
非 ST 上昇型心筋梗塞　80
非小細胞肺がん　240
非ビタミン K 阻害経口抗凝固薬　91,94,174
非扁平上皮がん　240,243
非ホジキンリンパ腫　247
被囊性腹膜硬化症　152

ふ

フェジン®　14
フェニトイン　12,166,167
　──内服中の肝障害　22
フェノバルビタール　13,166
フォサマック®　2
フルオロウラシル　232
フルオロキノロン剤　72
フルタイド®　63
フルティフォーム®　63
フロセミド　14,20
ブピバカイン　21
ブロムヘキシン　14
プラスグレル　82
プリンペラン®　14
プロアクティブ療法　199
プロトンポンプ阻害薬　110
浮腫　140
副腎皮質ステロイド, 突発性難聴　211
腹膜炎, PD 患者の　151
腹膜透析　146

へ

ヘパリン起因性血小板減少症　177
ヘリコバクター・ピロリ除菌　111
ベイスン®　2
ベタニス®　29
ベネット®　2
ベバシズマブ　232,234,244
ベリチーム®　9
ベンゾジアゼピン類　20
ペグインターフェロンアルファ 2a　130
ペグインターフェロンアルファ 2b　130
ペットボトル症候群　160
ペニシリンアレルギー　112
ペメトレキセド　244
ペラミビル　52
ペルサンチン®　7
ペルジピン®　7
扁平上皮がん　240

ほ

ホットフラッシュ　185,220
ホルモン療法　218
　──, 乳がん　219
ボグリボース　2
ボスチニブ　253,254
ボナロン®　2
ボノテオ®　2
ボリコナゾール　47
ボルタレン®　7
ポリスチレンスルホン酸カルシウム　9
ポリファーマシー　31
保湿剤, 皮膚疾患　197
発作治療ステップ, 喘息　58
発疹・発熱, 抗結核薬による　76

ま

慢性骨髄性白血病　247,253
慢性腎臓病　137
慢性腎不全患者　145
慢性閉塞性肺疾患　58

み

ミアンセリン　182
ミグリトール　2
ミケラン®　207
ミダゾラム　14
ミチグリニド　2
ミノサイクリン　14
ミノドロン酸　2
ミノマイシン®　14
ミラベグロン　29
未分画ヘパリン　83

む・め

無自覚性低血糖　159

メサラジン　117,119
メトクロプラミド　14
メトロニダゾール　112
メプチン®　63

免疫調整薬　121
免疫抑制薬　121

も
モナー　82
モルヒネ塩酸塩　82

や
薬剤性難聴　214
薬物相互作用　31
薬物の胎児への影響　35
薬物の乳汁移行　37

ゆ・よ
油脂性基剤　197
輸液ポンプ　14

溶血性貧血，リバビリン　134

ら
ライ症候群　55
ラクナ梗塞　173
ラシックス®　14
ラスブリカーゼ　251

ラニナミビル　52
ラパチニブ　3
ラピアクタ®　52
ラベプラゾール　110
ラムシルマブ　229
ラモトリギン　187
ランソプラゾール　9,110

り・る
リーバクト®　9
リカルボン®　2
リスペリドン　187
リズモン®　207
リセドロン酸　2
リチウム　187
リバーロキサバン　95,175,176
リバビリンの副作用　134
リファブチン　74
リファンピシン　72,74
リポタンパク質　19
リレンザ®　52
利尿薬　139
緑内障　201

ループ利尿薬　139

れ・ろ
レゴラフェニブ　3,232
レスキュードーズ，オピオイド　264
レニン阻害薬　139
レパグリニド　2
レボドパ・カルビドパ水和物配合錠　8
レボドパ・ベンセラジド配合錠　8
レボフロキサシン　72,74
レボホリナート　232
レミケード®　123
レルベア®　63

ロンサーフ®　5

わ
ワルファリン　20,91,174,176,177